移情焦点治疗 ：

青少年严重人格障碍的治疗

（加）　莉娜·诺曼丁　　卡琳·恩辛克
　　　（Lina Normandin）　（Karin Ensink）

（美）　艾伦·韦纳　　奥托·F. 科恩伯格　著
　　　（Alan Weiner）　（Otto F. Kernberg）

仇剑崟　蒋文晖　主译

Transference-Focused Psychotherapy

for Adolescents with Severe Personality Disorders

化学工业出版社
·北　京·

Transference-Focused Psychotherapy for Adolescents with Severe Personality Disorders by Lina Normandin PhD, Karin Ensink PhD, Alan Weiner PhD, Otto F. Kernberg MD.

ISBN 978-1-61537-314-7

First Published in the United States by American Psychiatric Association Publishing, Washington, DC.

图书在版编目（CIP）数据

移情焦点治疗：青少年严重人格障碍的治疗/（加）莉娜·诺曼丁（Lina Normandin）等著；仇剑崟，蒋文晖主译. —北京：化学工业出版社，2023.9（2024.9重印）

书名原文：Transference-Focused Psychotherapy for Adolescents with Severe Personality Disorders

ISBN 978-7-122-43643-6

Ⅰ.①移… Ⅱ.①莉…②仇…③蒋… Ⅲ.①青少年-人格障碍-精神疗法 Ⅳ.①R749.910.5

中国国家版本馆CIP数据核字（2023）第107743号

责任编辑：赵玉欣　王　越
责任校对：王　静
装帧设计：尹琳琳

出版发行：化学工业出版社
　　　　　（北京市东城区青年湖南街13号　邮政编码100011）
印　　装：三河市航远印刷有限公司
787mm×1092mm　1/16　印张13$\frac{1}{2}$　字数225千字
2024年9月北京第1版第3次印刷

购书咨询：010-64518888
售后服务：010-64518899
网　　址：http://www.cip.com.cn
凡购买本书，如有缺损质量问题，本社销售中心负责调换。

定　　价：99.00元　　　　　　　　　　　版权所有　违者必究

作者介绍

莉娜·诺曼丁（Lina Normandin）博士是加拿大魁北克省拉瓦尔大学（Université Laval in Quebec）的心理学教授，也是拉瓦尔大学门诊部儿童和青少年研究与治疗组的研究员和主任。

卡琳·恩辛克（Karin Ensink）博士是加拿大魁北克省拉瓦尔大学的心理学教授，也是拉瓦尔大学门诊部儿童和青少年研究与治疗组的主要研究员。

艾伦·韦纳（Alan Weiner）博士是威尔康奈尔医学院（Weill Cornell Medical College）精神病学系的志愿教员，他负责督导精神病学和心理学的高年级学生，同时他也是佩恩·惠特尼·韦斯切斯特儿童和青少年精神病学部门的顾问。

奥托·F. 科恩伯格（Otto F. Kernberg）医学博士是威尔康奈尔医学院人格障碍研究所的主任，威尔康奈尔医学院的精神病学教授，以及纽约哥伦比亚大学（Columbia University）精神分析培训和研究中心的培训和督导分析师。

翻 译 人 员

仇剑崟　蒋文晖　彭毅华　苏珊珊　王　琰

王　媛　赵文清

谨将这本书献给我们的孩子和孙子，以及我们的老师 Paulina Kernberg，她开启了帮助患有人格障碍的青少年的旅程。

也将这本书献给我们的青少年患者，他们让我们相信，患有人格障碍的年轻人应该得到专门的治疗，也值得拥有最好的治疗师。

青少年人格障碍的心理治疗
——艰巨的任务与不得不面对的挑战

推荐序
童俊

对于我来说，这是一篇难写的推荐序，难在如
下几点：

第一，就我个人来说，我知道ICD-11（国际
疾病分类第11版）已经改写了人格障碍的
图谱，打破了人格障碍必须在患者十八岁以上的条件下才能下诊断的限
制。尽管，我对ICD-11作出这样的选择的前因后果非常明了，除了临床
上确实有这样的可被诊断为人格障碍的青少年，也是为了提高对早期人格
障碍的识别，消除疾病的耻感（避免大量的其他类精神疾病的误诊），更
是为了能早期干预和治疗，ICD-11给出了非常明确的治疗指南——心理
治疗。但是，我在精神科的一些学术会议上以及精神病学的权威论著（待
发表）中，公开表示目前在中国精神病学界不宜实施这样的诊断，原因
在于中国精神病学界对于动力性精神病学知之甚少，除了一些经济文化
发达的大都市，中国大多数地区对人格障碍的认识也是与国际相距甚远
的，这样反而会将一些处于逆反期的青少年归入人格障碍的范畴，从而加
强了他们的耻感，污名化了他们的发展。Anna Freud的告诫也许片面，但
仍然是一种必要的警示，她说："青少年期的问题如果放在生命的任何一
个时期都可以看作一种障碍（disorder），但发生在青少年时期就再正常不
过了。"

第二，我思考这种难以下笔，甚至有些困苦的感觉还可能源于，我自己在20
世纪90年代在美国学习了Kernberg的移情焦点治疗后，在武汉市心理医院开
展了长达近二十年的心理动力性住院式治疗的实践，住院病人中百分之七十
为青少年或成年早期病人，他们大多符合今天的ICD-11中人格障碍（边缘性
人格模式）的诊断标准。治疗过程的艰难程度令人不忍回忆（但一些比我年

轻的同事现在回忆起来倒是非常怀恋那段艰难但是有趣的岁月）。那些实践过数年或十数年住院式动力性治疗（每周两次个别治疗）的同事们也都成为今天中国心理动力性治疗的中坚力量。

基于我个人的这段专业经历，我对仇剑崟教授团队在这个领域所做的工作极为尊重和敬佩，也预料到这个团队未来面临的挑战，当然，可以认为这个团队是中国目前最具实力的为数不多的团队之一，而且这个团队目前正在进行的循证研究也是这个专业发展急需的客观证据。为此，我认为学习这本介绍青少年人格障碍的心理治疗的书籍，或者说对青少年人格障碍进行诊断，以及运用基于心理动力学的移情焦点治疗，是有较高的入门门槛的。我果然在这本书的第八章看到了这样的话："……边缘型人格障碍青少年通常是由第三方（例如父母、学校、社会机构）推介而来的，并且可能有不同的目标或根本没有目标。""边缘型人格障碍青少年在与治疗师建立联盟方面存在相当大的困难。对于这些年轻人来说，在体验到依赖和退行的牵引力的同时感到安全、承认求助的愿望并接受别人提供的东西，都是非常困难的。"

第三，尽管如此艰难，尽管我不认为目前是在中国推广青少年人格障碍诊断的适当时机，但国际的诊断标准摆在那儿，而且临床上越来越多的自残、自伤、自毁的青少年也摆在那儿，所有的这些现实让我们不能去逃避，我们需要知道国际准则，也需要面对临床现实，在有条件的地方推广这套被许多循证研究证明是有效的治疗方法无疑是艰巨的任务与不得不面对的挑战。

童俊

华中科技大学附属精神卫生中心 教授、博导、主任医师

IPA 中国学组首任主席

IPA 认证分析师

2023.6.25

抓住青少年这一身份认同的关键时期

推荐序

张海音

青少年本身就有情绪波动大、冲动性和攻击性强等特点，如果还明显伴有某些人格障碍的特质（如紊乱的自我认同、极度不稳定的情绪和冲动自杀、自伤行为等），那是更加容易令人生畏的，往往令治疗师在治疗过程中顾此失彼、患得患失、裹足不前、时不时要体验极度的沮丧，当然，这也是和青少年内心世界同频的时候。同时，危险和机会并存，早年成长过程中积累的病理性因素在青春期充分暴露出来了——如何因势利导地利用一切青少年内在和家庭环境的积极资源，促进青少年身份的认同整合？极大的困难也意味着极大的挑战和希望。成为儿童青少年治疗师本身就需要特别的训练；和家长以及家庭协同工作又需要有系统的思维和恰当的界限感。敢于尝试并坚持不懈，有这样的态度就等于成功了一半。本书的作者们在基于当代客体关系理论的移情焦点疗法的基础上，深耕于青少年边缘型人格障碍的实践探索，总结出了手册型的专著，为现在越来越多的青少年心理问题（尤其是自杀、自伤）的解决提供了鼓舞人心的治疗方法。

在很多精神分析取向的心理治疗师的印象中，精神分析的训练是那么地重视严格的设置，那么地强调节制，那么地强调在持久的治疗关系中去呈现移情和潜意识幻想并通过诠释、澄清和面质以及在治疗关系中治疗师的示范来逐步促进来访者的领悟、改变和成长。而看了本书的目录，我的第一印象是其中的主要部分显得很有结构和框架，如"主要目标与策略""临床评估和评估过程""建立治疗框架和与父母合作""TFP-A的技术""TFP-A的战术"。我有那么一瞬间的感觉是，北美的部分精神分析"主流"为了适应循证医学的要求，正在变得越来越"CBT化"了，这挺挑战动力学取向治疗师自恋的。但仔细看了全书的内容后我发现，本书的作者们一直在尽最大的努力平衡好"精神分析'纯洁性'"和"结构、目标明确的操作性"。而带来"框架""结构""操作性强"等感觉的内容，正是本书最有特色的地方，即实用性。

青春期是身份认同形成和人格巩固的关键发展期，因此被视为干预的敏感时期。要在精神分析的核心理论支撑下进行操作，最为实用的内容是：如何详细说明与青少年签订的协议；帮助他们减少、涵容并最终控制治疗外的付诸行动，同时激发他们对动机的好奇心；提供一种具体的方法来支持父母，促进他们对治疗的合作，减少他们对治疗的干涉。尽管青少年移情焦点治疗的关键技术是从成人移情焦点治疗中使用的技术改编而来，但其中仍存在重要的技术差异，这些差异有助于治疗师最佳地回应与青少年一起工作的特定需求，尤其是与边缘型人格障碍青少年的。TFP-A 与用于治疗成人的技术的两个最显著的差异是治疗师更加积极主动的立场和澄清的重要性。为什么这么做、如何做，在本书中都有清晰的阐述，且配有丰富的案例解析、示范说明，引人入胜。

如果看过 Kernberg 团队所写的《人格病理的精神动力性治疗：治疗自体及人际功能》（也是仇剑崟领导的团队翻译的），或已有一定的青少年心理治疗工作经验，你将会从阅读本书中获得更大的收获！

本书的译者们不仅临床经验丰富，又受过良好的精神分析训练，并有翻译多本精神分析著作的经验，定会让读者们更好地领略到原著的精彩之处。

张海音
上海市精神卫生中心主任医师

一百多年前，弗洛伊德以无与伦比的洞察力，在他的病人那里发现了一个现象：尽管病人正在跟医生打交道，但她却不自觉地把医生当成了父亲，而且把当下的场景当成了过去的场景。弗洛伊德将这种时间上的"错误"命名为 *Übertragung*，中文意思是"转移"，表示把过去的关系转移到了现在的关系之中，导致了"过去在现在的重现"。

这一发现和命名，是人类探索自身精神世界之路上的石破天惊的事件，精神分析也有了工作的目标，即分析移情，使病人能够摆脱过去的限定，更充分地活在当下。是否针对移情工作，甚至成为鉴别专业人员是不是在做"正宗"精神分析的标准。弗洛伊德说："你可以声称自己不是在做精神分析，但是，如果你工作的对象是移情，那我们就认为你是在做精神分析。"而且，弗洛伊德还断言，自恋型障碍者不能被精神分析，因为他们没有"转移"的能力。后来，这个判断已经被自体心理学否定了。

Übertragung 的中文翻译为"移情"。这是一个既好又坏的翻译。好是因为，被转移的内容中最重要的当然是情感，坏是因为其中并不只有情感，转移的是关系中的全部元素。出于对语言习惯的尊重，我们仍然在所有场合都使用"移情"。

弗洛伊德之后，移情在精神分析中的位置越来越重要，移情焦点治疗的兴起就是证明。该疗法以科恩伯格的边缘型人格障碍患者的客体关系模型为基础，在分析中聚焦于移情中呈现的自我认同弥散、自体稳定感缺乏以及客体表征的不稳定等。这三者，分别对应着三个基本的人生哲学问题：我是谁、我是好的还是坏的，以及他人是好的还是坏的。

在一对一的分析中，这些高度抽象的内容，不会在抽象层面被讨论，而会在医患非常具体的关系中被面质、澄清和解释。这个过程，对双方都是巨大的挑战，但所有的艰辛付出都因为收获巨大而变得值得。

手册化的治疗程序，可以让分析师拥有开阔的视野，精确地理解病人的方方面面，做出更专业的反应，使治疗本身可以被循证研究。但是，手册化也有问题，它可能会阻碍医患之间潜意识层面有价值的内容的自然流动，并且压制双方的创造力。我坚信最有效果的分析，不可以被预设、被言说和被评估。我们甚至可能无法觉察和命名那些疗效本身。所以，真正的、好的分析，应该发生在手册与医患双方的自由意志之间，以及僵化与诗意之间。

精神分析并不需要诗意化，因为它本身就是诗。

我穿着时间做的衣裳
进到了你的房间
关门声挡住了我身旁的风
也切断了脑子里的脐带

你凝视着我
目光里没有火焰
却融化了古老的岩石
我以为是我说了你就听到了
其实是你先听到了我才开始说

走遍了世界上所有的监狱
才知道自己是唯一的囚犯和狱卒
你没有许诺我一个玫瑰园
但你却给了我一个春天

对青少年的移情焦点治疗，是一般移情焦点治疗基础上的特殊应用。这是真的改变命运之举。我仿佛看到了一艘疲惫的帆船，穿过狭窄的河流之后被修缮一新，被星光引领着朝大海的方向驶去。

分析的尽头，是整合。整合感只能在应用直觉这个工具时才能得到。在我们高度结构化地使用这个手册的时候，永远不要忘记随时抽离出来，带上人之常情和对人类的悲悯之心，来旁观你和病人之间发生的一切。这可以确保你的分析是治疗，而不是施虐。

这是人工智能的时代。相信聊天机器人程序可以按照手册的要求操作所有步骤，甚至可能比精神分析师做得更好。但是，因为它不是一个人，没有碳基生命的结构、温度和共同的记忆，无法提供一个人与人的关系，所以无法使人真正被疗愈。

成为一个好的精神分析师，首先要成为一个真正的人。

曾奇峰

2023 年 6 月 26 日于武汉东湖

译者序

翻译此书可谓"预谋已久"，基于当下临床工作中的迫切需求，如何帮助身陷困境的青少年患者？这一直是我们团队长期探索的问题。

青少年占全球人口的16%。青春期身体上的发育从9到12岁开始，所伴随的心理社会化过程却可以贯穿到成年。因为多达一半的精神卫生问题始于14岁之前，解决青少年心理健康面临的不利因素乃至重大威胁至关重要。

青春期面临着多项发展任务，它是分离个体化的开始，青少年渴望独立，但又体验到独立带来的令自己感到陌生的痛苦。他们即将认识到，获得个人自主性或成为一个独立的人，这意味着要对自己的信念和行动建立信心和责任感；同时青少年对快速发育的身体是敏感的，他们需要将身体及其力量的快速变化整合到自我内在的身体形象中；最为显著的是，青少年开始将注意力从紧密熟悉的家庭、学校转向世界，外面各种各样的人和事令他们产生思考。确定自我身份、建立个人边界，并在此基础上发展与他人的亲密关系是成功走向外部世界所必须完成的任务。自古到今，青春期总是一个充满危机和不确定的时期，犹如一个不熟练的司机正在发动引擎。莎士比亚（Shakespeare）著名喜剧《冬天的故事》中，牧羊人就曾感慨："我希望人生中不存在10～23岁这段年龄，或者就让青少年这段时间在睡眠中度过吧……"

相关流调显示，6～16岁的在校学生中，中国儿童、青少年的精神障碍总患病率为17.5%。12～16岁样本人群中，重性抑郁障碍、双相障碍、创伤后应激障碍、社交恐惧症和精神病性障碍的患病率较高。《2022国民抑郁症蓝皮书》显示，18岁以下抑郁症患者占总数的30.28%，50%的抑郁症患者为在校学生。自杀已是大龄青少年死亡的三个主要原因之一。青春期精神卫生状况不佳也预示着一系列高风险行为，包括自残、吸烟、酗酒、物质滥用、危险的性行为和遭受暴力，其影响持续存在，并在整个生命过程中产生严重影响。

越来越多的研究显示，青少年精神疾病轴I诊断的背后是被学界长期回避的病理人格的识别和干预。例如边缘型人格障碍在青少年中的患病率估计约为11%，在住院的青少年中为49%。临床医生之所以不愿意对青少年作出人格障碍的诊断，一则是不愿意将一个青少年贴上污名化的、棘手的、难以治疗的诊断标签。再则青少年特有的偏离行为与精神障碍的边界并不总是足够清晰。考虑到青春期明显的神经和心理可塑性，以及对于精神卫生问题和危险行为早期介入的原则，青少年阶段现已被认为是人格障碍干预的最佳时间框架之一。

移情焦点治疗（Transference Focused Psychotherapy，TFP）是由Otto Kernberg团队开发的、具有明确循证证据的、针对人格障碍的精神动力学治疗方法。它是主要由精神分析客体关系理论所驱动的治疗方法，是一种跨人格障碍谱系、亚临床综合征以及基于评估和一般临床治疗原则的整合治疗模式。近年来，TFP的干预对象从严重人格障碍扩大到轻至中度人格病理，并与ICD-11和DSM-5中调整后的人格障碍诊断标准相契合。在最新的ICD-11和DSM-5中，人格障碍的诊断取消了年龄限制，这也将有利于青少年人格障碍的早期诊断和早期干预，为良好预后创造条件。

国内同道对TFP并不陌生，但对于如何将它运用于青少年人格障碍治疗及对治疗中特殊状况的处理却了解不多。本书将为TFP治疗青少年人格障碍提供完整的临床指南，涵盖青少年人格病理学模型、治疗目标和策略、评估、治疗框架、家长合作、治疗技术和战术、治疗过程等。

在全书的翻译过程中，我和我的团队从中获益良多，也希望广大读者和我们一起学习和掌握这一具有理论效度和临床疗效的青少年人格障碍的精神动力学治疗方法，更好地理解青少年患者，并帮助他们走出沼泽。

仇剑崟

2023 年 6 月 2 日于上海市精神卫生中心

前言

在最理想的情况下，青春期是人生中一个令人振奋的时期，是一段个人在知识和技能、兴趣和梦想等新领域进行拓展的时期，这段时期为青少年在成年后工作、爱情和娱乐中的胜任和满足做好了准备。它是一扇大门，由此，青少年在生理上和心理上享受成人的爱情、性，以及稳固的终生友谊和社交网络。青春期是一个人进入历史和文化潮流、在自然和社会中获得自己位置的时期。

然而，这一发展阶段并非没有挑战。青少年会不可避免地认识到人类的攻击性、较量、竞争、妒忌、背叛和自身局限性，痛苦也在所难免，这标志着婴儿式天真的结束。这是一个在失望、模糊和幻灭的情境下学习保持信念、爱、信心和信任的时期。在有最佳的心理资源和外部支持的情况下，青少年在面对这些逆境的挑战时，就有足够的复原力（resilience）来渡过风暴。但是，具有混乱的成长史以及身处创伤化的、限制性的个人和社会环境的青少年，他们的成长和发展可能会受到严重的限制和扭曲。他们对这个似乎充满敌意和冷漠的世界越来越怨恨，在这个世界里，个人发展的所有道路都被堵塞了，而且不安全感和孤独感破坏了稳定的身份认同（identity）的获得，这些都使青少年的整体幸福感和心理健康处于严重不利的状况。

青少年移情焦点治疗（Transference-Focused Psychotherapy for Adolescents，TFP-A）是一种专门的精神动力性治疗，旨在探索和解析与消极体验和行为有关的冲突，这些体验和冲突会对正常的青少年发展造成严重的威胁和限制。TFP-A是一种经过临床和实证检验的治疗方法，它将精神分析理论和技术应用于治疗预示着严重人格障碍形成的特定身份认同紊乱。本手册的基本目标就是描述该治疗方法。虽然治疗所采用的技术密切关注患者当前的困境和症状，但我们的最终目标是解决青少年的内在心理限制，这些限制阻碍了青少年在爱、性、友谊、亲密关系以及追求教育和创造性成功等与其年龄相适应的领域的正常发展。在这个过程中,青少年有能力实现既自主又独立的功能运作,以及更加成熟地、合作性地融入原生家庭,都是他/她的社会功能预期发展的一部分。

以分析为取向的心理治疗师需要警惕青少年身份认同确立的复杂性和挑战性,也要接受新体验的不确定性以及存在青少年会恐惧地从那些可能重新打开过去创伤经历的事物中退缩的可能性。治疗师需要共情(empathize)患者的非传统表现,同时牢记青少年需要承担的现实任务。灵活性和坚定性这样的特质,以及对脱离常轨的价值观和关联模式的容忍和理解,都将有助于患者内部体验的整合。治疗师需要让青少年面对他/她的潜在成长和成功的广阔前景,并对他/她可能取得的成就抱有一种隐含的理想展望,同时尊重具体治疗情况的现实。在理想的情况下,治疗师代表着"第三种声音",是青少年、父母和传统社会及其价值观之间的诠释者和调解者。最终的目标是促进足够的自我整合,从而让青少年在他/她自己的功能运作下前行。

边缘型人格障碍（borderline personality disorder, BPD）在青少年中的患病率约为11%（Chanen et al., 2004; Feenstra et al., 2011），在15～25岁的年轻人中则上升到22%（Chanen and McCutcheon, 2008），在住院的青少年中为49%（Grilo et al., 1996）。其他人格障碍（PD）类别在该年龄段青少年中的患病率从10%到15%不等（Feenstra et al., 2011; Johnson et al., 2005）。纵向数据显示，在青春期后，BPD特征呈正态分布样增加，该障碍的患病率在成年早期达到顶峰，随后在接下来的几十年中下降（Chanen and Kaess, 2012; Cohen et al., 2005; Shiner, 2009; Tackett et al., 2009）。其临床表现主要是明显的情绪波动、情感不稳定、攻击性和冲动性，包括自伤、自杀企图和药物滥用。有明确的证据表明，随着时间的推移，青少年人格障碍的诊断具有有效性和稳定性（Chanen and Kaess, 2012; Cohen et al., 2005; Sharp and Fonagy, 2015）。

尽管越来越多的证据表明人格障碍出现在儿童期，在青少年时期也很明显，但临床医生仍然不愿意在患者18岁之前给予人格障碍的诊断。这种不情愿部分是出于这样的担忧：那些在儿童和青少年中可能是常态的行为以及部分正常青少年的狂暴行为（sturm und drang）可能会被误诊为BPD的苗头，而且这种诊断可能会导致不必要的污名化。Paulina Kernberg等（Paulina Kernberg, 1997; Kernberg et al., 2000; Terr and Kernberg, 1990）先驱者们以及过去十年来的研究者（Chanen and Kaess, 2012; Chanen and McCutcheon, 2008; Miller et al., 2008）已经做了很多工作来消除这些担忧。很显然，在儿童和青少年中可以观察到一系列人格障碍类型的症状。此外，很明显，如果没有明确为治疗青少年人格障碍而开发的具体干预措施，人格困难问题不太可能得到解决。

对患有人格障碍的青少年的污名化仍然是一个真正令人关切的问题，要解决这个问题还需要做很多工作，包括教育和培训精神卫生工作人员，让他们理解和恰当应对人格障碍青少年，以及提供可用的治疗方法，这些方法旨在处理受人格困难折磨的青少年（和年轻人）体验自己时的困难以及给他人带来的挑战。临床医生对诊断人格障碍的犹豫不决可能延误了针对这一年龄段的治疗模式的发展。目前，关于青少年人格障碍的有效治疗方法的研究非常少。因此，为了满足这一迫切需求，我们发展了聚焦于青少年人格障碍的治疗模式，这些模式既有强有力的理论基础，也有手册化的干预措施。

本书呈现的青少年移情焦点治疗（TFP-A），是一种针对患有严重人格障碍的青少年和年轻人的治疗方法。它是由针对罹患边缘型人格障碍（BPD）的成年人的移情焦点治疗（TFP）改编而来的（Clarkin et al., 2006; Yeomans et al., 2015）。它基于由Otto Kernberg（1984, 1993）发展出的精神分析客体关系理论、发展理论和实证研究（Clarkin and Posner, 2005; Clarkin et al., 2007; Doering et al., 2010; Levy, 2005; Levy et al., 1999）。在这种治疗方法中，人格障碍被视为身份认同形成过程中的一种紊乱。青春期是身份认同形成和人格巩固的关键发展期（Erikson 1968），因此被视为干预的敏感时期。

本书的灵感来自Paulina Kernberg在儿童和青少年方面的杰出工作。她从1978年起担任纽约长老会医院佩恩·惠特尼·韦斯切斯特-威尔康奈尔医学中心儿童和青少年精神病学住院医师项目的主任，直到2006年去世。她也是哥伦比亚大学精神分析培训与研究中心的教师、督导师和培训分析师。她可能是第一个提请大家关注并撰写人格障碍（包括儿童的边缘型和自恋型人格障碍）的早期表现及其发展的人（Kernberg et al., 1998; Terr and Kernberg, 1990）。她阐明了在儿童和青少年中观察到的广泛的人格障碍的评估标准和治疗方法，并开发了评估访谈来测量青少年的人格整合水平。本书反映了她的一些思想。

TFP-A 的特点和治疗目标

TFP-A的特殊之处包括聚焦于促进身份认同整合和人格的巩固，主要通过以下方式：①处理被激活和表现在与治疗师此时此地互动中的主导的病理性客体关系；②详细说明与青少年签订的协议，帮助他们减少、涵容并最终控制治疗外的付诸行动（acting out），同时激发他们对动机的好奇心，以及优化他们对自我和他人的心智化，也优化他们对他们的行动后果及他们的未来的心智化；③提供一种具体的方法来支持父母，促进他们对治疗的合作，减少他们对治疗的干涉，并为青少年创造一个精神空间，在这个空间里他们可以发展自主性并逐渐对他们的困难承担责任❶；④强调诠释移情和反移情反应，以识别出分裂的自体表征和他人表征，这些表征被视为发展过程的障碍，会破坏人格的巩固，也会妨碍他们适应性地使用已经获得的心智化能力来应对青春期和未来的挑战。

TFP-A也是基于对青少年所面临的主要结构变化和发展任务的理解。因此，TFP-A的目的是用脚手架（scaffold）支撑结构变化，监管青春期核心的发展挑战，同时处理会破坏这些发展的客体关系和身份认同整合中的病理性。青少年时期主要的结构变化涉及必须得到巩固的人格组成部分，包括自体形象、理想自体和自尊以及道德和伦理、性和情色、关心和修复愿望。青少年时期的发展挑战包括从家庭中更加独立出来、建立自己的社交网络、协商性关系、形成浪漫的伴侣关系，同时明确未来的生活和职业目标，并有目的地追求这些目标。在家庭功能失调或家庭组织混乱、父母患精神疾病、存在物质滥用、存在暴力行为或者缺乏家庭支持的情况下，没有人格病理性的青少年也可能难以成功应对青春期的挑战，但他们通常对他人提供的帮助是乐意接受并有回应的。当临床医生试图区分和识别人格病理时，重要的是他们必

---

❶ 从本质上讲，与父母一起工作有助于他们在适当的时候以及当青少年有潜在危险的时候使用他们的权威性，且有助于父母后退一步来促进青少年的分离和个性化，有助于减少冲突、公然的攻击性、涉及权力和控制的斗争，而这些冲突、攻击性以及斗争均可能会破坏治疗工作和治疗进展。

须考虑到青少年患者的发展史，以及他们目前在家庭和同龄人中、学校或工作中的功能运作情况，同时也要充分了解青春期特有的发展问题和结构变化。这提供了一个框架，这个框架有助于理解青少年正在发展的自体感和对他人的感知——身份认同形成的过程——因为在青少年与家庭分离并进入成人世界期间，这个过程逐渐展现。青少年在应对青春期的常规挑战方面的根本失败和不成熟的内在结构的表现是青少年人格障碍的特征。

本书的编排结构

在第一部分，我们首先探讨了人格障碍的现象学，调查了在青春期将人格障碍作为一个诊断类别的有效性，并回顾其发展的病因学风险因素。然后，我们基于Otto Kernberg的当代客体关系理论和"身份认同弥散"（identity diffusion）的概念，提出了对人格障碍的理解。身份认同弥散是指个体没有能力向观察者传达一个整合的对自我的描述，同样也没有能力传达一个整合的对重要他人的看法（Kernberg, 2012）。身份认同弥散被假设起因于严重的攻击性冲动占据了主导地位，这要么是由遗传决定的，是由于（在气质上）负性情绪占主导地位或者是由于缺乏认知控制和情绪的情境化，要么是个体在婴儿和童年早期经历了严重的病理性依恋或创伤体验。接下来，我们将介绍发育中的青少年通常所遇到的主要结构变化和发展任务。据假设，身份认同弥散给朝着分离和个性化发展的正常成熟过程带来了巨大的压力。这些过程包含：一个现实的自我形象、自尊和自我理想的获得；一个整合的道德和伦理价值系统的完全形成；性的和浪漫的亲密关系的实现；友谊和承诺；在学业、工作或选择职业方面的有效性和满足感；以及个人创造力的实现——所有这些全部或部分地在青春期得到巩固。这两个层次的分析有助于提出一个有关人格障碍的病理学及其对正常发展干扰的整合构想，这将成为TFP-A的主要治疗"靶点"。我们认为，为了有效地治疗青春期的人格障碍，治疗师必须牢记一个人格障碍的病理模型和一个正常的发展模型，以便敏感地了解青少年的行为和关系中典型的及非典型的东西，以及"预测"和"聚焦于"即将到来的成熟趋势、结构变化和发展挑战。

在第二部分，我们将介绍TFP-A的治疗方法。TFP-A的主要治疗目标是身份认同的整合和人格巩固。我们认为，显露在移情中的相互分裂的理想化的和迫害性的内化客体关系的整合，使青少年能够获得连贯的、现实的和稳定的对自体的体验和对他人的体验，这些体验使他/她能够面对发展挑战，而且在特定的人格结构中，这些体验将得到巩固。我们认为，若能消除人格结构中的这些引发失能的障碍，青少年可以继续正常的人格发展进程，足以投入学习/工作以及就未来的工作做出选择，并发展出建立有意义的人际关系和浪漫关系的能力。为了实现这个目标，我们提出了一系列步骤，即所谓的TFP-A策略，包括尝试通过一个过程来整合部分自体表征和部分客体表征，在这个过程中，潜在的表征被治疗师识别和标记，然后被划分为体验、关联或破坏发展挑战的特征模式。第二部分（第四章）还聚焦于评估，以澄清：诊断、是否存在人格障碍、功能障碍的关键领域，以及不同于正常青少年时期身份认同危机的人格组织水平。尽管现在对边缘型和自恋型人格障碍的认识比过去要多一些，但通常情况下青少年和他们的父母不会说他们因为认为可能有人格障碍而来治疗。相反，他们描述的担忧是关于焦虑、心境、愤怒，或与家人、同龄人和同学的人际关系的。而临床医生则向青少年和他们的父母解释评估过程。这个讨论聚焦于评估的目的，包括需要了解青少年问题的性质，最终确定一个适当的治疗选择。青少年和其父母都要参与到这个过程中。

第五章描述了治疗协议的签订，这被认为是TFP-A系列战术中的第一个。这一阶段包括在治疗开始前协商一份涉及青少年、父母和治疗师的口头治疗协议。第六章描述了TFP-A的具体技术——治疗师在治疗小节中对患者进行的每时每刻的干预。我们提出了TFP-A的六个核心基本技术：治疗师的积极主动立场、诠释的过程、移情分析、反移情分析、技术性中立和基于发展的干预。然后，我们在第七章中概述了治疗师用来维持治疗框架的战术，以及如何关注父母的担忧、澄清参与、保持聚焦于发展青少年的内在资源而不是管理行为、确定优先主题、管理青少年的阻抗和负性治疗反应，并"预测"未来的发展变化和结构变化。

在第三部分，我们将介绍在治疗的不同阶段 TFP-A 是如何展开的。在附录中，我们提供了 TFP-A 手册的遵从性和胜任力量表，供读者参考。

目录

第一部分
理解青少年人格障碍的精神病理学和正常发展模型

第一章
青少年人格障碍：现象学、发展和建构效度 2

青少年人格障碍的现象学与诊断 2

DSM-5标准和相关研究 3

边缘型人格障碍：一种包含异质症状的障碍 5

发展前体和病因风险因素 7

遗传风险因素 8

气质风险因素 8

环境和经验相关风险因素 9

导致青少年BPD发生的多种途径 13

青少年时期是人格障碍发展的关键时期 15

青少年时期的神经生物学变化 16

青春期 17

性、身份认同和早年经历 18

认知变化 20

小结 20

第二章
青少年人格、发展和人格障碍的精神动力学概念化 21

青春期的结构变化和发展挑战 24

当代客体关系理论 25

分离-个性化过程 27

身份认同 28

青春期身份认同的发展方面 29

身份认同弥散vs身份认同危机 31

小结 33

第二部分
治疗方法

第三章
主要目标与策略 36

第四章
临床评估和评估过程 41

开始评估和遵循程序 41

评估过程的基本原理 43

评估过程的介绍	**44**	
与青少年及其父母一起开始思考、解释和探索	44	
阻抗的青少年	47	
评估过程的组成部分	**49**	
标准评估程序	**51**	
访谈形式	51	
清单设计	51	
TFP-A 模型中的人格病理严重程度	**52**	
结构评估和临床诊断性访谈	**56**	
BPO状态的确定	56	
对评估过程起作用的其他特征	67	
临床访谈过程：结构式访谈	**69**	
访谈程序	70	
目标	72	
结构式访谈的临床例证	**73**	
反馈	**75**	
结论	**78**	
附录：对具有自恋特征的16岁少年的扩展性访谈	**78**	

第五章		
建立治疗框架和与父母合作	**85**	
建立协议	**85**	
对青少年的问题达成共同的理解	85	
对青少年进行有关TFP-A及他/她在这之中的角色的教育	86	
鼓励青少年积极参与	87	
为治疗建立一个"安全的"框架	89	
预测和预防可能威胁治疗持续性的阻抗形式	89	
通过行为激活开始修正适应不良的功能运作	89	
同意参与发展性任务	89	
建立与父母合作的基础	90	
与青少年签订协议	**94**	
管理保密性	**96**	
管理偏离技术中立的情况	**96**	
从治疗师的错误中恢复并重建治疗框架	**97**	
在Sophia案例中阐述TFP-A原则	97	
理解遭受虐待或忽视的青少年面临的挑战	**100**	
回顾并重新签订协议	**101**	

第六章
TFP-A 的技术   **103**

抱持性的环境   **104**

治疗师的积极主动立场   **105**

TFP-A 技术的例证说明   **107**

诠释过程   **111**

澄清   112

面质   114

诠释   117

移情－反移情分析   **126**

技术性中立   **127**

基于发展的干预措施   **129**

分离－个性化焦虑   129

自体中性的整合   134

第七章
TFP-A 的战术   **136**

维持与患者工作及保护治疗的干预措施   **136**

保持自由联想   136

确定和聚焦于优先主题和发展的挑战   140

选择诠释的内容   143

管理阻抗和负性治疗反应   143

涉及父母的具体战术   **147**

保密性管理   149

面质父母的内疚   149

管理对父母的反移情   **149**

第三部分
过程和应用

第八章
治疗阶段   **151**

开始阶段   **151**

实施治疗框架   152

与父母建立合作并减少干扰   153

与青少年建立治疗联盟   154

激发心智化和培养沟通   156

对付诸行动进行工作   157

对治疗中的阻抗和偏执性移情进行工作   157

处理整合在人格中的创伤   158

识别变化的标志并过渡到中期阶段   159

中期阶段 159

从对移情之外的材料工作到对移情工作 160

整合分裂的客体表征和负性情感 160

巩固人格组织的其他维度 161

对反移情进行积极工作 162

晚期阶段 162

获得对投射和对分裂、扭曲的现实的
自我觉察 163

利用新的自我反思能力的出现和发展 163

巩固人格结构 163

结束治疗 163

**第九章
结语** 166

**附录
TFP-A手册遵从性和胜任力量表
（TFP-A/MACS）** 167

参考文献 176

专业名词英中文对照 189

第一部分
理解青少年人格障碍的精神病理学和正常发展模型

第一章

青少年人格障碍：现象学、发展和建构效度

在本章中，我们会概述青少年和年轻人中的人格障碍的现象学与相关研究，并讨论如何识别人格障碍的呈现方式。然后，我们提出了青春期的边缘型人格障碍（BPD）的发展模型，描述了BPD是如何发展的、哪些是风险因素，以及为什么BPD在青春期会变得特别明显。在第二章中，我们将提出人格的定义，概述其正常发展过程，并将其与人格病理进行对比。

青少年人格障碍的现象学与诊断

早在20世纪90年代末，Paulina Kernberg（Paulina Kernberg, 1997; Kernberg et al., 2000）就已经识别出了青少年人格障碍的一系列严重症状。这促使她倡导对青少年BPD的认识。她认为，诊断年轻人中的BPD很重要，早期干预对于帮助青少年解决BPD带来的严重干扰和减少这一关键时期的负面影响至关重要，从而帮助青少年恢复更具适应性的发展过程。目前由英国国家健康和照护卓越研究所（U.K. National Institute for Health and Care Excellence, NICE）（National Institute for Clinical Excellence, 2009; Kendall et al., 2009）和澳大利亚国家健康和医学研究委员会（Australian National Health and Medical Research Council）（2012）发布的指南也为在年轻人中诊断BPD提供了明确的支持，而且他们提出了比DSM-5和ICD-10限制更小的年龄范围。世界卫生组织（World Health Organization, WHO）指南制定小组（Guideline Development Group, GDG）（WHO，2009）也表示，BPD诊断适用于青春期后的年轻人。此外，他们还指出，在某些情况下，甚至在13岁之前，也可以做出BPD的诊断。GDG建议，自杀/自伤行为、显著的情绪不稳定、症状严重度增加、多种共病、对正在进行的治疗反应差，以及功能损害程度高之类的临床特征，提醒临床医生应意识到筛查是否可能存在BPD，并将此作为综合临床评估的一部分。

尽管这些实践指南明确指出，成人标准能可靠地用于诊断和治疗14岁以上的年轻人，但临床医生对于在青少年或年轻人中给予BPD诊断仍然持犹豫态

度。调查显示，只有不到40%的与青少年工作的临床医生会在18岁以下的患者中诊断BPD（Griffiths, 2011; Laurenssen et al., 2013）。临床医生不想做出这个诊断的常见顾虑是：这些问题可能是短暂的（41%）；DSM-IV-TR不允许对青少年进行人格障碍诊断（26%）；以及诊断可能会造成病耻感（9%）。总之，这些调查结果表明，科学发现和实践指南目前没有被应用和整合到临床实践中（Coghill, 2014）。

年轻人中的BPD也经常被忽视，因为它常共病心境障碍（即焦虑、抑郁和双相情感障碍）和行为困难 [如对立违抗性障碍（oppositional defiant disorder, ODD）、品行障碍（conduct disorder, CD）]。当出现心境和行为困难时，人们倾向于忽视人格障碍的可能性，而只关注轴 I 障碍。然而，考虑到青少年时期未经治疗的BPD可预测成年期的轴 I 和轴 II 障碍（Cohen et al., 2007），对临床医生来说，对青少年和青春期前的BPD特征保持警惕是很重要的。未被诊断和未被治疗的BPD可能会干扰发展进程，可能影响个体去成功地应对关键的发展挑战，也可能增加成年期适应不良和出现精神病理的风险，因此，识别和治疗BPD对于减少这些可能性是至关重要的。

DSM-5 标准和相关研究

鉴于有证据表明青少年BPD能被可靠地诊断（Glenn and Klonsky, 2013; Michonski et al., 2013），它影响相当大比例的青少年（Miller et al., 2008），也与自体和人际功能方面的显著功能障碍相关（Glenn and Klonsky, 2013; Winsper et al., 2015），人们对青少年BPD的研究兴趣激增。研究表明，33%的青少年住院患者（Ha et al., 2014）和22%的青少年门诊患者（Chanen and McCutcheon, 2013）具有符合BPD诊断标准的临床表现。相较于BPD在成年期的患病率，BPD在青少年中的患病率如果不是更高的话，似乎也至少是一样高（Chabrol et al., 2001; Cohen et al., 2005; Johnson et al., 2006; Lewinsohn et al., 1997）。此外，BPD影响了社区中相当高比例的青少年，一些研究表明，多达14.6%的14岁青少年和12.7%的16岁青少年具有符合BPD诊断标准的症状（Johnson et al., 2008）。总之，有令人信服的证据表明，BPD在青少年时期是可识别的，且可区别于"正常青春期"（Bornovalova et al., 2009; DeFife et al., 2013; Hutsebaut et al., 2013; Sharp and Fonagy, 2015; Shiner, 2005; Westen et al., 2014）。事实上，研究表明，风暴和动荡是相对罕见的，大多数青少年在朝向成年期过渡、应对身体的和其他方面的变化的过程中出人意料地很少发生剧变（Cicchetti and Rogosch, 2002）。

DSM-5当前纳入了一个分类和维度的混合模型来诊断BPD（Oldham, 2018; Skodol, 2018; Skodol et al., 2014），DSM-5第二部分概述了BPD的分类方法，第三部分描述了维度性方法。这个混合模型是尝试用一种更符合经验证据的维度方法来取代分类方法的结果，这些经验证据表明BPD更有可能是跨越一系列不同功能区域的不同程度的紊乱。然而，考虑到这种维度方法在临床设置中可能有弊端，临床医生倾向于依赖分类方法来诊断和组织干预，导致DSM-5依旧保留了分类诊断标准。目前，DSM-5第二部分响应了临床医生习惯于分类思考的需求，而第三部分则提供了一个替代的维度方法。虽然第三部分的方法可能更适配于研究和思考病理过程，但其在真正的临床设置中的实际用途仍有待观察。第二部分指出"在相对少数情况下，如果个体特定的适应不良的人格特质是弥漫性的、持续性的，而且并不局限于某个特定的发展阶段或另一种精神障碍"，那么人格障碍的诊断可以适用于儿童和青少年（American Psychiatric Association，2013, p.647）。此外，诊断儿童和青少年人格障碍要求病程至少1年，而诊断成人BPD要求病程至少2年。

DSM-5第二部分中诊断BPD的标准包括：害怕被抛弃、不稳定和紧张的人际关系、身份认同紊乱、冲动性、自杀行为、情绪不稳定、长期的空虚感、不恰当的强烈愤怒、短暂的与应激相关的偏执观念或严重的分离症状。依据混合存在的内化症状和外化症状，可以清晰而系统地将BPD区分于外化病理和内化病理。此外，在症状的普遍性和严重性方面，BPD的症状可明显区别于青少年在应对这一时期特有的挑战、不可避免的挫折和可能的失败的过程中有可能会出现的反应强度和"起起伏伏"。

作为对第二部分的补充，DSM-5第三部分提供了一个维度性方法。第三部分提供了一个标准模板，要求临床医生按照两个标准来评估BPD的人格功能。标准A要求评估涉及身份认同、自我导向、共情和亲密感方面的困难。标准B要求至少具备以下7种人格病理性特质中的4种：情绪不稳定、焦虑、对分离的不安全感、抑郁、冲动性、冒险和敌意。任何一种人格障碍都必须满足两个主要的定义标准：标准A和标准B。标准A：在自体领域（身份认同和自我导向）和人际关系领域（共情和亲密感）中的人格功能存在中度或重度受损。标准B：在以下五个特征领域（负性情感、疏离、对抗、脱抑制和精神质）中的任何一个中存在一种或多种病理性人格特质。正如DSM-5第二部分所描述的，诊断任何一种人格障碍同时还必须满足标准C至标准G。标准C：缺乏弹性和普遍性。标准D：

功能运作的损害随着时间的推移相对稳定。标准E：不能用其他精神障碍更好地解释损害。标准F：损害不能完全归因于物质使用或其他躯体疾病。标准G：不能更好地将损害理解为一个正常发展阶段或社会文化环境的一个正常方面。

边缘型人格障碍：一种包含异质症状的障碍

具有非常不同的症状组合的个体均可符合BPD的诊断，考虑到这个事实，一些疑问已经被提出来了，这些疑问涉及BPD的有效性和现象学，以及DSM标准是否描述了一种单一的障碍。目前，基于青少年BPD研究的证据（Michonski，2014）表明，虽然多维模型最好地描述了BPD现象，但单维模型也得到了支持，这些维度或因素结合在一起且密切相关，这与BPD作为一个单维结构和障碍的概念一致（Michonski, 2014; Sharp and Fonagy, 2015）。从科学/研究的角度来看，需要进一步的研究来检验青少年BPD是否可以被证明是单维的，并能与其他人格障碍区别开来，或者是否像在成人中一样，当各种人格障碍被同时分析时，很难证明BPD的单维性。

另一个重要的研究方向是，研究是否可以确定最能够预测青少年BPD的特定症状。早期的研究确定了长期的空虚感、不恰当的强烈愤怒（Garnet et al., 1994），后来的研究指出了身份认同紊乱、情感表达负性和不恰当的强烈愤怒（Becker et al., 2002；McManus et al., 1984；Meijer et al., 1998；Westen et al., 2011）最能预测青少年BPD。此外，BPD的预测因素似乎有与性别有关的差异，男孩的偏执观念和女孩的身份认同紊乱显得最具预测性（Michonski et al., 2013）。BPD通常共病内化障碍和外化障碍，在青少年临床样本中，共病率为70.6%至86%（Ha et al., 2014; Speranza et al., 2011）。这提示BPD代表了内化障碍和外化障碍的一个汇流点，最好将其理解为一种单独的障碍（Sharp and Fonagy, 2015）。

与"BPD代表了内化障碍和外化障碍的一个汇流点"这一提示相一致的是，青少年BPD已被证明是之后发生自伤（Bégin et al., 2017; Glenn and Klonsky, 2011; Wilcox et al., 2012）和自杀的最佳预测因素之一（Yen et al., 2013）。青少年BPD还与性冒险和性传播疾病的风险增加有关（Chanen et al., 2007）。青少年BPD患者在学业和社会功能方面出现功能损害的风险特别高，纵向研究表明，这些功能损害会持续到成年期（Crawford et al., 2008; Gunderson et al., 2011; Winograd et al., 2008; Zanarini et al., 2006），尽管个别症状可能会改变。

表1-1列出了青少年BPD的核心诊断特征（Fossati, 2014）、BPD易感性的童年早期标记物和BPD的积极结果［"复原力"（resilience）］因素。在接下来的案例中，我们展示了一个典型的青少年BPD患者的临床表现。

表1-1　青少年边缘型人格障碍（BPD）的核心诊断特征、BPD易感性的
童年期标记物和BPD的积极结果（"复原力"）因素

核心诊断特征	身份认同紊乱（尤其是女孩）
	不恰当的强烈愤怒
	偏执观念（尤其是男孩）
	长期的空虚感和分离倾向
易感性的童年期标记物	
童年期精神障碍	注意缺陷/多动障碍
	对立违抗障碍
	对依恋对象的控制和强制行为
	不清晰的自体感
童年问题行为	对世界充满敌意的、不信任的看法
	对关系的攻击
	强烈的愤怒爆发
	情绪不稳定
复原力因素	反思[a]
	能动性（angency）[b]
	联结性（relatedness）[c]

资料来源：Fossati, 2014。

a 认识、体验和反思自己的想法、感受和动机的能力和意愿。

b 感觉自己行动有效（effective）且感觉能对自己的行动负责。

c 一种赋值的关系，其形式是对他人的观点持开放态度，并努力与他人交往。

案例1

Amanda，女，16岁，在男友与她分手后试图自杀，因此被送入精神科住院治疗。两人的关系紧张而激烈，当男友在学校和其他女孩说话多时，或者当他计划独自外出与朋友社交或进行体育运动时，Amanda就会变得心烦意乱，并有肢体暴力。这引发了两人之间的情感危机和情感风暴，在此期间，她时而泪流满面地紧抱着他并表达出强烈的焦虑和对被抛弃的恐惧，时而愤怒地指责他利用她、在她需要他的时候想要离开她、想欺骗她。最终，她的男友提出他们停止见面，因为他需要时间学习，他觉得他正在失去朋友，他忽视了体育锻炼，因为当他把Amanda一个人留在家里时，他总是感到内疚。Amanda回应说她不想要没有他的生活；她把自己锁在卧室里，实施自残，在社交媒体上发布戏剧性的自杀威胁，

不停地给他打电话和发短信。当他屏蔽了她的号码后，她服用了过量的药物并留下了自杀遗书。

Amanda的父母报告说，她从小就对普通的失望和挫折表现出强烈的负面情绪反应。她似乎总是不开心或悲伤，当她感到别人对她不公平时，她很快就会变得愤怒和怨恨；她指责别人刻薄，却没有明显意识到自己的攻击性以及这如何激起了她指责别人的反应。她很快就失去了她的朋友，因为尽管一开始她很兴奋，很热情，但当他们对其他活动或朋友表现出兴趣，拒绝她的邀请，或似乎不像她那样充满动力地投入交谈或发短信时，她很快就会发现他们身上的致命缺陷。在经历了几次戏剧性的指责后，她结束了一段友谊，她变得全神贯注于她所感受到的朋友的自私或背叛。然后，她开始对父母要求很高，当他们表示需要照顾其他兄弟姐妹时，她会流泪和怨恨，即使他们花了几个小时倾听她的困难并试图理解和共情她的问题。此外，Amanda似乎对学校生活或运动并不投入，除了发短信和使用社交媒体之外，她似乎没什么兴趣；她经常声称在家里很无聊，并以此为理由去俱乐部和酒吧，回家很晚且明显是喝醉了。她很少花时间学习，声称太焦虑了，而且在任何情况下都对相关资料不感兴趣；她经常在考试那天谎称自己生病了，并处于留级的风险中。她似乎对未来没有计划，没有目标感，也没有有目的的行动。最近在家里举行的一次泳池派对上，Amanda穿上了泳衣，但拒绝游泳，她后来对她姐姐透露说，这是因为她对自己大腿上的划痕感到羞愧，害怕她的父母会注意到。

发展前体和病因风险因素

BPD的发展可能是一个多因素决定的过程，其根源在儿童早期，往往在青春期前后更加完全地表现出来（Chanen and Kaess, 2012; Shiner, 2009; Zanarini et al., 2001），并涉及复杂相互作用的生物和心理社会风险因素（Carlson et al., 2009; Crowell et al., 2009; Lenzenweger and Cicchetti，2005; Paris, 2003a, 2003b, 2007）。BPD的特征是情绪紊乱（如广泛的情绪波动）、冲动性（如非自杀性自伤、过量服药、物质滥用）和人际关系功能不良（如与依恋对象的风暴关系）。对其原因没有单一的解释；不同患者的患病危险因素各不相同，并反映了等效性的概念（Cicchetti and Rogosch, 2002），即不同的途径可能导致相似的结果。BPD患病风险因素包括**遗传**因素（Distel et al., 2008），更具体地说是遗传生物可塑性基因与积极和消极事件相互作用（Amad et al., 2014）；**气质**因素，这可能在婴儿早期和儿童时期就很明显，表现为负性情绪、应激反应性和冲动性，这些都与情感的脆弱性有关（Goodman et al., 2004; Posner et al., 2003），可能会对他人产生负面影响，并导致不良依恋关系的发展；**环境**和**经验**因素，比如父母与孩子互动的方式，会受到孩子行为的影响，并维持或改变孩子的行为，这也会影响基因表达。

遗传风险因素

越来越多的证据表明，基因多态性是特定人格特征的基础，次要特征（如情绪失调、克制/尽责性）可能足以代表一些理论模型所描述的人格病理（Livesley, 2005）。BPD似乎有很强的遗传成分（Torgersen et al., 2000），有证据表明BPD患者的家族中，一级亲属更有可能患BPD和表现出BPD症状（Zanarini et al., 2005）。更具体来说，与5-羟色胺神经递质系统相关的遗传研究表明，遗传因素大大增加了发展出BPD和反社会人格特征的风险（Lyons-Ruth et al., 2007）。这种遗传效应似乎与早期照料的质量无关。例如，在一项关于边缘型人格相关特征（BPRC）的纵向研究（Belsky et al., 2012）中，在双胞胎7岁、10岁和12岁时对他们进行了检查，发现遗传因素在边缘型人格相关特征的变量中解释的变异量为66%。被研究的变量包括精神障碍家族史、躯体虐待和母亲的消极情绪表达。此外，父母的严厉对待对有阳性精神障碍家族史的孩子会产生更为强有力的影响，这一结果支持了素质-应激模型。

气质风险因素

极端的气质上的脆弱性很可能是发展出BPD的最重要的风险因素之一。Zanarini和Frankenburg（2007）基于十多年对BPD病因学的实证研究，提出了一个"复杂"模型，以证明气质因素和经验因素之间的复杂相互作用。他们认为，脆弱的"双曲线"气质是BPD发展的核心。具有这种气质的个体很容易感到被冒犯，他们努力让别人注意到他们内心的痛苦，经常利用间接手段来获得安慰或支持，并会暗中指责别人的"不敏感、愚蠢或恶意"。当这些个体遇到"点燃"事件时，BPD症状就会出现，这可能发生在潜伏期或青春期的早期、中期或晚期。Zanarini和Frankenburg（2007）提出，对这些极其脆弱的个体来说，即使是相对正常的事件，如开始第一份工作或开始第一段亲密关系，也可能有足够的压力而成为触发因素。

Rogosch和Cicchetti（2005）在研究童年期遭受虐待的影响时，构建了一个BPD前体复合物（precursor composite），它是基于人格，人际关系，对父母、自体和同伴的表征模型，以及自杀/自残行为。他们发现，虐待和注意控制（气质的一个特殊认知维度）均能独立地预测BPD前体复合物。这一发现与Zanarini和Frankenburg（2007）关于气质和经验相互作用的模型以及Belsky等人（2012）的发现一致，但另外也强调了考虑虐待经历的重要性。

环境和经验相关风险因素

有一系列的研究结果将不同的育儿特征与儿童BPD的发展联系了起来。这些特征包括早期养育和照顾的质量、后来的互动，以及父母培养孩子自主性和促进孩子健康的身份认同形成的能力。

越来越多的证据表明，那些经历过忽视和虐待的儿童更有可能发展出BPD，这些忽视和虐待与以下情况相关：家庭功能失调、父母有精神障碍，以及家庭成员间的互动是无效的、冲突的、否定批判的（Fruzzetti et al., 2005）、缺乏共情的（Guttman and Laporte, 2000）。BPD患者通常会更频繁地遇到各种形式的困境，且这些困境中的多数往往是同时发生的（Zanarini et al., 1997, 2000）。

Zanarini等人（2005）回顾了关于BPD和虐待之间联系的证据，包括早期分离和丧失、紊乱的父母介入、被言语和情感虐待的经历、被躯体虐待和性虐待的经历，以及在躯体上和情感上被忽视的经历。相比其他诊断组的患者，BPD患者的童年史中更常见长期的早年分离和丧失。BPD患者所报告的与母亲的关系明显是更加冲突的、疏远的或缺少互动的。父亲不在场也是另一个区分因素，与父母双方的关系紊乱也是如此。与抑郁患者或其他轴II疾病患者比较，在BPD患者的病史中，言语和情感虐待明显更为常见。躯体和性虐待在BPD患者的病史中也相对常见；与其他精神障碍患者比较，BPD患者的病史中性虐待明显更多见，但躯体虐待则不然；此外，性虐待的严重程度与BPD症状的严重程度相关。关于躯体忽视的研究结果尚无定论；然而，情感忽视［父母的情感回撤、父母前后矛盾地对待孩子、孩子的感受被否定、缺乏真正的关系、孩子的父母职能化（parentification），以及孩子未被提供所需的保护］在BPD患者中非常普遍，并且具有高度的区分性。

正如Rogosch和Cicchetti（2005）所观察到的，经受虐待的儿童和成年BPD患者所表现出的功能失调的发育过程的相似性提示了从童年虐待到BPD的潜在途径。受虐待儿童在多个功能领域表现出与BPD的关键特征相似的后遗症，包括情绪失调，与父母和同龄人的关系紊乱，有关自体、父母和同伴的表征紊乱，对认知和情感的加工处理异常，以及适应不良的人格组织（Cicchetti and Valentino, 2006）。此外，虐待与自杀观念和行为、精神病理均有关（Cicchetti and Toth, 2016）。然而，非常重要的是要考虑到，尽管经历童年虐待的儿童更有可能表现出BPD的前体，但并非所有儿童都是如此，也有未经历童年虐待的儿童表现出BPD的前体（Rogosch and Cicchetti, 2005）。孩子的气质可能会与父母的脆弱点相互作用并加剧父母的脆弱。例如，对于外倾-急迫程度高的儿童，家庭环境更混乱，而对于努力控制程度高的儿童，家庭环境则不那么混乱（Lemery-Chalfant et al., 2013a, 2013b），这可能是因为努力控制程度高的儿童提出的要求更少，较少引发比较脆弱的父母的消极照顾行为。

众所周知，唤起恐惧和攻击性的虐待，或涉及儿童被长时间遗弃且得不到帮助去调节情绪的虐待，均会破坏调节过程的发展（Fonagy et al., 2002）。长期暴露于高皮质醇水平会对发育中的下丘脑-垂体-肾上腺（hypothalamic-pituitary-adrenal, HPA）轴产生负面作用，虐待由此会对情绪调节功能产生永久性的负面影响，并对应激调节相关的生理过程造成长期的影响（Cross et al., 2017）。在社区样本（Afifi et al., 2011; Widom et al., 2009）和临床样本（Battle et al., 2004; Chiesa and Fonagy, 2014; Sansone et al., 2011）中，童年期虐待已被确定为成年期发生BPD的风险因素。关于虐待和青少年期BPD之间关系的研究比较有限，但与有关成人的文献一致，有一些证据表明，童年期虐待和忽视是学龄儿童和青少年发展边缘型人格特征的风险因素（Bounoua et al., 2015; Jovev et al., 2013; Zelkowitz et al., 2001）。例如，经历过性虐待的儿童发展出边缘型人格特征的风险是未经过性虐待的儿童的4倍（Zelkowitz et al., 2001）。此外，经历过性虐待和父母憎恶以及其他形式虐待的青少年被发现明显表现出更多的边缘型人格特征（Bégin et al., 2017）。

理论和经验模型提示，在BPD的病因中存在遗传和环境因素之间的相互作用（Bornovalova et al., 2009; Crowell et al., 2014; Joyce et al., 2003）。与此相一致的是，10岁以前的虐待（躯体的和精神的虐待）被发现可以预测12岁时的边缘型人格特征，但遗传易感性（通过家族中的精神病史来衡量）大大增加了受虐待儿童在成年后发展出边缘型人格特征的概率（Belsky et al., 2012）。与此相一致的是，气质被认为是基于基因的，它已被证明可以调节经历过虐待和忽视的青少年的边缘型人格病理的表达（Jovev et al., 2013）。

Lyons-Ruth及其同事（Khoury et al., 2019; Lyons-Ruth et al., 2013）指出，母亲的退缩和缺乏回应性在预测人格障碍上特别重要，并指出父母的退缩可能比父母的敌意更具有破坏性。虽然这可能是一个令人惊讶的结论，因为之前的研究强调了虐待和BPD之间的联系，但这可能是，当婴儿痛苦时，父母因为退缩而未能安慰到婴儿，导致婴儿的痛苦的升级而不是调节，并导致依恋系统的永久过度激活。对于理解BPD患者通常体验到的情感失调、依赖和担心被抛弃等方面的困难，这一发现可能特别有价值。

一些了解病因相关因素的研究涉及被诊断为BPD的母亲。例如，那些在确认青少年孩子观点方面能力不足的母亲、那些对分歧充满敌意和过度个性化的母亲，以及那些强迫青少年孩子同意却不试图提供令人满意的理由的母亲，她们很难支持青少年孩子的自主性，并且会最小化孩子的联结性（Frankel-Waldheter et al., 2015）。她们还把情境过度个人化（overpersonalized），从而减少了孩子的独立思想和行动，并且她们试图通过使用敌对的手段来抑制孩子的联结性发展，从而使孩子与自己保持亲密。患有BPD的母亲在与孩子互动的一些方法上与对照组的母亲相似，但在角色反转方面有所增加。例如，如果她们期望她们的孩子满足她们的需求，她们就不会承担养育性父母的角色，尤其是一个可以培养孩子安全型依恋和随后的自主性的父母角色。青少年移情焦点治疗（TFP-A）将客体关系模型纳入进来，这使在个体治疗中利用自我-他人互动模式取得临床疗效成为可能。刚刚回顾的各种特征会导致年轻人发展出对他人反应的高敏感性以及对他人的想法缺乏觉察和欣赏，当情境超出他们的适应能力时，他们就会发展出原始的防御。这些狭隘而僵硬的应对技巧会限制他们发展出成熟的适应能力。

虐待和病理性的自恋

从心理结构上看，自恋型人格障碍与BPD密切相关。然而，关于夸大型自恋和脆弱型自恋的发展前体，我们的知识仍然有重要的缺口（Campbell and Miller, 2011; Dickinson and Pincus, 2003）。一些研究报告了虐待与夸大型自恋及脆弱型自恋之间的正性关系（Khoury et al., 2019; Lyons-Ruth et al., 2013），而其他研究则提示，父母的冷漠或侵入性行为会导致脆弱型自恋的发展，但不会导致夸大型自恋的发展（Crowe et al., 2016）。在另一项研究中，诸如前后矛盾的训导和缺乏管教这类消极的养育方式被发现与16～17岁孩子的脆弱型自恋有关，而夸大型自恋更多地与亲本投资（parental investment）和正强化有关（Mechanic and Barry, 2015）。与此相一致的是，过高评价以及溺爱，被发现预示着7～12岁儿童的夸大型自恋（Brummelman et al., 2015）。此外，角色反转或孩子的父母职能化，即孩子被迫承担父母的情感角色和责任（Haxhe, 2016），也与自恋有关（Jones and Wells, 1996）。

依恋

依恋模式被认为是母亲和婴儿之间多次重复的情感互动的结果。通过这种方式，依恋反映了积极和消极互动的反复平衡，在这种互动中，母亲要么对婴儿的情感交流和痛苦做出充分的回应，并作为一个安全的基地，帮助婴儿重新建立自我调节；要么以一种侵入性的、敌对的、无助的、被动的或其他非偶然的方式做出回应，导致痛苦的升级或让孩子处于一种无法忍受的高度应激状态。此外，对母婴情感交流的研究，如 Daniel Stern（1995）和其他人（Beebe, 1986; Lyons-Ruth, 1999）的研究，证明了二元情感交流的重复模式如何形成日后对另一个人可能怎样回应特定情感的系列期待的基础。Stern 认为，这些期待将对婴儿（以及后来的儿童和成人）在二元关系中如何表达他/她的情感产生影响。例如，当一个婴儿以信号表示他处于痛苦中时，他反复体验到他的母亲是过于侵入性的，他可能会在表达痛苦时混合着沮丧，因为他预计母亲会在他的痛苦得到缓解之前尝试让他参与另一项活动。他的母亲，以及后来他的伴侣或其他重要的人，看到他在感到痛苦时的沮丧或愤怒表情，可能会感到困惑，不知道他是否需要安慰，也可能会因为害怕被拒绝而犹豫是否要提供帮助。

依恋组织具有长远的预测价值，对于理解 BPD 和情绪调节的发展、自体表征和他人表征以及伴随的人际关系尤其有价值。例如，在一项从婴儿期到成年早期的纵向研究中，依恋混乱和成年早期 BPD 症状之间的关系可以被解释为依恋混乱对自体表征产生影响，而这转而又会影响 BPD 症状（Carlson et al., 2009）。

青少年时期的发展挑战涉及对社交网络的投资——依赖朋友和伙伴而不是家庭和父母——可能会受到早期依恋类型和被激活的自体表征和他人表征的积极或消极影响。例如，当青少年越来越依赖自己的朋友和社交网络提供的支持时，安全的依恋类型和信任将促进从家庭中分离以及与个性化相关的转变。当青少年面临着不安全的和混乱的依恋类型可能导致的人际关系困难时，他们也可能被提供了充足的机会来重新审视和重新组织自体表征和他人表征，并处理身份认同问题。

在治疗关系中，这种模式转化为一种移情❶，在这种移情中，青少年不愿意对可能发生的积极事件表达相关情绪，无论是负性的还是好的感受。在我们的客体关系模型中，这种与治疗师的依恋模式可以且应该被一同检视。这样的干预会引导青少年重新审视他/她的自体-他人建构以及维持这种建构的防御，并使用更成熟的认知策略进行自我反思，从而使青少年对他/她的自体及现实生活考虑一种替代性的建构。

案例 2

Chris，一个聪明的 16 岁少年，有边缘性人格组织（borderline personality organization, BPO），具有明显的自恋特征和抑郁情绪，他说他把他的治疗师仅仅看作"一堵砖墙"。他说，这种观点让他能够表达自己的愤怒，而不用担心治疗师的想法或感受，也不用对治疗师这个人感到好奇。Chris 致力于接受治疗，但他表达了他的担心，即如果治疗师是真实的（他会坚持说："对我来说，你不是

❶ Kernberg 将移情定义为过去的主要冲突在此时此地的重复。这种冲突在与他人相处的不同风格中表现出来。过去的体验，无论是好的还是坏的，以这种方式在此时此地被激活，影响个人如何感知当前的情况，以及他/她如何对这些情况做出反应。

一个真实的人。"），他将无法忍受，不得不停止治疗。他似乎无法想象，一个"真实的"他人能够接受他的这些表现，并仍然想和他在一起。

治疗中的一个主要焦点变成了 Chris 无法感受到快乐，尽管他希望这样做。在适合讨论的时候，间歇性地审视"砖墙"意象作为一种防御所起的作用，以及它在移情中的作用和对其他关系的意义，使他认识到他担忧别人嫉妒他（并帮助他意识到他嫉妒别人，也意识到他不必继续以某种贬低的方式看待他们，例如，将他们看作白痴）。这也让他认识到自己的担忧：如果他允许好事发生并被看到，别人会想要毁掉这些好事。在适当的时候，他也开始思考他在接受他人的东西或给予他人东西时的困难（例如，礼物是一个重要的担忧来源——接受礼物意味着需要互换；送礼物又会让他担心它可能不够好）。

有趣的是，"砖墙"的概念可以在几个月的时间里以一定的频率回归，Chris 和他的治疗师可以利用它来检查自体-他人建构，这有助于强化他对于他在关系中的恐惧和期望的理解和澄清，同时让他获得一定程度的安全和距离。

导致青少年 BPD 发生的多种途径

从前一部分可以明显看出，被诊断为 BPD 的青少年和年轻人并不是一个单一质性的群体。根据 DSM 标准，具有不同症状特征的青少年可能都符合 BPD 的诊断标准，就像在成年人中那样。研究工具也反映了这些年轻人的多样性。例如，Belsky 等人（2012）使用的 BPRC 量表反映了成人 BPD 的三个基本特征（情绪不稳定/失调、冲动性/行为失调、紊乱的联结性/人际功能障碍），该量表源自 Shedler-Westen 青少年评估程序-200（SWAP-200-A）（Westen et al., 2003）。BPRC 量表的具体条目包括"容易嫉妒""急于得到新朋友""不断换朋友""害怕他/她会被拒绝或抛弃""觉得别人都在找他/她麻烦""行为过于诱惑或性感""情绪失控，有极端的愤怒、绝望、兴奋""心烦时不能思考，变得不理智""不能安抚或安慰自己""缺乏稳定的自我形象，变换目标/价值观""以夸张的戏剧性方式表达情感""易怒、敏感或很快就发火""愤怒且充满敌意"以及"有自伤行为"。不难想象，不同的青少年 BPD 患者可能有不同的特征模式和不同的发展历史。临床经验也表明，存在异质性的青少年群体，BPD 的诊断对他们都是有用和适当的。

那些成功驾驭青春期要求的青少年，尽管他们与父母和同龄人的关系也会起起伏伏，但他们表现出人格的连续性，并传递出一种感觉，即他们是在童年的自我之上发展起来的，而不是在重塑自我。即使他们变得更加独立，形成了与父母不同的观点和价值观，他们仍然会保持与父母和家庭成员之间的关系。此外，即使他们形成了不同于父母的观点和价值观，甚至在某些情况下与父母的观点和价值观发生冲突时，他们也能保持一定的能力去审视这些差异以及欣赏父母的积极方面，并能够在需要的时候向父母寻求帮助。

相比之下，绝大多数被诊断为BPD的青少年在童年时期都有长期且明显的情感和行为调节困难。那些在青春期临床症状达到BPD诊断标准的个体在童年时期常表现出对他人不适当攻击的人际相关的障碍（如ODD和CD）。

另一组患有BPD的青少年可能有一个一贯僵化的和适应不良的反应模式，但没有表现出与ODD或CD相关的情感失调和攻击性问题。在结构化的、非挑战性的或可预测的情况下，可能难以观察到这些适应不良的特质。它们更有可能出现在变化和应激的时期，例如在初中和高中之间的过渡时期；在有更高的人际要求的活动中，例如结交新朋友并在关系中建立一定程度的亲密性；在涉及挑战、竞争、有失败和蒙羞风险的情境中，例如参加考试、团队运动或在学校公开表演；或者在对自主性有新要求的情境中，例如参加留宿聚会、找工作，或者在没有监督的情况下工作。对这些活动和情境的持续适应不良反应可能提示了特征性的防御和应对机制的紊乱，这些潜在的困难在每个发展阶段会变得越来越明显，以至于当个体面临青春期不可避免的挑战（比如需要分离、需要变得更加独立、在家庭这个安全系统之外建立社交和亲密关系）时，个体可能会明确但不那么张扬地发展出人格障碍。

患有进食障碍或实施自伤行为的青少年往往有这样貌似平凡的童年史。最多他们可能在儿童时期有些敏感、依赖、顺从和强迫。尽管如此，得出这样的结论是公平的，即这些青少年就像那些患有ODD和CD的人一样，他们具有长期存在的盘踞于他们人格的困难，但是在需要变得自主、承担越来越多的责任并做出决定的背景下，同时又要与父母分离并发展新的亲密关系，他们的这些困难会变得越来越明显。

还有一小群青少年没有明显的童年心理问题或人格困难，他们可能会表现出难以与青春期BPD区分的身份认同危机。当这些年轻人的适应能力被青春期通常伴随的挑战淹没时，他们很难保持身份认同的连续性和一致性。Birkeland等人（2012）的与自尊相关的纵向轨迹研究中包括了可能代表这组青少年的一些个体。在这项研究中，大约7%的青少年的自尊发展被描述为U型轨迹，最初良好的自尊在14～18岁之间显著下降，并在青春期后期达到最低水平，然后在接下来的5年里有所改善。这组青少年可能有预先存在的脆弱性，从而削弱了他们适应青少年时期各种变化和困难的能力，尽管他们的自尊水平之后明显提高，但可能导致了某种伤痕，因为他们在30岁时的整体自尊水平明显低于那些在青少年时期始终保持高自尊的人。他们呈现的抑郁程度也明显更高。这表明，经历身份认同危机或自尊急剧下降的青少年也可能需要干预，并可能从治疗中获得显著的长远益处。治疗干预需要对是否存在人格障碍保持敏感，而不仅仅是将困难视为抑郁障碍的临床表现。

另一个群体包括那些性虐待的受害者。青春期前或青春期刚开始时遭遇的性虐待尤其可能使个体去稳定化。那些人格特征具有复原力的女孩，还有那些尽管经历了父母的忽视、父母物质滥用、父母患精神障碍和父母不成熟但仍然能够继续在学校表现良好并发展友谊的女孩，对她们来说，性虐待可能是最后的打击。尽管许多创伤后应激障碍症状可能有望在适当的时候得到解决，但性虐待可能会干扰青少年女孩形成亲密关系和建立对伴侣信任的能力。

那些进行更多冒险活动的青少年，特别是当涉及毒品、酒精和性的时候，当他们物质成瘾，经历创伤，或者当他们的行为使他们走上一条他们没有准备好去面对的道路时，他们面临身份认同危机和自尊降低的风险也可能更高。

另一个尤其可能处于危险中的群体是那些面临着承担文化上不期待的性身份认同的青少年，这种性身份认同使他们可能会被同龄人和家庭疏远。

当高度敏感的青少年面临父母的分开，特别是当这种分开伴随着冲突以及父母搬到遥远的城市而不太可见时，在他们身上可以看到类似BPD的崩溃和身份认同弥散。这些情况也可能与青少年失去朋友有关，这时青少年还面临着融入新的社交圈和适应新的学校环境的挑战。这可能与自杀/自伤行为的发生有关。

在父母患精神疾病和混乱的家庭环境中，父母通常以不恰当的躯体攻击来回应青少年的自我主张和分离要求，这些也会导致敏感或脆弱的青少年的崩溃，从而导致他们的身份认同弥散。

青少年时期是人格障碍发展的关键时期

BPD症状通常在青春期出现，并在14～17岁达到高峰，然后逐渐下降（Arens et al., 2013; Bornovalova et al., 2009; Chanen and Kaess, 2012）。即使冲动性等症状趋于减少，但潜在的负面情绪和空虚感却更可能持续存在（Meareset al., 2011）。此外，根据社区儿童（CIC）研究（Cohen et al., 2005），青少年时期任何人格障碍的严重症状都会对个体随后10～20年的功能产生负面影响，这些影响通常比轴Ⅰ中的精神障碍造成的影响更严重或更普遍。同一项研究还发现，一些青春期中期到成年早期的年轻人表现出人格障碍症状增加，且BPD症状是后来发生的人格障碍的最强预测因素。CIC研究的数据被用来研究早期BPD症状和随后的心理社会功能之间的关系。它们证明了早期BPD症状与较低的成人角色功能、较低的教育成就和中年职业地位、对关系质量的不利影响以及较低的成人生活满意度有关（Winograd et al., 2008）。青少年时期BPD症状加重已被证明是成年早期物质使用障碍的独立危险因素（Cohen et al., 2007）。

BPD症状最初在青少年时期变得明显的原因有很多。最明显的是，这种模式可归因于大脑结构因发育而变化，BPD症状的减少与控制机制的成熟有关（Powers and Casey, 2015）。此外，身体、认知和社交方面的变化也可能导致BPD症状开始于青少年时期。

青少年时期的神经生物学变化

转变发生在整个青少年时期，并延续到成年早期。这些转变包括大脑额叶区域的变化，这些变化有助于高阶抽象推理、问题解决、决策和心智化能力的显著增强。然而，尽管这些能力迅速发展，但青少年似乎更容易情绪化，更容易做出不明智的决定，不遵从他们更好的判断并参与危险的行为，特别是当处于情绪和同伴的影响下时。Casey和Jones（2010）提出了一种"不平衡模型"来描述青少年的大脑发育，即当前额叶系统还在发育中时，边缘系统在功能上已经成熟，这使青少年更容易受到对奖励敏感的边缘系统的影响。正如双重加工模型所描述的那样，成年人也使用由皮质下系统介导的反射性的或自动的、直觉的、情感驱动的启发式加工过程，尽管他们能够在前额叶皮质（PFC）支持下进行更具反思性的、可控的理性加工过程（Evans et al., 2002; Galvan, 2012; Reyna, 2004; Reyna and Farley, 2006; Romer et al., 2017）。在双系统模型中，决策源于更深思熟虑的加工过程和更基于经验的、情感的、启发式的和动机性的加工过程之间的相互作用（Damasio, 1994a, 1994b; Epstein, 1994; Evans, 2008; Lerner and Keltner, 2000; M.D. Lieberman, 2000; Loewenstein et al., 2001; Schneider and Caffray, 2012; Stanovich and West, 2000）。成人和青少年的BPD病理，包括失调的负面情绪、冲动的和攻击性行为以及人际关系困难，可以被视为源自这些反思性（reflective）加工和执行控制加工的缺陷，以及有偏见的反射性（reflexive）加工，在有偏见的反射性加工中，对消极的社交线索（Koenigsberg et al., 2009）、不可信的预期（King-Casas et al., 2008）和增加的负面情绪（Sadikaj et al., 2010）自动高度敏感。

Casey（2015）对青少年时期前额叶皮质（PFC）、腹侧纹状体和杏仁核之间变化的相互关系进行了更详细的发展分析，为理解青少年特征性的行为提供了框架。PFC作为推理和行为调节过程的中介，可以抑制腹侧纹状体和杏仁核的输出。随着时间的推移，这些区域的功能变得更加协调，认知和情感过程会有更好的整合，从而导致更有动机和目标导向的行动。然而，PFC的发展贯穿整个青少年时期，而腹侧纹状体和杏仁核则在更早的时候达到更成熟的功能；因此，与青少年后期和成年早期相比，需要更强自制力的行为（例如，将注意力集中在相关信息上，并从无关但可能有趣的信息上撤回注意力）会受到影响。对临床有重要意义的一点是：与儿童和成年时期相比，在青春期中期，腹侧纹状体对较大的奖励比对较小的奖励更敏感，因此15岁的青少年比成年人更有可能进行冒险赌博以获得即时的奖励反馈（Casey, 2015）。一般来说，青少年比儿童或成人更冲动地对正性线索产生反应。

同伴的存在与更有风险的决策有关（Steinberg, 2008），这并不是说青少年缺乏做出明智选择的知识；相反，青少年似乎对激励（如金钱、同伴接纳）和环境（如同伴的存在）特别敏感，这些似乎会增强动机状态。因此，当环境中包含明显的线索时，青少年将不太可能抑制不适当的行动和欲望，因为他们的反应调节能力仍未完全发展。Casey（2015）也提到了吸食毒品可能与多巴胺系统相互作用，增强腹侧纹状体的反应性，从而在PFC及其相关控制机制尚不成熟的阶段加强毒品的奖励特性。

Casey（2015）指出，她所描述的青少年时期变化在不同物种中都有，因此，从依赖到自主的转变可能在很大程度上得益于青少年寻求新奇事物和同伴互动的增加。激励的价值增加，以及获得更多资源和新的性体验的愿望可能会促进青少年向家庭外的移动，并支持分离-个性化（separation-individuation）过程。她指出，青少年时期可能被认为是"一个充满激动和恐惧的时期"，但我们的许多患者都没能找到平衡以掌控恐惧，这需要青少年以一种既能促进安全探索又能促进自主的方式来做判断。从临床角度来看，在神经系统失衡的这段时期，青少年表现出减弱的恐惧消退，这表明暴露程序可能不那么有效，而且，正如Casey（2015）指出的，与儿童和成人相比，有一些证据表明青少年认知行为疗法在青少年中的治疗效果较差。能够有助于TFP-A干预有效性的一个可能机制是对自我功能运作的支持，这提供了一个帮助青少年补偿认知不成熟的脚手架。

青春期

青春期从开始到结束需要几年的时间，而且激素的变化先于可观察到的身体变化。女孩的这一过程通常比男孩开始得早。生理变化包括第二性征的发育（例如，阴毛的生长、乳房或阴茎发育），出现一个生长高峰期，体型、身体结构和组成成分的变化，以及月经初潮/初次射精。这些可观察到的变化标志着成长中的年轻人正在进入人生的新阶段，这种转变带来了来自父母、兄弟姐妹和同龄人的新期望和反应，而不仅仅是年轻人在照镜子时的反应。青少年对身体的、个人的成熟度体验与家庭和社会给予的社会成熟和自主性之间的同步程度，通常是与临床相关的部分（Rudolph, 2014）。

青春期的状况可能与精神病理学特征有关，如在青春期过渡期间焦虑、抑郁、反社会行为和有问题的物质使用会增加（Rudolph, 2014）。在此期间，青少年对情绪和带有情绪内涵的信息的反应性增强，认知控制更容易被显著的情绪性的信息和激励破坏（Silk et al., 2009）。早熟可能使已经存在的、精神病理易感性的个体差异加大，对临床有价值的是，对青春期早期（11 ~ 13 岁）行为的评估比对年幼儿童或青春期中期类似行为的评估更能预测成年后的功能（Livson and Peskin, 1967）。也许个体差异在变化期间会被放大，比如在青春期过渡时期，因为这些生物转化的阶段也会唤起对社会和精神内部变化的需求，在这种变化时期，更大的个体间差异性可能有更大的预测效用。

许多研究都聚焦在青春期变化的时机上——它们是早发生还是晚发生？时机对男孩和女孩有不同的影响吗？对于男孩和女孩来说，早熟和晚熟似乎各有利弊。尽管人们通常认为早熟对男孩有利，可以获得更高的社会地位和尊重，但也有这样的情况：早熟的男孩可能会觉得自己与同年龄的和同年级的同学不同步，因此更有可能与年龄更大的男孩建立社交关系，而年龄更大的男孩更有可能从事有风险的和打破规则的行为，而早熟的男孩在情感上或认知上还没有做好应对这些行为的准备。早熟的女孩也可能发生有风险的、伪成熟的性行为。她们以及更晚成熟的男孩更有可能经历内化问题和抑郁症状。对于女孩来说，与年龄不符的高激素水平与包括悲伤在内的抑郁特征有关。

性、身份认同和早年经历

与青春期相关的性和攻击性方面的变化需要整合到个人的身份认同中，青少年需要学习如何在人际关系和亲密情境中表达这些驱力。性吸引和对某人的欲望驱使青少年去发展家庭以外的亲密经历和关系，迫使他们面对随之而来的夹杂失落的狂喜感。从在身体上处于稚嫩状态到接受一个全新的身体自我，这种变化使青少年立刻体验到新的感觉和功能性的能力，并能够感受和激发性欲，这对任何青少年来说都是一个挑战，需要在身份认同层面上进行整合。连续的身体变化会交替地、波状地混淆或确认青少年的身份认同感受。与此同时，与家人和同龄人的关系可能会变得性欲化。一方面是对他人的性渴望，另一方面是被渴望，这促使青少年探索新的体验，包括与家庭以外的人进行身体上和情感上的亲密接触。在一个全新的情境中，当他们面临拒绝、退行和融合的威胁时，他们不得不协调与他人亲近的体验。性经历也会挑战青少年对攻击性和冲动性的控制能力；在身体亲密的情境中考虑另一个人的需求、欲望和感受；并发现新的沟通方式来处理青少年伴侣各自的脆弱。手淫继续为自我安慰提供了一个出口，也为学习和练习性行为的表达和控制提供了一种手段。

青春期前的经历会影响年轻人将性需求和攻击需求整合到正在发展的自体感中。对于经历过性虐待或性欲化的青少年，或者对自己的性身份有冲突或困惑的青少年，在青春期不可避免地面对性可能会损伤和威胁到他们自体感的凝聚性和连续性。

对于那些有着极其艰难和痛苦的依恋史的青少年来说，他们早期的亲密体验以恐惧、敌意、挫折、侵入性、拒绝、抛弃和无助为标志，性亲密可能会重新唤起这些深层的焦虑，伴随着对依赖、退行性融合、攻击性、羞耻和被抛弃的恐惧。因此，当他们经历一种新的、迄今为止独一无二的家庭外关系时，对亲密的渴望和他们的第一次性经历可能会在脆弱的青少年中引发深深的焦虑和危机，这会挑战他们脆弱的自体感，并将童年时期可能不那么明显的自体中的弱点凸显出来。

有性虐待史的青少年也可能感到特别脆弱。与虐待相关的创伤经历和感受会侵入他们的第一次性关系，这使他们将这种经历整合到自己的身份认同中变得更加复杂和具有挑战性。此外，具有人格病理的脆弱青少年可能无法充分维护和保护自己，也不太可能预测和避免有潜在危险的人际情境；他们还可能吸毒和酗酒，因此他们更有可能在青春期发生非自愿的、创伤性的性经历，这可能会进一步破坏他们的稳定性。

那些过早被性化（sexualized）的青少年，无论是通过被性化的母婴接触或母幼接触，还是由于与父母之间缺乏边界或父母缺乏对孩子目睹性交过程的控制，他们也都可能特别容易受到伤害，可能需要额外的帮助来理解这些经历及其后果，以便将这些部分更好地整合到他们的身份认同中。

性取向和性别认同的问题会引发焦虑，是青少年深层冲突的主要来源，同时会使他们难以整合自体的各个方面，这些方面可能被认为是外来的和危险的，并可能导致崩溃和严重的自杀企图。虽然青少年时期是友谊和性吸引力之间界限模糊的时期，但面对潜在的双性恋或同性性吸引，对绝大多数青少年来说，这只是一个过渡阶段，不会导致过度的焦虑。然而，有些青少年的吸引力是同性本质的，对于面临这个问题的青少年来说，要把这种觉察整合到他们的身份认同中往往是具有挑战性的。当这是他们的第一次性经历时，情况会更加复杂，潜在地考验着他们人格的凝聚性和灵活性。这也是对他们独立意识的考验，看他们是否能经受父母、家庭、同伴和社会的拒绝或失望，并从中挺过来。对于没有强大的自体感的青少年来说，发现自己的性取向不被家庭或社区接受而引发的焦虑和冲突可能会导致人格危机。

认知变化

考虑青少年时期抽象思维发展的可能贡献也是很有趣的，这当然也受到神经发育和遗传因素的影响。因此，我们可以预测，对于那些在青少年时期持续表现出BPD症状的人——对他们来说BPD不属于特定阶段的表现（Moffitt, 1993a, 1993b），除了高级抽象思维的促成作用，还涉及更多的东西，而且这种危机是不在正常范围里的。在正常状态下，不太可能看到人格障碍［比如真正的分裂（splitting）］的特征。

小结

BPD以及自恋型人格障碍、反社会型人格障碍和回避型人格障碍都可以在青少年时期被诊断出来。不愿意将年轻人诊断为BPD可能会增加出现更严重后果的风险，因为这减少了他们获得心理治疗的机会。处理人格紊乱的心理治疗，对于帮助青少年以一种可以促进人格发展的方式重新应对成长性挑战是必不可少的。可能有多种途径导致BPD，这与等效性的概念一致。此外，由于不同的发展历史，青少年BPD可能有几种"亚型"，而且在青春期之前和期间可能有许多经历会损害身份认同形成的过程。

在TFP-A模型中，身份认同形成层面的困难构成了BPD的核心特征。促进BPD发展的因素来自遗传、气质和经验力量的相互作用。所以，尽管这些途径是（有些）非特异性的，但也许共同因素是它们均会影响亲子互动和依恋关系的性质以及后续其他关系的性质。这转而又影响成长中的儿童的自体感的发展，而自体感与青春期的发展需求一起，塑造了身份认同形成，这便是人格和人格障碍发展的基础。

在下一章中，我们将介绍当代精神动力学对青少年人格障碍的概念化，以及青春期的结构变化和发展挑战，而人格障碍的核心问题——身份认同弥散被认为可能会扰乱它们。

第二章

青少年人格、发展和人格障碍的精神动力学概念化

青春期是一个结构发生重大变化的时期，标志着本能、身体、神经、心理和智力成熟过程的推进。在精神动力学的层面上，它是介于悲伤地告别童年（告别过去旧的自体和客体）和逐渐地、焦虑地渴望跨越许多障碍以进入未知的成年领域之间的一段时期。从童年爱的客体开始，青少年不仅要将他们自己从童年最重要的人那里解放出来，而且要放弃以前的快乐，以比以往任何发展阶段都更快的速度迎接新的挑战。青少年的性心理-生理发展与快速而明显的身体变化，以及被解放的、性的和敌对的冲动相关，因此，青少年建构着一个新的自我形象：他们必须准备好迟早要离开家，并变得独立和自主；要在成人的性、爱和责任方面变得熟练；形成不同类型的新的人际关系、亲密关系和社会关系；发展新的兴趣和升华方式；最后，同样非常重要的是，吸收新的价值观、标准、伦理和理想，以为他们的未来提供方向和帮助他们做出重要的决定，比如他们的职业选择，这将决定他们的工作和未来的经济和社会状况，以及爱情对象的选择。因为这一时期涉及放弃和整合新的以及有时是相反的欲望和理想的过程，不足为奇的是，在较短或较长的一段时间内，这些转变过程将导致青少年的一般功能和行为的显著波动，不仅扰乱了他们与父母的关系和一般的客体关系，而且改变了他们的人格和身份认同。

对于治疗青少年，这些重大变化具有四个重要的含义。

第一，尽管大多数青少年具有适应能力，能没有显著困难地克服这些发展的应激源，并继续正常的发展过程，但也有许多青少年的灵活性较差，或在这一特定的发展阶段遭遇创伤性的经历。因此，治疗师可能会发现，在与这一阶段相关的情绪表现和症状学形成的混乱局面中，很难区分正常与异常。Anna Freud（1958）将青少年的挣扎比作"哀悼过程"，在这一过程中，个体表现出突然的情绪波动，或经历有时是强烈的和不寻常的情感危机，它们可能涉及严重的内疚冲突，以及令人痛苦的羞耻感和自我意识，可达到疑病性地关注身体或偏执性恐惧的程度。上一周青少年可能处于令人沮丧的悲伤和绝望的状态。下一周，他可能会经历一段高度专注和内省的时期，在一项新的活动或学习中分享他的热情和炽

热兴趣。但继这些行为之后，可能又会有隐秘的、危险的行为或压倒一切的怀疑，并且持续一段时间。

此外，正如 Winnicott（Winnicott, 1962/1965; Winnicott et al., 1984）指出的，青春期改变了精神疾病的形态。的确，一些功能正常的青少年可能会表现出反社会倾向，或喜欢与有问题的人混在一起，或向处于群体边缘最抑郁的人提供帮助以使他们自己潜在的症状成为现实。另一种并不少见的情况是患有边缘型人格障碍（BPD）的青少年承担了远远超出他们这个年龄被预期应该承担的责任（正如在一个酗酒家庭中照顾兄弟姐妹的青少年那样）。总的来说，构成第一个群体的男孩和女孩将度过没有自杀、暴力、盗窃或卖淫的青春期。在第二个群体中，负责照顾兄弟姐妹的青春期女孩可能表现出脆弱的复原力，复原力会保护她不发展出病态，而青春期男孩短暂住院带来的"潜在健康"可能并不代表健康本身，可能需要适当的长期治疗。因此，在青少年移情焦点治疗（TFP-A）中考虑到了区分正常和异常发展的指导准则。

第二，如上所述，青春期也是一个强烈的本能的-自恋性努力（instinctual-narcissistic striving）的阶段，反对向外寻求帮助和治疗支持。这一阶段与"理想自我"（ideal ego）向"自我理想"（ego ideal）转化的时期相吻合，"理想自我"被视为失去的婴儿期自恋及其全能感的引人怀念的遗留物，"自我理想"则被视为一种动力性的、现实的构成，它保持着对进步的雄心，也接受不完美、有限的权力和能力。在我们看来，这解释了不同形式的对治疗的阻抗，特别是青春期前的和年龄小的青少年，他们在这两种状态之间摇摆，伴随的要么是自负、吹牛、傲慢和缄默，要么是自我贬低、自卑、羞耻或内疚。因此，TFP-A 中的技术修改（在本手册的后面部分介绍）就是考虑到青少年对治疗师和治疗的这种高度敏感的、自恋的态度。

第三，一些青少年进入青春期时已经因为一种确立的人格障碍而变得虚弱、脆弱或被明确地困扰着。存在人格障碍被认为会破坏或阻碍通常可预期的青春期发展路径，更具体地说，是破坏或阻碍人格组织和身份认同的整合。我们的经验使我们注意到，尽管人格障碍对青少年发展的影响很大，但事实是，并非所有的发展结构都受到影响，也不是受到相同程度的影响，有些结构保持着准正常的发展，有时是萌芽期的发展，或被显著位置的更原始的和发展不良的结构遮蔽着。我们相信，在成熟过程和病理过程之间存在着相互作用。我们也相信，要有效地治疗青春期的人格障碍，治疗师必须在头脑中有一个理解人格障碍病理的模型和相关的治疗目标，还有一个正常发展的模型及其相应的结构变化和挑战，这些变化和挑战是青少年不可避免地会面对的，无论成功与否。这将使治疗师对青少年的行为和关系中典型的和非典型的东西变得敏感，并"预测"和"聚焦于"即将到来的成熟趋势、人格组织中的结构变化，以及未来的发展挑战。TFP-A是一种基于发展视角的人格障碍的精神动力学治疗方法。

第四，也是最后要说的，如前一章所述，反思性的和执行性的控制过程位于大脑的前额叶区，其成熟和建立的速度比边缘区的单侧反射性过程要慢。这种成熟度上的差异具有精神动力学的含义，在某种意义上，如常发展的青少年无法在青春期中期之前完全获得心智化能力，而对于患有人格障碍的青少年来说，人格障碍甚至会使他们更加衰弱和丧失能力，因为他们会自动地对负面的社交线索、不值得信任的预期，以及强烈的负性情感过度敏感。对他们中的一些人来说，TFP-A的诠释过程可能会给他们足够的视角来调节他们的情感和冲动，但对另一些更受困扰和折磨的人来说，可能需要一些心理教育技术来帮助他们去注意、去获得这些视角，并心智化自体体验以及对他人的体验。隐喻的使用也可以促进心智化能力，因为恰当的意象或隐喻可以以一种促进共情性的同调（attunement）的方式镜映或唤起患者的感受。如果感受可以被具体化，那么它们造成痛苦或压倒性的力量就会被减轻。实际上，Kernberg（2015）曾提到，有意义的学习发生在"低情感状态"激活的条件下，而不是"峰值情感状态"激活的条件下（也就是说，在这种时候，对被感知环境的直接感知觉和认知细化允许认知学习相对不受反映在情感激活中的本能需求表达的影响）。隐喻具体化了以及绕过了峰值情感痕迹的激活。

我们还必须记住，反思功能和形式运算推理（Piaget, 1972）都与抽象推理能力或不同于当前现实的想象现实相关，但它们是两种不同的概念构成，位于大脑的两个不同区域，即使它们可能相互作用，但在负性情感和感知到的恶意意图达到峰值的情况下，前者的成功运作对于后者充分发挥作用是必要的。这就是为什么在分析一个高度情感化的情境时，即使是聪明的青少年也可能看起来极其具象和愚蠢。或者，一些青少年要么觉得他们有的是时间，要么觉得没有足够的时间去做他们需要做的事情。当他们看到同龄人正在朝着成年的方向发展时，他们可能会备受煎熬、原地不动，因为他们可能会体验到一种关于时间或工作的弥散感，这是由于他们没有自我反思的能力——而不一定是因为他们缺乏将自己投入未来或分析机会的能力。

现在，我们将介绍在青春期经历重大重组的人格的组成部分，并描述在正常成熟过程中，预期将在青春期发生的结构变化和挑战。这将构成一个发展模型的基础，它被治疗师用作模板来比较、预测和预见青少年表现出来的行为和功能水平，它还被用于测量结构变化。然后，我们将呈现一个当代精神动力学的客体关系理论来解释人格障碍，并介绍身份认同弥散的概念，这被假定是人格障碍表现的核心特征。这将构成一个病理模型的基础，治疗师将使用该模型来确定他/她的干预的焦点。

青春期的结构变化和发展挑战

对绝大多数青少年来说，青春期是相对平静的。他们遵循一个正常的发展过程，在这个过程中，身份认同得到巩固和加强。但当人格组织的某些或所有关键维度脱离正常轨道时，就会出现异常发展。这些维度包括对自体和他人的感知、客体表征的质量、防御（从原始的到成熟的）、现实检验、道德功能、攻击性、性、自恋和分离（表2-1）。我们的研究结果表明，利用这些领域可以区分三个群体——第一个是在这些领域中没有或几乎没有问题的正常发展群体；第二个是在自体表征和他人表征方面存在困难的群体，我们认为他们表现出了身份认同危机；第三个群体在多个提示人格障碍的领域存在困难（Biberdzic et al., 2018）。

表2-1　人格组织量表-青少年版（IPO-A）中的人格组织的特征

对自体或他人的感知（身份认同）：困惑 ⟺ 弥散
客体关系的质量：良好、稳定 ⟺ 差、不稳定
防御的成熟度：成熟 ⟺ 原始
现实检验：保存 ⟺ 可疑（精神病样的）
道德功能：叛逆的、个性化的 ⟺ 僵化的、迫害性的、自以为是的
攻击性：为自主性服务 ⟺ 为破坏或退行服务
性：为体现自我、亲密和爱服务 ⟺ 抑制、滥交
*自尊：健康的自恋 ⟺ 脆弱型自恋或夸大型自恋
*分离：自主性、个性化 ⟺ 启动失败，飞向成年

注：标"*"的为包含在新版IPO-A（正在修订）中的项目。

在评估过程中，在实施治疗干预以及在确定心理治疗进展的状态（包括做出结束治疗的决定）时，与青少年一起工作的治疗师不断面临一个问题，即区分正常青春期的演变和该年龄段的精神病理学表现。对青春期发生的结构变化和发展挑战的理解构成了一个模板，用来比较、预测和预见可预期的行为和功能水平，并区分正常的和异常的发展。

当代客体关系理论

人格障碍的TFP-A模型考量了青少年的可观察行为和主观困扰，以反映潜在心理结构的病理特征。心理结构是一种稳定而持久的心理功能模式，它组织着个体的行为、感知和主观体验。患有严重人格障碍的青少年的心理组织的一个基本特征是缺乏一个整合的对自体和重要他人的概念化，这被称为身份认同弥散综合征。个体的人格组织水平被视为反映了这些人格结构的整合程度。

客体关系理论强调，Sigmund Freud所描述的驱力——力比多和攻击性——总是在涉及驱力的一个特定对象或"他人"的情况下被体验到。内在客体关系是表征个人内部世界的模块的一些构念（constructs），是作为动机和行为组织者的心理结构。这些心理结构的基本模块是由自体表征、与驱力相关的情感或表征驱力的情感，以及他人（驱力的对象）表征组成的一些单元。这些由自体、他人和链接它们的情感所组成的单元被称为客体关系二元体（图2-1）。非常重要的是，需要注意：二元体中的"自体"和"客体"并不是精确的、现实的对自我实体或他人实体的内在表征，而是对在原初依恋关系早期发展过程中的特定时刻所体验到的自体和他人的表征，因为受到内在精神发展过程中的愿望、恐惧或焦虑的影响，这些表征会被防御性地扭曲。

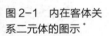

图2-1 内在客体关系二元体的图示*

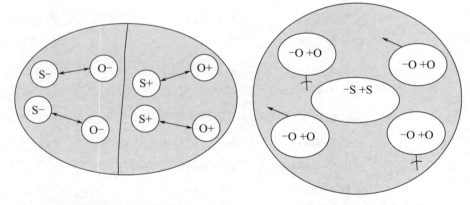

弥散的身份认同（分裂的）　　　　　　　正常的身份认同（整合的）

具有正常人格组织的成年人已经发展出一种整合的关于自体和重要他人的概念，这种概念体现在身份认同的概念中。这一概念既包括一个连贯的内在自体感知，也包括一个反映自体连贯性（coherence）的行为模式。这种自体的连贯性是自尊、享受，以及从与他人的关系和从对工作、学习或其他职责的投入中获得快乐的能力的基础。一个连贯的和整合的自体感知有助于实现一个人的能力、欲望和长期目标。同样地，一个连贯的和整合的对他人的概念有助于现实地评价他人、使用共情和社交技巧。一个整合的对自体和重要他人的感知允许个体在爱的

*图中"S"指自体，"O"指客体，"+"指正性的，"-"指负性的。——译者注。

关系中发展亲密性和稳定性，以及在这种关系中实现温柔与情色（eroticism）的和谐整合。

当代客体关系理论的一个基本假设是，从生命之初起，在峰值情感互动和低情感互动的条件下，所有的与重要他人关系的内化都具有不同的特征。在峰值情感激活的条件下——无论是极其积极、愉快的模式，还是极其消极、痛苦的模式——受制于婴儿和照顾者之间互动的二元本质，特定的内化发生，产生了具有强大动机含义的、特定的积极和消极情感记忆结构。这些早期的积极和消极情感记忆是被分隔在头脑中的，建立两个分裂的部分，彼此分隔，以一种方式维持着一个反映理想的自体-他人关系的领域，该领域与对负面的、攻击性的、惩罚性的情感状态的可怕体验是分开的，且免受其影响。这些消极的情感状态往往被投射出来，并被视为源自自体之外，由此产生了对"坏的"外部客体的恐惧，而完全积极的情感状态则演变为与"理想的"客体关联在一起的瞬间记忆，以及与其永久团聚的愿望，并希望实现这个状态。在早期发展的过程中，这在所有个体内部导致了两个主要的、相互分裂的早期心理体验领域的出现。理想化的领域反映了一种完全正性的自体表征和他人表征，而负性的领域反映了迫害性的或偏执性的他人表征和一个受到威胁的自体表征。这种早期的分裂保护着想要得到的、被理想化的自体表征和他人表征不受坏的表征的"污染"和潜在破坏，直到个体在正常的发展过程中进化出更高程度的痛苦忍受性，并且对痛苦条件下的外部现实有了更现实的评估。

最终，在低情感激活的情况下，更复杂的认知发展和对于自体和他人互动中现实方面的学习，促进了在幼儿内部将这两个由峰值情感决定的部分整合为更现实、更复杂、更丰富和更微妙的自体表征和他人表征。大多数个体都是在积极的理想化体验占主导的情况下进行心理上的发展的，这使他们能够忍受对负性负荷的内在自体和他人表征的觉察，从而有能力（将之）整合为更广泛的自体感。这种整合在很大程度上中和了它们的影响，并导致偏执恐惧和焦虑的显著减少，这些恐惧和焦虑源于这些内在的自体形象和他人形象的投射。简单来说，在好的方面占主导地位的健康发展条件下，偏执的元素会发生整合和中和，孩子开始认识到他/她既有"好"的一面，也有"坏"的一面，母亲和重要他人也是如此，这导致了一种整合的对自体和他人的看法。这个进步是分离-个性化过程的特征，被克莱因学派的作者（Klein, 1940; Segal, 1964）称为从偏执-分裂位相（paranoid-schizoid position）向抑郁位相（depressive position）的转变，被自我心理学派的作者称为向客体恒常性（object constancy）的转变，这个进步在理论上被认为是发生在生命前3年的一个逐渐整合的过程（Mahler, 1972a, 1972b）。

移情焦点治疗——
青少年严重人格障碍的治疗

分离－个性化过程

开始于生命最初几年的分离-个性化过程造就了客体恒常性，导致了"那是我"这种感觉的建立。青春期可以被视为需要第二次个性化的阶段（Blos, 1962），并要确定"我是怎样的/我可以是怎样的"。受助于这一时期生理和神经系统的成熟、发展，青少年开始"离巢"，理想的支持来自父母认可和接受孩子的变化，以及接受社会对这些变化的意义的期望和向更强自主性的必要过渡。与父母和家庭的逐渐分离、对同伴关系和浪漫之事的更深投入、对工作和事业以及独立功能运作的思考，促进并且有助于完成青春期的两项主要任务：①发展个人身份认同；②有能力去形成亲密关系。

当青少年开始修订对父母、朋友、老师和重要他人的依恋和认同，包括对社会阶层、种族、宗教团体、性别的认同，同时也将身体形象、性和新的责任方面的改变整合在一起时，一种被他人认为有意义的核心自体感就会形成。因此，青少年也必须放弃以前的快乐和追求，当他们准备在青春期离开家时，随着他们朝成年前进，他们必须学会设法寻求日益成熟的性、爱和责任；寻求一种全新的、不同类型的个人和社会关系；寻求新的兴趣和升华；寻求新的价值观、标准和目标。这一过程需要一个再定位，这导致结构和能量的转变、情感投资的重新分配和精神重组，而这些实质性的转变导致了青少年经常表现出的心境变化和情绪动荡。这些发展上的成就使青少年能够发展和维持一种亲密的关系，这种关系能平衡自我满足与满足他人需求的欲望和能力。在性的层面上，亲密关系的特点是能够结合温柔、性和浪漫，以及攻击性和竞争。这些发展成就需要青少年成功地离开父母，同时与他们发展一种更成熟、更可持续的关系。这样做有助于青少年能够与他人保持依恋，而不害怕被拒绝。

患有边缘型人格障碍的青少年，显示出好的与坏的客体世界分裂所产生的影响，他们努力维持与另一个人的强烈依恋，但对被拒绝或被吞没的恐惧常常会危害关系，阻止真正的亲密、信任和相互支持，反而导致他们威胁要结束关系和在关系中快速或频繁转变。

案例 1

Jack是一个17岁的高三学生，非常聪明，在他的学业生涯中挣扎着去完成与他的能力相称的学业。每当他面临发展要求（例如，完成学业、发展友谊、参加夏令营、申请大学）时，他就会责怪父母束缚了他以及"毁了"他的生活，他经常会指出他所认为的母亲的不足并责怪母亲阻碍了他的成功。实际上，他会把责备和失败投射到父母身上，制造青春期式的发脾气，但不允许自己自由地完成这

些发展要求以及真正的分离。与此同时，这种防御性的风格导致他无法考虑到亲密性和体验快乐，他将其描述为"空虚"，就像边缘型人格障碍患者经常报告的那样。在"希望摆脱控制性的父母"这个伪装下，他施加了一种强有力的全能控制，阻止了真正的分离、个性化和自主地实现与年龄相符的目标，阻止了与他人的亲近，从而阻碍了正常依赖需求的满足，阻止了向他人寻求或接受帮助，无论是向家人、老师还是同龄人。他辩称他想一个人待着，但有效地操控了他焦虑的父母的警惕性和反控制。因此，父母成了焦虑的一方，被激怒，并威胁要抛弃他，而这个年轻人则大声疾呼要独立，但阻止了独立的发生。这种立场维持了一个自恋的自体，这个自体渴望变得强劲却避免直面生活的要求，因为"如果你不能成为第一，为什么还要费心呢？（以及如果你的父母阻止你成为第一，你就无法成为第一。）"

TFP-A的一个目标是促进发展中较早期的和更近期的情感系统或动机系统的整合，这些系统涉及攻击性、性、依赖、自主和道德，这个目标通常通过检视反映在移情外和移情内容中的客体关系来实现。例如，就像上面的临床例子所显示的，具有未整合的身份认同的青少年可能会拒绝治疗师的所有评论，这使青少年成为那个强大的、正确的人，而治疗师则是那个糟糕的、能力不足的人。这使年轻的患者贬低及拒绝治疗师可能提供给他的东西；利用他确实参加了的治疗小节来"发泄情绪"；以及防止出现某种程度的亲密和温暖的表达，或者即使有，也不能表现出来。这种二元关系的反转让青少年暂时感到强大和安全，但这种全能控制防御的使用是分裂的一种表现，也阻止了青少年在与治疗师的关系中前进，阻止了他们整合地将治疗师看作一个可能犯错误但也可能做得正确的人，以及看作一个能给青少年提供滋养并接受青少年自体中不好的一面的人。这样的青少年，虽然声称独立，却感到被剥夺和空虚，并嫉妒其他人可以要求、接受和体验帮助和快乐。在这个客体关系模型中，我们可以看到身份整合的程度如何促进准确的自我反思、对人际和性的亲密感到舒适、减少学业/工作表现上的损害、促进积极的自尊，以及为什么TFP-A提供了一个基于这些元素整合的治疗模型，其目的是促进更积极和更成熟的自体感和对他人的感知。治疗师在这一过程中的工作成就得益于对身份认同形成的理解。

身份认同

身份认同这一概念的效用得到了广泛认可，并为理解多种多样的人类功能运作提供了一个中心思路（Schwartz et al., 2011）。Kernberg对自我身份认同的概念化的关注点在于"身份认同的内在结构基础"（inner structural foundation of

移情焦点治疗——
青少年严重人格障碍的治疗

identity），而这个特征是"他人对身份认同的许多方面进行概念化的先决条件"（Jørgensen, 2010, p.346）。例如，通过检验人格障碍诊断标准中各条目之间的关系，可以为这种全面的观点提供经验支持，该标准确定了一个主要由BPD条目组成的一般因子，而身份认同紊乱是这个一般因子的核心特征（sharp et al., 2015）。身份认同的中心地位也与DSM-5（American Psychiatric Association, 2013）第三部分中提出的新兴（emerging）模型一致，其中包括身份认同和自我导向在内的自体紊乱和包括共情和亲密在内的人际功能紊乱被认为是所有人格病理的根本特征。强调身份认同是人格障碍基本的、底层的基质，这与对青少年的评估和治疗高度一致，对他们来说，身份认同形成可能是核心的发展任务（Erikson, 1950）。

Akhtar和Samuel（1996）曾将身份认同的组成部分描述为包括：一个现实的身体意象；对核心性别身份（男性或女性）的意识；性别角色（女性化或男性化）；性取向（异性恋或同性恋）；不同情境下的主观自体一致性；在不同的社会环境中出现的各种自体表征之间的平滑过渡；时间的连续性；真正有能力认识到自己和他人身上积极和消极的特质，从而传达出一种真实感；由文化价值观、语言和非语言表达方式以及人际行为模式构成的族群认同；最后是良心，反映了对奖赏和惩罚做出反应的能力、体验懊悔和内疚的能力，以及朝着理想努力的能力。

一个整合的身份认同还包括对重要他人的一种现实的看法，这种看法能够容忍他们性格中积极特征和消极特征的复杂整合，并且即使在与他们之间有引发负性情感互动的短暂冲突或情绪的情况下仍保持这种看法。例如，前面描述的那个年轻男性案例（见本章案例1），随着时间的推移，他能够陈述他的父母是很好的、关心人的，在很多方面他和他们很像，但在另一些情绪达到顶峰的时刻，他会变得愤怒和控制，并说他们"在他生活中"的介入让他感觉是"有毒的"。这种分裂的表征在他看来支持了自主性，但它实际上阻碍了亲密性，并且是由于他的僵化所导致的。我们认为，学龄儿童已经很好地整合了这些组成部分。事实上，身份认同形成是一个终生的过程，如前所述，它根植于儿童与环境的最早期互动。儿童的认同和内摄是青春期身份认同形成过程的前体，在童年时期对此的熟练掌握为青少年在掌握他们所面临的发展要求方面取得更大成功铺平了道路，这些要求包括适应明显更强、更多样化的本能冲动，与童年时期的自体和客体告别——通常是悲伤的告别（Jacobson, 1964）。

青春期身份认同的发展方面

Erikson（1968）提出，当青少年开始有选择地保留和放弃（那些不再被视为有用的）童年时代的认同时，身份认同形成就发生了。到了青春期后期，青少年在描述自己的目标时，并不提及目标的来源，无论是父母、其他榜样，还是认同的对象（Harter, 2012）。就好像这些年龄较大的青少年在"这些越来越被内化并较少与其社会起源关联的自我指南……"中做了选择后就"拥有了这些不同的选择"（Harter, 2008, p.246）。家庭、同伴和社区对开始形成的新自体做出反应。Erikson（1968, p.160）这样描述这一过程中的交互性："社区感到被在意寻求认可的个体认可……并且感到被那个似乎并不在意寻求认可的个体深深地——而且是报复性地——拒绝。"因此，青少年和父母之间的利害关系很大，因为双方都需要在对方眼里感到有意义。对于青少年来说，至关重要的是，他们没有感到被迫过早地做出承诺以满足父母或其他成年人，以免他们体验到羞耻感或感到同龄人眼中的对他们的羞辱。对Erikson（1968, p.96）来说，这一过程中的"危机"概念意味着一个"转折点，一个易感性增加和潜力增强的关键时期"，而一个青少年被认为有身份认同危机通常意味着他/她生活中那些重要的人并没有确认这种身份认同的变化是有意义的，或者有关于青少年是谁以及他/她要去向哪里的这些问题是有意义的。当父母觉得孩子正在经历的过程使他们对自己作为父母的看法变得无效时，这种情况经常会发生。因此，父母和青少年的身份认同都被感觉处于险境。但是，有了一段支持性的暂停期，青少年可以尝试和试验不同的角色，而不用担心被要求过早地承诺，父母也可以最小化他们对被抛弃或拒绝的担心。

案例2

Joe今年20岁，他在中学时因为学习问题导致的焦虑、拖延或完全拒绝学习而开始接受心理治疗。到高中二年级时，他停止了心理治疗，当时他的功能还不错，但在大学三年级退学后，他又恢复了心理治疗。虽然他在一所要求很高的大学的第一年取得了非常令人满意的成绩，但他又开始拖延，感觉落后太多以至于无法赶上，继而他离开了大学，住回到家里。虽然Joe已不再处于青春期，但他的困扰却提示，如果被期望完成的身份认同元素的整合没有发生，则之后会发生什么。一回到家，他不愿意去找工作，也不愿意继续上大学。他是一个很好的家庭成员，经常打扫房子，为大家购物和做饭。在心理治疗中，他意识到自己不知道自己想做什么，当被要求对某个专业投入的时候，他停止了在大学的学习。他的父母都是善良的、关心人的，他们都很成功，工作勤奋。他对工作、"处理事情"的逃避，使父母为他感到焦虑，这常常表现在他们对他的全能控制和频繁撒谎做出的反应中。他的父亲经常询问Joe有关他的计划的问题，因为那是他父亲对待生活和处理焦虑的方式，但Joe对这个问题和它所代表的倾向完全感到困惑。他们之间激烈的争论是为了各自保持对自体和世界的看法。

身份认同弥散 vs 身份认同危机

正常的青春期有时可能很难与更病理性的元素区分开来。边缘型人格障碍的症状似乎在14～17岁达到高峰，然后开始减少（Bornovalova et al., 2009）。这种模式也许可归因于大脑结构的发育、变化，边缘型人格障碍症状的减少与不断发展的控制机制（control mechanisms）上线有关（Powers and Casey, 2015）。考虑到青少年时期抽象思维发展的可能贡献也是一个有趣的视角，而这当然也受神经发育和遗传贡献的影响。

当个体被要求描述自己时，他们通常会提供在特定情况下表现出的几种属性和特征（例如，他们会描述与亲密朋友在一起时自己是怎样的，以及在一个更大的同龄人群体中时，他们看见自己是怎样的）。Harter（2008）在回顾新皮亚杰学派的研究时指出，青少年在青春期早期倾向于提供个别的、孤立的描述词（例如，"我很友好"）。然而，青春期中期抽象思维的发展可能会促进描述词之间的同时比较，这些比较经常会将相反的属性链接起来，导致不稳定的自体表征和困惑，并使"我到底是谁？"这样的问题充满张力〔例如，"我是有趣和友好的（就像我和我最亲密的朋友在一起时那样），还是安静、沉默寡言的（就像我在一大群人中时那样）？""为什么我的情绪会从和朋友在一起时的快乐变成回家和父母在一起时的焦虑和惹人厌？"〕。这个年龄段的女孩对这些矛盾比男孩更敏感。Harter（2008）假设，这些青春期中期的青少年想要创造一个连贯（coherent）、统一的自体表征，但可能无法产生更抽象、更高层次的概念来实现这一点。只有在青春期后期，他们才有必要的认知能力来产生将这些个别的、相互矛盾的描述整合在一起的表征。高层次的概念（例如，"我是灵活的、适应的、情绪化的"）提供了一种方法，可以跨时间和情境地创建一个更整合的、连贯的自我形象。因此，如第一章所述的，我们可能会预期，对于那些持续表现出边缘型人格障碍症状的人，这对他们来说并非特定阶段的现象（Moffitt, 1993a），涉及的不仅仅是高级抽象思维的作用，而且这不是一种常规的危机。在常规危机中，人们不太可能看到诸如真正的分裂这样的人格障碍特征。

Marcia（Kroger and Marcia, 2011; Krogeret al., 2010）在 Erikson-Marcia 的传承理论中提出，探索过程（在他早期的著作中被称为"危机"）和投入（commitment）

过程的交叉可以描述身份认同形成的过程。探索包括尝试不同的角色和计划，以便在有意义的选项中做出选择。投入反映了对一项行动或信念的投入程度。他开发了身份认同状态访谈（Identity Status Interview）（Marcia and Archer, 1993），在检测职业和意识形态（如宗教、政治）选择领域时，询问个人是如何达成他们的投入的。"高度投入"状态的人包括那些具有"身份认同达成"状态的人，他们在参与"探索"后做到了投入，还包括那些"预先处理"（Foreclosure）状态的人，他们经历了最少的评估，基本上从他人那里获得了他们的投入，或让他人将投入"授予"他们。"预先处理"状态的个体有脆弱的倾向，在维护自己的地位时防御性很强，可能包括自恋型人格障碍的个体。"低投入"状态的人包括"中止"（Moratorium）状态的个体，他们正在进行探索，可能正在挣扎想达到投入，但正在向前迈进，另外还包括其他更倾向于反刍（ruminate）和冻住（freeze）的人。身份认同弥散状态的人包括那些不投入、很少探索的人，这些人可能很容易动摇，表现出最低程度的安全依恋，也可能具有回避型依恋的特征，而且父母对他们的接受程度低。Marcia和其同事的研究表明，身份认同达成的个体具有最高程度的安全依恋。还有一个促进对投入进行回顾的再考虑过程。如果投入被削弱，焦虑就会增加，因为有些人可能会感到角色混乱，担心没有为某件事付出足够努力，或者重新出现对过早投入的恐惧。

这些分类对临床医生的有用之处可能是：询问关于投入和探索的联合过程有助于诊断、理解和治疗青少年。在西方社会，正常的青少年发展可以被视为探索和出现常规危机的时期。就像父母的反应对于镜映童年自体和客体形成的早期阶段很重要一样，父母在将他们自己与青少年的需求和焦虑区分开来时展现的共情能力也很重要。让我们再来看看之前介绍过的20岁的Joe的例子：

案例2（续）
- - - - - - - - - - - - - - - - - -

除了焦虑对Joe的生活产生的普遍影响外，他对投入自己没有把握的专业也感到恐惧，这种他"好像掉进去了"的感觉导致他放弃了学业。虽然他第二年的大部分课程都不及格，但他不能告诉在学术和事业上都很成功的父母，他们是他在乎的人，他不想让他们失望。投入的问题涉及他生活的其他方面，如情感亲密和性的亲密。一旦他认识到并理解了他对投入（无论是过早的还是不真实的投入）的焦虑，他在家里的生活对他和他的父母来说都变得更加愉快了，然后他找到了一种方法向父母解释自己，这样他们就能理解并更接受他当时所走的方向。他们仍然对他的未来感到适当程度的或可以理解的焦虑，但他们意识到他在努

移情焦点治疗——
青少年严重人格障碍的治疗

力，尽管他看起来"被卡住了"。他"被卡住"的另一个原因是，他的防御结构阻止他体验除了愤怒以外的大多数感受。

小结

当还没有达到正常身份认同整合的发展阶段时（那时缺乏整合的自体和他人概念），更早期的发展阶段持续着，在这个更早期阶段，体验的理想化部分和迫害性部分之间是解离（dissociation）或分裂（splitting）。在这种情况下，多重的、非整合的自体表征分裂为一个理想化的和一个迫害性的部分，而多重的重要他人表征沿着相似的路线分裂，共同构成了身份认同弥散综合征。身份认同弥散的一个核心后果是，在峰值情感状态的影响下，无法从整合的自体感的角度来评估这种情感状态。这种特殊的精神状态可以在意识中被充分体验到，但无法被放在一个人全部的自体体验背景中，这意味着严重丧失了正常的自我反思能力，也就是心智化能力，在这种情况下，不可能形成平衡的和整合的自体表征和他人表征。简而言之，一个心理结构分裂的人的主观体验是，他/她在某个既定时刻感觉到的这个人与他/她在另一个时刻感觉到的这个人完全没有关联。在解释分裂和其他原始防御运作时，TFP-A通过创造一组条件来促进心智化，从而推动这些可意识到的但矛盾的、不连贯的自体表征和他人表征的整合。一个整合的自体表征的发展促进了对所考虑的特定峰值精神状态进行自我反思的功能。因此，从一种以消极情感和冲动占主导的气质倾向开始，再加上需要个体努力的控制方面的缺陷、紊乱型依恋的发展、暴露于躯体的或性的创伤、被抛弃或长期家庭混乱，使个体倾向于病理性地固着于正常身份认同整合前的早期发展阶段。然后，在相应的消极和积极峰值情感状态的主导下，理想化的和迫害性的内化体验之间的普遍分裂持续存在。

在临床上，身份认同弥散是边缘性人格组织的决定性特征。与分裂机制密切相关的原始防御运作，如投射性认同（projective identification）、否认、原始理想化、贬低、全能和全能控制，强化了理想化体验部分与偏执性体验部分的原始解离或分裂的主导地位。所有这些防御机制都在扭曲人际互动中发挥了作用，并造成了人际关系的长期紊乱，从而加重了自我反思和广义上的"心智化"的缺乏，降低了深入评估他人行为和动机的能力，尤其是在强烈的情感激活作用下。

同样这也干扰了一个人将其过去和现在全面整合为一种能力以预测自己未来的行为，还降低了个体稳定投入职业目标、个人兴趣、工作和社会功能以及亲密关系的能力。

移情焦点治疗——
青少年严重人格障碍的治疗

第二部分
治疗方法

第三章
主要目标与策略

青少年移情焦点治疗（TFP-A）的主要目标是身份认同整合（identity integration）——整合在移情中出现的相互分裂的理想化的和迫害性的内化客体关系，以实现一种连贯的、现实的和稳定的对自体和他人的体验，以及面对发展的过程。实现这一目标可以改变失能的人格结构，进而改变人格发展的进程，足以有意义地改善其在学习和工作、专业选择和亲密关系领域的功能运作。

为了在临床中实现这一目标，我们概述了一系列连续的步骤，即TFP-A的策略，其中的目标是通过一个过程来整合部分自体表征（part-self representation）和部分客体表征（part-object representation），通过这个过程，治疗师可以识别并标记底层表征，然后将其描述为体验、关联或扰乱发展挑战的特征模式。治疗策略与治疗的长期目标有关，并面向青少年分裂的内化的自体表征和他人表征的整合。它们基本上是治疗指南，指导治疗师即使当治疗小节或青少年的外部生活混乱时，也要聚焦在对青少年内心世界进行工作这项主要任务上。

TFP-A的主要策略在于促进分裂的内化客体关系在治疗中的（重新）激活，这些内化的客体关系具有鲜明对立的、迫害性的和理想化的本质，可在移情中被观察到并被诠释。和在成人治疗中一样，青少年在治疗中也被指示进行自由联想。治疗师将自己的角色限制在仔细观察移情中退行的、分裂的关系的激活上，来帮助青少年识别它们，并根据青少年在反思自己的行为和他们所参与的互动时所面临的巨大困难来诠释他们的隔离政策（segregation）。

对这些分裂的客体关系的诠释基于以下假设，即每一种客体关系都反映了一个二元体，它包含了自体表征、客体表征和链接两者的主导情感，这些二元关系的激活决定了青少年对治疗师的感知，并可能在移情中产生快速的角色反转：青少年可能会认同一个原始的自体表征，同时将一个对应的客体表征投射到治疗师身上，但10分钟后，青少年可能认同这个客体表征，同时将自体表征投射到治疗师身上。让青少年的观察性自我（observing ego）参与到这一现象中，为诠释冲突铺平了道路，这些冲突使这些二元体以及相应的对自体和他人的看法保持着分离和夸大。例如，青少年可能会把自己表现为受害者，被家人、朋友或治疗师

（即加害者）利用、虐待、忽视、贬低或使自己感到无足轻重（即自己受害），然而，一段时间后，青少年可能会批评、忽视或贬低治疗师（也就是说，现在青少年变成了加害者，而治疗师是受害者）。在这些表征被整合成更微妙的、已调整的表征之前，青少年将继续以夸张的、扭曲的和快速变化的方式感知自己和他人。每个二元体中角色的振荡或交替必须区别于对立的二元体之间的根本分裂，对立的二元体具有相反的（理想化的和迫害性的）情感负荷❶。

诠释的最后一步在于将解离的正性和负性移情链接起来，从而使相互分裂的理想化的和迫害性的体验片段整合起来，带来相应的身份认同弥散的解决。对这些分裂关系的诠释通常发生在一个典型的三个步骤的序列中：

1. 描述看起来在那个时候被激活的整个关系，用一种青少年可以理解的方式，使用隐喻性的表述来尽可能完整地呈现该情境，并澄清谁在互动中扮演了什么角色。治疗师的评论是基于他/她的观察和对反移情❷的利用，以及基于所寻求的对青少年在每一时刻的关系体验的澄清❸。

2. 对患者和治疗师之间相应角色互换的观察是一个极其重要的步骤，可以让青少年在整个过程中了解他/她对客体表征和自体表征的潜意识认同，从而逐渐认识到这两个角色的互补性。在对一个既定二元体的两个振荡极点进行澄清和面质❹中，这一步被执行。然而，由于被激活的理想化的和迫害性的关系在不同的二元体中仍然保持着典型的分裂，患者变得更能识别它们各方的极端二元性，它们同时仍然保持分裂或解离的性质，将"全好的"和"全坏的"关系分隔开。理解让这些二元体保持分隔状态的动机是诠释工作的主要目标之一，也是下一步的重点。

3. 将相互解离的正性和负性移情进行诠释性的链接，而移情反映了理想化的和迫害性的关系，因此会带来相互分裂的理想化的和迫害性的体验片段的整合、身份认同弥散的相应解决，以及强烈情感倾向的调节，如原始的欣快感或轻躁狂情感与它们相应的可怕的、迫害性的和攻击性的对立面进行整合。第三步带来了患者自我身份认同的重要整合，是一种整合的自体观——比过分简单化的、极端分裂的自体表征更复杂、丰富和微妙，以及与此相对应的对重要他人的整合观取代了它们先前的分裂特性。适当程度的抑郁情绪体验反映了个体承认自己攻击性的能力，这种攻击性之前可能被投射或被体验为烦躁不安的情绪，随着出现担忧、内疚，以及想要修复良好关系（这种关系在幻想或现实中被个体之前否认和投射出去的攻击情

❶ 大多数学习移情焦点治疗（TFP）的学生都会有一段时间很难理解一个二元体内的角色反转和对立二元体之间分裂的区别——他们认为"受害者是好的客体，而攻击者是坏的客体"。我们得提醒他们，成为受害者并不一定是好的。

❷ 反移情是指由患者的移情引起的治疗师"被激发和被预期的反应"。它被用来评估患者的退行程度，并用来识别患者分裂和投射到治疗师身上的那部分体验。未被觉察的反移情可能对治疗师的身份认同、平衡和中立造成挑战。

❸ 澄清通常涉及治疗师要求患者提供更多细节来填补空白，直到出现完整的画面，然后进行详细阐述，澄清链接，重新排序，并重新陈述材料，以充分理解和明白患者的体验。

❹ 面质被用于使人意识到情感、表征和冲突之间的矛盾。

绪破坏了）的愿望，适当的抑郁情绪体验成为主导。相互分裂的理想化的和迫害性的自体表征的整合，以及相应的理想化的和迫害性的重要他人表征的整合，也引起了与这些表征相关的极端、对立的情感状态的相互渗透和缓和。通过加强他们的认知情境，这种情感体验的调整促进了情感调节，增强了情感控制能力，因而成为自体表征和客体表征整合的结果。简而言之，情感状态认知框架的显著增强改善了心智化，即对自我和重要他人的心理状态进行现实评估的能力，也增强了冲动控制，并丰富了对社会的互动评估的整体微妙性和复杂性。

这个序列步骤的第一步开始于第一节治疗，第二步在治疗的最初几周和几个月后相对较快地进行，第三步是心理治疗中期和晚期阶段的特征。然而，与此同时，这三步序列是一个高度循环的过程。出现在第三步中的一些诠释也可能会出现在较早的时候，而且这三个步骤可能会反复循环，整个序列首先需要几周的时间来发展，然后在几节治疗过程中发生。在治疗的晚期阶段，所有三个步骤最终可能在同一个治疗小节中被详细阐述。

在治疗的早期阶段，青少年在与外部世界的重要他人交流时，可能会有很强的情感支配性。这既反映了付诸行动和分裂机制的主导性，也反映了边缘型人格障碍青少年在治疗时段中反思他们的情感体验时经常遇到的重大困难。他们可能很难忍受直接分析他们与治疗师的关系，并可能通过躯体化的方式，在数小时内从对其他客体的负性移情的付诸行动中分裂出明显的正性移情反应。治疗师对这些外部关系的情感含义的分析为治疗后期的移情分析铺平了道路。青少年在描述他/她在治疗时段之外的冲突时会使用自己的隐喻，治疗师可以利用这些隐喻作为移情分析的桥接概念。

根据相应的青少年文化刻板印象，患者在感知治疗师的人格和干预时会发生刻板的防御性扭曲，这可能需要被明确以及逐步被修通，然后更深层的和更重要的移情发展才能被诠释。这种刻板印象包括治疗师被看作父母的"代理人"，是"未知且危险的"成年人，是有诱惑性的且令人不安的伪君子，治疗师的容忍可能被解读为软弱或愚蠢。

总的来说，TFP-A的策略步骤是缓慢地逐步发展的，需要更多的时间来探索和澄清移情中自体表征和客体表征之间的互换，相应的，移情中原始防御行为的修通速度也比较慢。通过帮助青少年对他/她自己的假设产生好奇心和明显兴趣，可以促进这个过程。

仔细探索患者对重要他人的感知——帮助患者反思为什么其他人会有这样的反应，以及反思患者对感知到的他人行为的反应可以如何被理解和言语化——为解读移情中的投射性认同❶和付诸行动❷提供了重要的准备材料。

　　能够忍受对移情发展的意义的探索，特别是探索治疗时段内对负性移情的付诸行动，包括对移情性付诸行动的幻想含义的"解毒""游戏式的"探索，提供了一个重要的空间，以活现和逐步诠释性地分解主导的移情，以及分解在对治疗师的理想化的移情和偏执性移情之间的急剧分裂。

　　患者可能会出现严重的移情性付诸行为，体现为缺席治疗，患者方全方位努力要中断治疗，以及在家里做出挑衅行为使治疗师和父母相互对立，这些问题都需要在治疗中进行处理。如果治疗师尝试去处理了，但是没有成功，那么治疗师要优先考虑维持治疗的结构和框架。与父母的会面可能是有必要的，以处理青少年的付诸行动或青少年及其父母的情绪反应。

　　也许，在对主导的理想化的关系、迫害性的关系及其在移情中的相互解离进行深入的策略分析时，我们发现与自恋型人格障碍青少年，尤其是那些经常出现反社会行为倾向的青少年工作的难度最大。当严重的反社会行为使青少年处于可能被学校开除或卷入法律程序的威胁时，家庭和学校方面清晰结构化的、控制性的环境也许是一个不可或缺的相关因素，从而有去探索治疗中相应冲突的可能性。与以往一样，治疗师必须"有道德，但不要说教"，并探索反社会行为的动力学，尤其是相关的自我毁灭风险。另一方面，当父母、学校或其他权威方对青少年的行为进行过度严厉甚至虐待性的"压制"时，治疗师依照他看似现实的期望所采取的立场，只是表面上意味着放弃了技术性中立❸。

　　在有些自恋型病理案例中，患者没有明显的反社会行为，但会在移情中特征性地激活一个全能的、贬低他人的病理性夸大自体，并在家里、街上和学校里将自我毁灭式的夸大性付诸行动，患者病理性夸大的自体和其分裂的、被贬低的、被羞辱的自体部分之间的关系可能决定了负性移情模式在很长一段时间内占主导地位，只有在移情中才非常缓慢地出现正常依赖的能力。在很长一段时间内，治疗的策略目标可能仅限于逐渐瓦解病理性夸大自体，从而揭示潜在的混乱、破碎和困惑，在此之前，这些部分一直被（通过持续贬低和夸大）防御性地保持在意识之外。

　　在某些情况下，疾病的继发性获益会使治疗情况复杂化，恶化预后，并需要家长和学校的合作来维持治疗结构。这种情况涉及对治疗协议的协商，这将在本手册第五章中进行讨论。例如，那些因为"太焦虑"而不能去上学的青少年，却非常喜欢和朋友聚会，可能就代表了这种情况；在其他情况下，占主导地位的总体被动性和"由于情感困难"而试图获得特权，使青少年有了紧紧抓住症状和困难的动机。这种情况下，只要在青少年-家长-治疗师联合参与的治疗小节中耐

---

❶ 投射性认同是指试图使他人（治疗师）感受到自体无法忍受的想法或感受。

❷ 在移情中付诸行动是对此时此地冲突的直接表达，而不是对冲突的反思。

❸ 技术性中立是一种治疗立场，指治疗师在面对青少年冲突中的对立双方时，保持中立和不作评判。

心地说明这种治疗条件，并充分探索患者对治疗师的干预的移情反应，治疗师支持父母对治疗的结构和条件进行适当的控制就是合适的。

当严重的身份认同弥散和移情发展中相应的分裂逐渐被克服时，这些治疗小节可能会在情感含义上变得更加不同，付诸行动也会减少。当青少年的外在生活正常化时，一些治疗小节中的严重动荡是治疗师的策略性努力取得进展的一个很好的指标。

第四章
临床评估和评估过程

  青少年移情焦点治疗（TFP-A）应该被推荐为一个治疗选择，其评估阶段建立并且遵循一个快速整合了多种元素的过程，这些元素将定义每个参与者在评估阶段和治疗过程中的角色。此外，在评估访谈中使用了移情焦点治疗（TFP）中的技术，例如澄清、面质、使用移情和反移情信息，以及保持技术性中立，在第六章中将对这些技术进行更详细的描述。

  本章将介绍TFP-A评估过程的下列特点：

  1.即便是在情有可原的情况下，也要遵循评估程序。

  2.向青少年及其父母解释评估过程。

  3.这是评估青少年目前功能运作状况的综合诊断过程，评估内容包括全面的精神病理表现，同时考虑到情绪、行为和想法领域的功能紊乱，这些信息将从多个评估过程中获得。我们将特别关注来自TFP模型的结构和程序，这样我们就可以聚焦于青少年当前的人格组织及其分支。

  4.检查父母的功能运作，从而了解父母在青少年发展和维持目前状态中所起到的作用，并且确定他们在TFP-A治疗过程中的合作和支持的能力。在第3项和第4项评估中所获得的信息有助于分析共病的问题以及对青少年所出现的问题进行鉴别诊断。这些能够帮助判断TFP-A是不是值得推荐的治疗选择。

  5.将评估结果告知青少年和他们的父母。

开始评估和遵循程序

  评估阶段的开始提供了与青少年及其家庭的初始接触，因此，从一开始，有助于建立治疗框架的因素就出现了。例如，如果青少年和家庭处于危机之中，就要处理危机（例如，需要去看急诊、严重的毒品问题）。只有在安全和秩序建立之后，才能进行深入的评估和展开治疗计划。安全和秩序的建立甚至可能需要在一段时间内使用另一种形式的治疗（例如，治疗物质成瘾的项目、治疗进食障碍的项目）。因此，评估过程的作用不会被匆忙开始的心理治疗回避或取代，特别是在面临危机的时候。

　　一旦出现危机的端倪，就立即动用TFP-A的基本工具。父母体验到的紧急感会诱发反移情，其中可能包括一种传染性的紧迫感，治疗师可能会想要做一些事情来安抚父母或者获得他们的许可。这样，治疗师就被潜意识地拉进了家庭系统。在这个系统中，治疗师可能潜意识地认同了青少年，转为照顾父母，以便促进他们作为父母的胜任性，青少年因此可能会感到被忽略或忽视。在另一种情况中，治疗师可能感到一种要去拯救青少年的牵引力，从而成为另一个不同的二元体的一部分，在这个二元体中，治疗师变成"好父母"，要从不称职的父母手中拯救有需要的、失败的孩子。因此，即使在评估一开始，也应该牢记保持技术性中立的重要性。

案例1

　　19岁的Anna此前曾被诊断为边缘型人格障碍、自恋型人格障碍和反社会型人格障碍，正在接受评估。尽管在过去三年间，她尝试了多种治疗，包括寄托治疗项目（residential treatment programs）、住院治疗，并尝试门诊心理治疗，但她目前的情况还是不好，治疗并没有有效果，而且她总是缺席治疗。Anna没有出现在约定好的第一次（包括父母和治疗师在内的）会谈中，但是她出席了约定的第二次会谈。在这次加长的会谈当中，她好像既参与了个人的部分也参与了父母的部分。然而她没有出席接下来一次预约好的与她个人的会谈，这与她之前的参与模式一样。她的母亲给治疗师发了一条信息，提醒治疗师Anna可能不会来参加这次会谈。当治疗师联系Anna，只是想确认他们的预约会谈时，Anna回答说："我敢打赌，是我母亲让你这么做的。"与此同时，这位母亲又给治疗师发了一条信息，表示如果治疗师给Anna安排另一次会谈的话，她希望在这之前她可以再和治疗师谈谈。这样的要求并不具有紧急情况下联系的属性。因此，治疗师立即被置于母女之间的斗争中（这反映了她们的关于依恋和分离的问题）。治疗师的反移情包括强烈的不适和一种被控制和指导的感觉，还有一种感觉是如果一方得到满足，另一方就会感到愤怒、受伤和被拒绝，并且可能会逃离治疗。因此，评估本身从一开始就被感觉处于危险中。

　　通过强调需要像一开始解释的那样遵循程序，治疗师试图保持中立，其目标是完成评估和提供建议。对治疗师来说，记住谁是患者（即，青少年）以及谁牵动治疗师对其做出回应，这也是有价值的。为此，在Anna的案例中，咨询按照最初的计划进行，治疗师没有打电话给她的母亲，但治疗师向父母和青少年解

移情焦点治疗——
青少年严重人格障碍的治疗

释：接下来将遵循在第一节会谈中达成的最初计划，也将按计划安排与青少年的一次会谈，而不会转到每个人对治疗师提出的其他要求上。治疗师解释说，这被认为是维持评估过程、不因各方在第一次会谈中所描述的各种要求和冲突而偏离轨道的最佳办法，这些要求和冲突正是他们最初需要寻求咨询的原因。

可以看到，评估阶段的这种方法遵循了一些概念，这些概念将特征赋予协议阶段以及该阶段的实施工作，我们将在第五章中描述这些概念。

评估过程的基本原理

根据TFP-A模型进行的评估包括一个全面的诊断性评估，旨在获得青少年当前人格发展水平的清晰图景，并确定是否精神病理的其他特征导致了引发青少年及其家人来寻求帮助的行为。其主要目标是获得青少年整体功能运作水平的一个相对完整的图像，包括他/她的人格组织，并区分正常的身份认同困惑（identity confusion）（危机）和身份认同弥散。前者在青春期很常见，对于这种情况，较低强度的干预可能就足够了，而后者构成了人格障碍的基础，对于这种情况，TFP-A就特别适合。通过由父母和青少年共同参与的初次会谈，与父母和青少年分别进行的单独会谈，以及讨论结果和给出建议的联合会谈来实现这些不同的目标。每一种类型的会谈所需要的次数根据每个案例的复杂程度不同而有所变化。这种方法的基本原理和执行，以及该模型的例外情况，将在本章的相应部分中进行描述。

全面的评估是有必要的，因为青少年人格障碍有很多的共病情况，特别是共病情感障碍、焦虑障碍、行为障碍和注意缺陷障碍（Shiner and Allen, 2013）。虽然对于如何更好地理解这种共病情况可能还存在争议，但无可争辩的是，青少年人格障碍可能根植于一个复杂的困难网络当中，这可能会掩盖人格障碍并误导临床医生。因此，临床医生需要对青少年的全部功能运作有一个清晰的了解，以便能够理解人格问题对他/她的整体问题的促进作用。例如，许多青少年在诊断和治疗抑郁症后经历了一个混合的过程。因为患有边缘型人格障碍的青少年可能会主诉有情绪低落，报告存在易激惹，并会描述一种快感缺乏的特征（这实际上可能更类似于和BPD相关的空虚感），所以这些年轻人中的一些人接受抑郁症治疗却疗效甚微，这并不奇怪。由于许多青少年对抗抑郁药物没有特别的有效反应（Hammad et al., 2006；Paton et al., 2015），这可能会引起更多的困惑，这让一些临床医生和精神科医生想知道是否可能有另外的促成因素，比如精神病性的过程，需要不同种类的药物。因此，认识到如何解开这一复杂的图景，并且识别和治疗青春期的人格障碍是非常重要的，以免人格障碍问题暗中削弱对心境障碍、焦虑障碍、破坏性或冲动控制障碍的有效治疗。这种情况发生的频率可能比预期的要高，因为尽管大多数与年轻人工作的临床医生认可边缘型人格障碍可以在青少年时期被诊断出来，但实际这样操作的比例较小（Laurenssen et al., 2013）。

尽管现在对边缘型人格障碍和自恋型人格障碍的认识比过去更多，但通常情况下，青少年和父母在接受治疗时不会说他们认为他/她可能患有人格障碍。相反，他们会描述对焦虑、心境、愤怒的担忧，或者对青少年与家人、同伴的人际关系和在学校的人际关系的担忧。临床医师的任务是向青少年和父母解释TFP-A评估过程，以便他们能够理解这一过程与把他们带来治疗的那些他们所担心的问题之间的关系。这个讨论将聚焦于评估的目的，包括需要了解青少年问题的本质，并最终确定一个适当的治疗选择。青少年和父母被告知，评估至少需要几个会谈小节才能完成。这一过程将以最后的信息反馈来结束，反馈包括解释评估结果、给予治疗推荐。如果推荐TFP-A，那么还要构想治疗协议（见第五章）。这是一个彼此同意的契约，概述了临床医师、青少年和父母的责任和预期，包括应对即刻的和长期的紧急情况的策略。这一过程有助于保持治疗的完整性和可行性。因此，从最初始的接触到评估后的反馈会谈，在心理治疗正式开始之前，临床医师的行动促进了与青少年的关系的建立，因此临床医师可以被视为是具有好奇心的、认真的、感兴趣的和有能力的，具有对青少年的共情性理解，但又不会传递出一种过度亲密或亲近的特征，而这些特征会促进青少年的依赖性，或者使他们产生对退行拉力的担忧。

评估过程的介绍

与青少年及其父母一起开始思考、解释和探索

为了让青少年和父母理解评估过程，TFP-A治疗师可以提供一个外行人也能理解的解释，解释年轻人问题背后的复杂性，这些问题需要全面的评估。而后青少年和父母就能够理解评估需要数次会谈，之后治疗师会给出临床印象和建议。我们的典型模式是先与父母和青少年同时会谈，然后分别与青少年和父母单独会谈，再与青少年和父母一起进行一次反馈会谈。与青少年进行多次单独会谈是有

移情焦点治疗——
青少年严重人格障碍的治疗

必要的，从而可以获得有关他/她的人格组织水平的清晰图像。这一会谈顺序的基本原理如下。

对于治疗师来说，当一个青少年被确认为患者时，决定如何开始会谈过程可能是一个两难的问题。他们应该先单独与青少年见面、单独与父母见面，还是与他们一起见面？青少年可以被视为有独自来见治疗师的权利，许多人认为这样做是向各方发出了一个明确的信息，即保密性和尊重青少年发展的自主权是得到支持的。但显而易见的是，青少年仍然处于父母的责任和权威之下，治疗师需要帮助所有各方明确他们的角色以支持治疗，通常随着时间的推移，这样做可以支持青少年走向更健康的发展轨迹。

在责任和自主的问题上会发生的复杂斗争，可能会变得非常极端，甚至影响到治疗的开始和治疗本身，并且年龄较大的青少年和年龄较小的青少年对这一主题的表达方式可能有所不同。例如，行使全能控制、打败父母，并使父母感到无助，对一些青少年来说是不利的，结果就是情况可能没有改善，或可能随着时间的推移而进一步恶化；父母仍然处于这种无助的模式中，发现自己无法始终如一地建立要求和遵循他们之前提出的要求或与青少年达成协议，包括那些在之前咨询的帮助下已经形成的协议。在父母和咨询师受阻之后，父母可能会进一步努力去遵循后续的建议，接受他们可能完成的事情的边界，让他们的孩子"沉或浮"（sink or swim）。可以理解的是，他们的内疚、恐惧、愤怒和焦虑可能会相当明显。

之前提到的19岁的Anna，她的生活方式与她的父母保持着不相适应的、具有潜在危险的和复杂的现状，因为尽管她冠冕堂皇地声称无法忍受与她的父母在一起，但她反转了角色，通过表明她希望能够住在家里，表达了这个二元体的另一个方面。她的不服从和看似故意的对抗行为使她的希望变得不可能被实现，但这使她可以对TFP-A咨询师说"他们不会让我住在家里"，把自己描绘成一个被拒绝的、不受欢迎的受害者。实际上，她在两个角色之间交替着，一个角色是目中无人的、伪独立的、拥有一切权力的人，另一个角色是受惊的、仍然需要被照顾的、无法有效地走出去并进入外部世界的人。她成功地将她的愤怒，尤其是她的焦虑都投射到她的父母身上。因此，他们共有的依恋问题、焦虑、敌意和内疚阻碍了他们向前进。

在像Anna这样的情况中，父母可能仍然觉得有必要照顾他们的孩子，所以不能轻易地拒绝他/她——他们的孩子和他们的社交网络通常都不期望他们这样做，虽然有时会建议他们这样做。实际上，即使出现了重大的冲突并推动了分离，父母通常仍然面临着要负责任和做一些事情的压力，并且可能会被卷入去采用相反的方法——控制性的方法，让自己非常多地参与到孩子的生活中。我们的治疗方法是试图认识到这一点，通过一开始就让父母参与合作，以达到推进和支持健康的分离过程的目的，这是治疗过程的一部分。通过认识甚至支持父母的角色及其责任这一现实，同时尊重和鼓励青少年以适应和促进成长的方式表达自主权，这种合作方法体现在了评估阶段。

在其他养育情况下，尤其是忽视儿童的情况下，临床医师可能会发现有必要进行初步工作，以确定父母能够或愿意做出的承诺和承担的责任水平，并努力让他们准备好采取支持治疗的立场，并与孩子保持适当的界限。当父母不能承担这种责任（这通常远远超出了治疗本身），但允许治疗继续进行时，治疗可包括帮助青少年学会识别和接受父母的局限性，并将自己与父母敌对的、拒绝的或忽视的风格区分开来。

这些复杂的关系模式可以在有严重、持久问题的青少年的生活中看到，这些问题通常是人格障碍患者的特征，这导致我们更倾向于首先与青少年和他们的父母见面。这种偏好提供了一个初始视角，即治疗师从一开始就有兴趣了解家庭如何运作，并且在治疗师继续寻求了解青少年个人和人格困难的过程中，所有成员都可以为治疗师理解这个青少年和家庭的"故事"做出重要贡献。治疗师应该清楚地将这些会谈与治疗本身区分开来，同时声明这是确认问题和目标以及确定治疗师将推荐什么作为行动计划的重要的第一步。即使青少年在第一次联合会谈中看起来很投入并有反应，治疗师也应提醒各方，青少年将与治疗师单独会谈，并告诉青少年"在我们的会谈中，你可以谈论你的个人观点，还有你如何看待父母对你和你的家庭的理解"。（在与青少年单独会谈中使用的访谈技巧将在本章后面描述。）治疗师也可以对他/她在这次会谈中所了解到的内容做一个总结，询问其他人他们所了解的内容，并询问青少年"你是否愿意评论"这些观点。

另外，还要与父母进行单独的父母会谈。这有助于评估发育问题，并对了解青少年发病前的功能运作水平情况至关重要。最好由父母提供这些信息：青少年患病前的最高功能水平、其成长过程中可能的向下拐点和拐点出现时的年龄，以及这一时间发生的可能的诱因事件；所有这些信息为更深入地理解目前的情况提供了一个参考框架，特别是当青少年处于危机中时。

临床医师通过询问，试图将父母从对当前症状和发展"事实"的描述转移到他们对孩子动机的理解或假设。这一过程也提供了一些父母的信息，即他们站在孩子角度看问题的能力以及他们的心智化能力。与父母的会谈也可以让父母更加意识到：他们可以帮助临床医师了解青少年和他/她对家庭的影响，以及父母在帮助评估和治疗中起着重要的作用。临床医师开始判断父母是否能够合作——他们会产生干扰吗？他们是能忍受焦虑并有助于治疗，还是会因焦虑而过度紧张并危害到协议计划的实施？与父母会谈使临床医师深入了解每位父母的身份认同和人际功能运作，还有助于临床医师确定尝试改变父母的功能是不是有指征的或是可能的——是否有可能指望父母去做出改变，并去忍受和支持改变？例如，在Anna的案例中，我们发现她的母亲成为她焦虑的容器，而Anna没有面对任何去学习如何体验或接管她的焦虑的要求和期望，因此她从未真正学会如何调节焦虑和控制那些促进焦虑的情形。因此，咨询师确保要问Anna："告诉我，你焦虑的时候是什么感觉？"她回答："我不擅长处理焦虑！"与这里描述的二元体和互动模式一致，她随后巧妙地改变了话题。与父母会谈影响到临床医师见解的形成和对Anna如何提问，并使临床医师可能去考虑其他重要的诊断问题［如是否存在投射性认同或纠缠的依恋模式（enmeshed attachment patterns）？］，这有助于理解这个家庭中所体验到的焦虑的本质。

阻抗的青少年

对于那些表现出攻击姿态和对治疗极端阻抗的青少年，有必要采用另一种治疗方法。他们通常需要一个初始的个人会谈，以尝试使评估步入正轨，这与本章稍后将描述的半结构式诊断性访谈类型不同。临床医师将承认青少年的阻抗，并可能要考虑指出他们（青少年和临床医师）"正陷入困境并共同面临一个问题"。父母要求临床医师帮助他们所有人，他们也要求青少年规规矩矩，等等。因此，父母希望治疗师和青少年都能给予一些东西，这样也许他们就能了解在这个过程中父母能得到什么、青少年能得到什么并从中获益，但不损害那些青少年觉得对他/她的自体感非常重要的东西。实际上，青少年可以在帮助下认识到他/她处于一个强有力的位置上，这个位置使他/她可以像对父母所做的那样阻碍临床医师。"所以你打败了我！你的腰带上又多了一个V形刻痕！但我有兴趣从你这里了解你的情况。"如果青少年如此执意不给父母他们想要的东西，那么临床医师也无法做到。但是，临床医师可以拓宽青少年的意识，将关注点从单一的实体（要么是青少年自己，要么是父母）转移到双重的、更复杂的关注点上："如果我不能给你的父母任何东西，那么我可能也不能给你任何东西，如果你否认他们，你最终也否认了自己。所以，让我们将你与他们的斗争与它在你的自我内部制造的斗争区分开来。"培养这种意识开启了向促进成长的相互关系和相互依赖移动的过程，并创造了现实的、有用的二元体。前面讨论过的19岁的Anna，在最初的困惑和怀疑之后，她震惊地意识到，虽然她公开表达了一种无力感和受害感，但她实际上非常强大，能够控制她母亲的情绪和她的一些行动。

对于这些有阻抗的青少年，临床医师的一个最小目标是可以去做评估并提出建议。临床医师应向青少年和父母强调评估过程的目的是判定治疗是否合适，至少判定TFP-A这种治疗类型是否合适。因此，在某些情况下，可能会建议不开展治疗——声明此时开始治疗可能不是最好的决定，尽管父母相信治疗会有效并希望开始治疗。

青少年可能很难相信临床医师是客观的、不会自动站在父母一边。但也有可能父母的期望与青少年想要的或需要的并不一致。然而，为了扩展对话和青少年的思考范围——临床医师可以询问青少年是否愿意考虑这样一种可能性，即他/她与临床医师的讨论也许会产生青少年可能渴望的目标和目的，产生一个不受父母或学校可能的期望支配的改变的愿望。"你不想参与一个你觉得不会给你带来什么东西的过程，这是可以理解的。"事实上，如果青少年不能发展出称意的个人目标，临床医师可以把他/她对前进的犹豫表达出来。如果没有这些，青少年会有这样的想法："你为什么想要我参与？"以及"我会感到不安。"因此，对于临床医师而言，其目标是让青少年明白他/她的目标可能与父母的目标不同。通过将关注点从父母的意愿（青少年认为是父母的要求）转移，临床医师也从一开始就引导了一个自我反思的过程。实际上，临床医师试图发展这样一个过程，在这个过程中，青少年不必感到要顺从，青少年可以相信他/她有一些有价值的东西。这种方法在合作、互动的关系中培养了一种自主感——这对这些青少年来说通常是新奇的。

尽管治疗师做出了这些努力，但一些青少年可能仍然会完全抗拒参与、完成评估。这种阻抗证实了治疗师无法创造奇迹，可以从治疗师的角度告诉青少年："也许你还没有准备好接受这种工作或治疗。你想要赢得的战斗和你对胜利的需求可能就是问题所在。它使你和他人隔绝，也使他人和你隔绝，同时也阻止你了解自己和他人。我仍然必须继续和你的父母讨论他们可能需要考虑的下一步措施。"

临床医师告知青少年，与其父母要举行的会谈将为临床医师提供信息，以便临床医师根据所获信息提供给出建议的反馈。还应注意的是，即使治疗不太可能进行，但仍会制订计划，欢迎青少年到场倾听和参与讨论，他们应该会对此感兴趣。如果青少年参加，临床医师可以提出他/她对防御性二元体的看法，尽管这个看法可能是不完善的，这些防御性二元体对青少年真正的、完全的参与是不利的。对于像Anna这样的患者，即使她最终没有参加额外的可以进一步阐述和理解她人际和身份认同问题的个体会谈，但基于她参加的一次会谈（延长时间的个体和联合会谈）的反馈讨论将反映出她所显露的冲突性依恋问题，这些问题阻止她体验到与父母或恋人的真正亲密关系。反馈讨论还将显示她如何破坏了自己对这种亲密关系的尝试，这随后引发了被抛弃的威胁和恐惧，以及她如何通过让自己变得不可接近以及让父母感到焦虑和被抛弃而扭转了局面。结果是，尽管 Anna 正在行使全能的控制，但她和她的母亲都会感到焦虑、愤怒，甚至无助。这种共享的负面情绪似乎是她们允许自己与对方亲近的一种形式。对 Anna 来说，这种互动模式让她能够避免展露或甚至体验到自己未解决的或空虚的部分。我们描述的用于一些年龄更小的青少年的技术，例如用于处理他们拒绝交谈的技术，也适用于评估阶段。

对于治疗师来说，重要的是要觉察到青少年及其父母可能的投射以及随后可能发生的反移情。治疗师不应该被无助感或绝望感驱使，因为已经对青少年的健康感到担惊受怕而紧紧抓住患者不放。治疗师仍可以利用青少年获胜的意象来指出，这种胜利不会阻止治疗师思考，不会阻止治疗师试图理解和帮助青少年和家庭，不会阻止治疗师表达这样的希望：也许在未来，青少年将能够考虑其他的观点，而不仅仅是那个使他/她陷入困境的观点。治疗师可以告知父母，治疗师觉得父母无法做得更多了，并且治疗师可能会带着恳求的意味小心提醒，如果进一步追击青少年，可能只会加强青少年对胜利的需要。可以帮助父母制订一份计划/协议，它表达了他们的需求和目标，同时也考虑到孩子的需求。这个计划/协议可以包括他们对生活安排、对孩子的支持、对上学或参与工作等方面的决定和期望，并明确指出，如果孩子没有达到与年龄相称的期望时，他们下一步的行动是什么。对于这些非常阻抗的青少年和他们的家庭来说，可能有用的是到另一个不同的精神卫生工作者那里就诊，以便探索其他途径是否有价值。

评估过程的组成部分

评估过程可能包括各种程序，但我们将把大部分注意力集中在临床访谈程序上，这是 TFP 从业人员在检查人格组织特征时使用的。总的来说，这些程序使临床医师能够形成一个抓取到青少年特征的诊断印象，并就青少年的人格组织水平得出结论，给出一个对其问题严重程度的印象。下文将描述这些信息，这些信息将给临床医师的治疗建议提供依据。

简而言之，该评估检查由若干个部分组成，这些通常是青少年标准评估程序的一部分，并且与了解他们当前的功能运作相关。此外，TFP-A 模型使用针对这一目标的独特程序对人格组织进行评估。这些组成部分包括以下内容：

1.确定并检查需要进行评估的青少年的症状和行为，包括对一般功能（如情绪、思维、成长、健康）的概观，以及青少年对自己的焦虑、心境和人际关系的主观体验。然后，临床医师从这一典型过程中确定这些发现是否符合相关的疾病分类标准（如DSM-5、ICD-10）。

2.在学校和/或工作中的功能运作情况。

3.全面的成长史，以确定特定问题开始时的发展阶段；青少年功能状况的长期趋势；心境障碍、焦虑障碍、思维和神经系统疾病的家族史；青少年的既往疾病史；之前接受过的心理治疗或药物试验，以及青少年对这些干预的反应性。在获得父母和青少年的许可的情况下，治疗师通常会与青少年之前的治疗师联系。需要询问青少年生活史中与人格障碍（尤其是边缘型人格障碍）相关的危险因素，可能包括气质（如可被安抚性、恐惧、对新奇事物的反应、情绪控制）、创伤史（如性虐待和躯体虐待、医疗创伤）、忽视、丧失（如重要他人的死亡）以及青少年与照料者之间依恋的性质（如安全的还是紊乱的）。

4.支持系统，包括父母当前功能运作水平的相关特征（如工作、健康、精神病理、婚姻关系等）和养育方式，以及父母与患者以及他们的其他孩子之间互动的性质。

5.与同龄人和其他社会关系相关的功能运作状况。

6.DSM-5（American Psychiatric Association, 2013）中描述的边缘型人格障碍特征性的可观察行为和功能障碍领域，包括内在体验和外显行为，如明显的对被抛弃的恐惧；在理想化和贬低之间交替变动的不稳定人际关系；身份认同紊乱；以自我破坏方式出现的冲动性；反复出现的自杀行为；情绪不稳定；长期的空虚感；不恰当的强烈愤怒或难以控制愤怒；以及短暂的、与应激相关的偏执倾向或严重的解离症状。表4-1列出了青少年边缘型人格障碍的核心特征。

7.青少年的人格组织水平。临床医师对患者潜在的心理结构进行检查，同时使用结构式访谈（Structural Interview，SI）（Kernberg, 1984）（见"结构评估和临床诊断性访谈"部分）、半结构式访谈[如修订版人格组织的结构化访谈（STIPO-R）（Stern et al., 2018）]，还有与青少年进行时时刻刻的互动，从而推断出青少年的人格组织水平。人格组织的组成成分包括身份认同状态（身份认同弥散/身份认同危机）、防御操作、现实检验水平、攻击/性，以及道德发展。这些人格组织的组成成分在发展过程中存在的问题的严重性，可以让治疗师得出关于边缘性人格组织水平和后续治疗建议的结论，这些结果来自对青少年人格组织的研究。

表4-1　青少年边缘型人格障碍的核心特征

明显的对被抛弃的恐惧

在理想化和贬低之间交替变动的不稳定人际关系

身份认同紊乱

自我破坏式的冲动性

反复出现的自杀行为

情绪不稳定

强烈的愤怒或难以控制愤怒

短暂的、与应激相关的偏执倾向

严重的解离症状

长期的空虚感

资料来源：American Psychiatric Association, 2013。

标准评估程序

临床医师可以使用半结构式访谈和行为检查表，以全面和系统的方式获得与前文中提到的第 1 ～ 5 项相关的信息。

访谈形式

虽然每个临床医师对评估过程都有自己的方法，但对标准半结构式访谈中描述的内容和类型的了解可以为临床医师决定探索哪些领域以及如何询问提供有用的指导。例如，经常被用于研究的学龄儿童情感性障碍和精神分裂症目录清单（Schedule for Affective Disorders and Schizophrenia for School-Age Children, K-SADS）（Kaufman et al., 1997）可以让临床医师了解到经常应该询问的问题范围，并可以作为适合自己个人风格和需求的"怎么做"指南。

清单设计

有许多清单可供临床使用并聚焦于儿童和青少年功能运作的不同特征专题，包括情绪［如贝克青少年量表（Beck Youth Inventories）（Beck et al., 2005）］、注意力（Conners, 2008）和执行功能（Barkley, 2012）。这些检查清单涵盖了适应不良的特征和行为，可以被有效地实施，花费调查对象较少的时间，涵盖了广泛的功能基础，并可以与和调查对象年龄相对应的常模进行比较。检查清单通常有患者、父母和教师三种版本，可提供来自不同背景和视角的多种信息。因此，临床医师可以了解到在青少年对自己的看法和他人对青少年的看法之间是否存在显著差异，青少年是否最小化了自己可观察到的问题，或者成人是否最小化或没有觉察到青少年的内在问题（如抑郁情绪）（Weiner, 1983）。

ASEBA 儿童行为检查清单（ASEBA Child Behavior Checklist, CBCL）（Achenbach, 2006）是一个有用的检查表。过去几十年，它在儿童和青少年研究中得到了卓有成效的应用，迄今仍然是主流的检查量表。CBCL 提供了患者、父母和教师版本，还有青少年版本。在对 100 多个条目进行因子分析后，将其汇聚为 8 个因子和 2 个高阶因子：内化（Internalizing）和外化（Externalizing）。那些对正在进行的研究感兴趣的人发现，内化和外化维度在研究领域受到越来越多的仔细审查（Sharp, 2016; Sharp and Wall, 2018），因为它可以用于检查因子组成概况（例如调节异常——焦虑/抑郁、攻击、注意力）以及发展模式和结局（De Clercq et al., 2014）。CBCL 可通过几个方面为临床医师提供信息。焦虑、抑郁、违反规则、攻击、情绪不稳定和使用回避性的认知策略等症状与青少年身份认同状态相关（Crocetti et al., 2017），与 CBCL 因素有相当大的重叠，而当以一种简单因子评分以外的方式检查青少年的反应时——当考虑行为的意义时——就可能有不同的观点。例如，Paulina Kernberg 及其同事（2000）指出，CBCL 中的项目如"抱怨孤独、对他人残忍、故意伤害自己或自杀企图、冲动、情绪突然变化、抱怨没有人爱他/她"都是诊断为边缘型人格障碍的青少年身上常见的特质。因此，CBCL 结果可以超越因子评分本身的意义，并提醒临床医师注意被评估的年轻人的人格障碍特征。特别有趣的是，Kernberg 及其同事强调 CBCL 条目同时包含了内化和外化因素。这些条目分布广泛，不局限于内化或外化障碍，这似乎与近来的因子分析研究一致，这些研究表明，反映边缘型人格障碍特点的条目不构成单一的特定因子，最好被视作精神病理一般因子（"p"因子）的一部分。一些人也认为这些因子表明了精神病理的严重程度（Belsky et al., 2012；Sharp et al., 2015）。

TFP-A 模型中的人格病理严重程度

正如第二章和第三章所讨论的，TFP 将潜在结构归因于人格，反映了个体身份认同整合水平——身份认同整合水平越高，个体的人格就越接近正常的功能运作水平；整合水平越低，个体的人格组织越有可能是病理性的，并与可识别的人格障碍类别相关联。

TFP 模型使用传统的描述性人格障碍类别（如 DSM-5 第 Ⅱ 部分中的那些

类别），同时也承认精神病理的维度性质，而且TFP模型通过边缘性人格组织（BPO）水平划分的概念来获取这两个特征（Caligor et al., 2018）。BPO维度在成年期的严重程度分为高、中、低三种水平。神经症性人格组织（neurotic personality organization，NPO）则处于BPO范围之外。我们也采用这种配置来描述个体青少年在人格障碍诊断类别和损害严重程度方面的差异。随着病理严重程度的增加，个体显示出反思能力、共情能力和角色承担能力的下降，以及分裂防御使用的增加；在访谈中，他们对自己和他人的描述肤浅而模糊，也许只是几个"毫无血肉"的干瘪形容词。实际上，他们只有肤浅的他人表征，并且他们无法意识到访谈者需要了解些什么才能对他们所描述的人有全面的认识。我们有时会参考NPO个体，因为他们为我们理解BPO的功能范围提供了一个很有用的参照框架。

因此，BPO模型是有用的，因为它提供了临床信息丰富的描述语和严重程度维度，可能对关于变化的比较和判断有用。我们预期BPO水平与预后以及因为青少年发展而出现的变化相关（即较高水平BPO的青少年通常被预期会在这些领域表现得优于较低水平BPO的青少年）。总的来说，基础结构组织的问题越多，就越会预期有更困难的治疗路径和结果，其标志是不成熟的防御、更强烈的反移情、更明显的移情表达、对情感和行为的控制更薄弱，因此对治疗协议的威胁更大。

对严重程度的判断会影响到TFP-A的几个阶段。与青少年基础结构组织水平不同，对最初出现的一些问题的临床严重程度的判断会影响协议的形成。例如，这个青少年目前是否正在使用非法药物或酒精？或者是否有进食障碍？以及其程度是否可作为TFP-A的一部分来处理？或者他/她应该先去一个专门的治疗项目来使这个问题处于控制之下，然后再开始TFP-A吗？同样，如果存在自伤行为，自伤行为的严重程度将决定被纳入协议中的结构的类型。为了确保家庭对治疗的支持，评估还将确定是否需要额外的家庭干预。

关于个体心理治疗，临床医师可以识别出DSM-5中的青少年人格障碍的分类，包括边缘型、自恋型、回避型、分裂型和反社会型。正如BPO模型中所概念化的那样，每一种人格障碍的严重程度都可能不同。例如，一些具有显著自恋特征的青少年可能处于较低水平的BPO，这意味着他们存在相当程度的身份认同弥散和病理性夸大自体元素（Diamond et al., 2011），而也有一些具有自恋人格特质的青少年是处于高水平BPO。下面的一些案例片段说明了青少年中的自恋型人格障碍可以落在BPO维度的不同严重程度上。当我们继续描述BPD的特征如何在不同水平BPO上表现出来时，这些案例将再次被提及。

高水平BPO

这是一名16岁的男孩，他在接受针对抑郁和焦虑症状的心理治疗和药物治疗，它们都疗效甚微。他不与同龄人往来，也不做学业功课，治疗师、学校工作人员和父母都担心他很脆弱，可能有精神病，而且觉得如果对他提出更多的要求会是有害的。一项评估最终识别出并面质了他的操控性和被他的被动性掩盖的敌意，这个评估促进了他对自己的愤怒的自我觉察。然后，他开始能够更多地触及和表达他的自恋性的担忧——如果他允许自己有抱负但失败了，这会给他和他的家庭带来更多的羞耻；因为父母的不称职，他的家变得凌乱不堪，他为此感到尴尬。因此，他不结交朋友，也就不必带朋友回家。他明确表示了希望能交朋友，和女孩出去玩，但他觉得可能要等到他上大学、离开家并摆脱了他在学校的名声后才可以这样做。虽然他仍然有明显的焦虑和问题要面对，但他看起来比最初被认为的要健康得多，而且也不是精神病。

中等水平BPO

这名16岁的男孩因为对同学的攻击性和对老师的不尊重而被带去接受评估——这些行为在他所在的私立学校是不寻常的。他的母亲在他面前感到"如履薄冰"。在评估中，他抱怨他的很多老师都是"白痴"，他比他们中的很多人更有见识，他和他的一群朋友比同年级的其他同学都更聪明。分裂的防御经常会表现出来，但不是以非常严重的形式。他对别人的贬低、自体的夸大和敌意很快就在移情中表现了出来。他以拒绝说话、拒绝回答问题的方式展示了全能控制防御。临床医师试图与他讨论这种不回应的现象，但在一次特别的询问之后，这位青少年评论道："你是从哪本书上看到的？注意，我没有说'哪些书'，因为所有的书里都有！"言下之意是，他已经阅读了所有相关的书籍，只是在检查医师读过的那一本！由此可见，这种贬低同时还伴随着自大和敌意。评估还表明，虽然他在言语上对母亲有攻击性且怀有敌意，但他也能从母亲那里感到温暖，喜欢和母亲一起进行一些活动，但他在表达积极情绪方面很克制。他特别会回避讲他的父亲（父母离异），因为他无法忍受父亲焦虑的表情，但也有一些他们可以一起享受的活动（如看体育比赛）。

低水平BPO

这个15岁的青少年几乎没有相熟的人，也没有亲密的朋友。他倾向于避免与父母以及与他年龄最接近的兄弟姐妹亲近。他不向父母要东西（父母的抱怨），但是抱怨父母不给他任何东西且没有任何回应（他的抱怨），这种模式必然使他们彼此之间愤怒地保持着距离，尽管这位青少年知道父母是爱他的，而且他们是"好人"。他拒绝继续学习，不准备考试，也不愿意在家里帮忙。他经常把自己描绘成所有二元关系中的受害者，并在大多数关系中表现出偏执的特质，包括认为同学们会嫉妒他。分裂的防御是很突出的，并且那个时刻他的现实判断也较差。他不允许亲密、相互的滋养以及依赖。与中等水平BPO的患者相比，他的全能控制表现得更广泛、更强烈，他暴怒的表现也是如此（如用拳头在家里的墙上打出了一个洞）。他痛苦地体验到了强烈的空虚感，他将这种空虚感与抑郁情绪区分开来。他对抗抑郁药、激动剂或小剂量非典型抗精神病药均无反应。他的自恋因素表现为抱怨同学们的无知或肤浅以及老师的能力不足。例如，在一次考试中，他没有写对所读书籍的分析，而是写了一篇关于老师应该如何教学的批评文章，令他感到惊讶的是老师和学校管理人员的反应是愤怒而不是感谢他的帮助。随着他治疗的进展，他表达了他的信念，即除非一个人在某方面是世界上最好的，否则"何必费事呢？"

为了便于比较，下面还描述了一个人格水平为NPO的高中生。他之所以要求心理治疗，是因为他害羞、焦虑，想在去上大学之前尝试改善这些情况。他和其他NPO患者一样，比BPO患者更有可能来就诊，因为他们倾向于反思自己的问题，并发现自己的问题是自我不协调的。他们可以预想一个更可取的替代方案，虽然他们可能会对进入治疗感到焦虑和"怪异"，但不太可能对与治疗师建立关系感到害怕。他们的来诊通常是由父母和青少年共同决定的。

NPO人格水平青少年的表现

这是一位17岁的青少年，他第一次来接受心理治疗的时候正处于高中最后一年的中期。他是一个聪明、成功的学生，计划明年上大学。他清楚地展示了自己和他自己的问题。他说，他寻求心理治疗的原因是他极度焦虑，他一直如此（他的父亲也是），他担心自己的害羞和焦虑会妨碍自己的成功和享受大学生活。他认为他的害羞在高中时就已经对他造成了影响。例如，他担任一个学校刊物的编辑，但他感到不舒服，也不知道如何面对那些无视他的编辑指导意见的学生；他对异性感兴趣，但从未约会过任何女孩，他似乎也无法想象如何实现自己想约会并邀对方参加他高中毕业舞会的愿望。他过去能够成功地参加过夜的夏令营，所以他似乎没有明显的分离焦虑。他的害羞被面质——他既害羞但是又能够加入出版团队并争取编辑的职位，他是如何协调这两种情况的？这使他开始重新概念化他对自己的看法，他意识到他的冲突是在多种情况下过于具有攻击性，这通常会阻止他主动采取行动实现自己的愿望。他与治疗师相处愉快，尊重治疗师，并有动机去尝试新的想法。例如，在他被一所大学录取后，他询问是否应该参加在他所在地区举行的其他新生的聚会。因此，他愿意寻求建议，并能够依赖这样的成长服务。

结构评估和临床诊断性访谈

表4-2列出了临床医师为确定青少年的BPO水平而对其进行维度评估的5个基本组成部分。通过了解每个领域的问题严重程度，临床医师可以形成一个诊断印象，并确定该个体可能的BPO水平，从而据此给患者反馈，指明治疗方法，并有助于判断预后。在本节中，我们将描述在本章前面介绍的处于BPO谱系不同位置的3名青少年的这5个方面的特征分别是如何表现的。我们将接着介绍如何使用SI（Kernberg, 1984; Yeomans et al., 2015）和人格评估量表（Personality Assessment Inventory, PAI）（Selzer et al., 1987）来检查这些特征，这些特征促成了使用TFP模型理解一个个体的人格图景。

表4-2　确定边缘性人格组织状态的基本组成过程

身份认同形成
客体关系
防御
攻击——表达与管理
道德功能

BPO 状态的确定

确定能够反映青少年人格结构组织水平的身份认同状态是TFP-A评估过程的一个基本目标。因为青春期被概念化为一个发展阶段，在这个阶段中，当推进"分离-个性化"（separation-individuation）的那些过程活跃时，行为独立和自主感的建立被预期会发生，那么在这种对一个人自体表征的形成至关重要的转变过程中，"健康"的自体感会是怎样的呢？必须承认，"稳定的"或"整合良好的"等概念似乎不适合用于描述青少年在这一时期的身份认同状态，因为在这个时期，这些过程被预期都将发生变化。显然，临床医师不应将青少年模型与成人模型进行比较，也不应考虑青少年距成人标准有多远。相反，在青少年处于仍在进行中的发展过程的背景下，临床医师将判断：青少年的反应有多整合或者多令人困惑和混乱？是否有意义？是否存在矛盾和不一致——实际上是和相同发展水平、被认为功能较好的青少年相比，他们对自己和他人的描述是如何被组织和被整合的？不管青少年回应的内容多么戏剧性或者平凡无奇，回应的过程和组织方式反映了青少年怎样的内在世界？他/她如何建构对自体和他人的印象？以及采用了怎样的防御？

青春期尽管仅涵盖相对短暂的一段时期，但它几乎代表了一个人一生的近一半。因此对青春期早期和晚期设定不同的预期是合理的，因为这些里程碑式的时间点对个体发展的贡献是不同的。年龄较小的青少年正在经历快速的变化：以生物学为基础的变化产生了身体自体的转变，他们的身体也正在发生变化；对他们来说，这种感觉是不一样的，他们也被其他人体验为不一样的和正在发生变化的。此外，同龄人之间发展变化的速度是不一样的，这为青少年不断的比较和自我判断提供了"机会"。来自他人的评论（比如"你长这么大了，我都快认不出你了""你现在长大了，打算做什么？""你有男朋友/女朋友了吗？"）反映出这个世界如何看待他们的变化以及对他们产生不同的反应，包括对他们的期望也发生着变化。Erikson（1968）指出了社会对青少年正在经历的变化的认可和接受的重要性，以及他们向世界展示自我的方式的重要性。年龄较大的青少年现在已经经历了许多这样的变化，并以某种方式将这些变化整合到自体感中，并试图继续在不同的情况下测试这种新的但仍在变化的自体，以此作为一种发现更多关于他们是谁的信息的方式。在所有这些变化和转变中，他们是否发现了一种不变的品质——一种延续性，一种前后相同的感觉，即"这就是我的样子"（this is me，who I am）[而不是"我是谁？"（who am I？）]？

评估过程力图检验这种品质在青少年身上是如何发展的。此外，青春期的认知变化朝着更抽象的方向发展，不仅允许对世界的本来面目进行概念化，也允许有这样一个认识——在这些"其他世界"中，如果我有其他的父母、品质等等，这个世界可能会是怎样的？"我能改变我目前的状况吗？如果能，要变成什么样的？"因此，我们可能会试图确定，一个成年人是否对他/她自己有一种稳定的体验（Caligoret al., 2018）；而对于青少年，我们试图确定他们在人生的这段时期是否有一种一致的自体感，以及他们能否在变化中体验和认识自体的连续性——"尽管我的外在和内在表现和体验（我的声音、我身上的毛发、我的性取向、我对他人的感受）发生了变化，但我仍然是我所认识的那个我。"他们想象的未来是吸引人的还是令人担忧的？对于那些比同龄人成熟得更快或更慢的青少年来说，这些问题可能会被放大。例如，一个发育非常迅速的男性青少年，他长得很高，第二性征发育得非常快，在其他许多同学有刮胡子的需要之前就已经长出胡子，他把自己视为一个"怪物"，认为其他人也是这样看待他的。他无法想象其他男孩可能会嫉妒他的成长，或者一些女孩可能会认为他成熟和有吸引力。当询问青少年以下问题时，所有这些概念都要被探讨到——"告诉我是什么使你来到这里？对于我们为什么会在这里会面，你是怎么理解的？说说你自己吧。"

严重程度和身份认同状态

在使用"高功能"和"低功能"等术语时，除非另有说明，否则我们指的是青少年的结构组织水平，而不是诸如认知的或智力的功能这样的概念。反映出较高水平的边缘组织的反应展示了更健康的客体关系、较少的弥漫的或强烈的攻击性，以及更多与年龄相符的道德功能，这表明较少的身份认同弥散。

人格组织水平较低的个体则展示出更严重的身份认同弥散，这反映在他们更普遍地使用诸如分裂、投射性认同、全能控制和贬低他人（包括治疗师）这样的防御方式；他们有更强的偏执倾向；以及他们客体表征的某一品质反映了他们建立良好人际关系的能力受损，理解社交信息和给予共情的困难更大，以及有更显著的攻击性和更可能有解离体验。比起在神经症性水平或更高的边缘水平个体身上观察到的，他们的客体关系和防御可能导致更不稳定的情绪表达，这些是由自我功能水平的变化引起的。这一观察结果符合这个观点，即情绪失调是人格障碍发展的核心因素之一（Putnam and Silk，2005）。空虚感、烦躁不安和常见的快感缺乏或对表扬或奖励无反应也出现在较低水平BPO的青少年身上。

关于身份认同状态的评估，功能较高的青少年通常可以以一种相当全面的方式描述自己，临床医师不用很努力就可以获得青少年提供的非碎片化的、现实的、可理解的关于他们是谁以及他们的担忧是什么的描述。例如，本章前面描述的NPO水平的青少年很容易地谈论了他的焦虑、他接受治疗的原因和他的目标。他清晰而轻松地描述了他的生活、他的活动范围，以及他在不同环境下如何看待自己。高BPO水平的青少年一开始做不到这样。他是回避的和极度被动的，并以一种操纵、控制的方式运用这些特征。然而，在被面质这些特征之后，他表现出一种截然不同的反应。他没有退行或回避干预，而是能够通过提供一幅更全面的、（因此）更整合的和更适应性的自我画像来继续展示一种更健康的内在结构。在这幅自我画像中，他描述了他的自我意识、他对羞耻的担忧、他希望事情是怎样的，以及他对父母行为和他自己行为之间关系的更清晰的理解。实际上，这个青少年的人格结构组织处于一个比最初预期水平更高的水平，在澄清和面质的技术被使用之后，他可以在一个他感到安全的、更具有结构性的情况下，揭示他在这个水平上的功能。这两种技术的使用并不局限于治疗本身，它们的影响将在很大程度上取决于青少年的结构组织水平。

处于较低水平BPO的青少年对自己和他人的描述更加模糊，让临床医师感到是碎片化的。这就像一个人在看一幅马赛克镶嵌画，上面有一些瓷砖，但还缺少许多其他的瓷砖，所以观看者必须努力创作或想象一幅完整的图像。同样，对这些年轻人进行访谈需要临床医师进行大量的思考和行动。正如之前在中等水平BPO的青少年案例中所看到的，临床医师必须做大量的工作，只是为了让他说话。而对于中等水平和低水平BPO的青少年，临床医师必须提供持续的结构和支持，试图从他们身上提取更多的碎片来填补马赛克画面，并确定他们的身份认同可能有多么不整合。在我们的例子中，处于中等水平BPO的青少年不太健谈，除非是在他对临床医师提出带有敌意的贬低时；低水平BPO的青少年比较健谈，但仅限于对家庭、老师和同伴的愤怒谩骂，并挣扎着提供一个更宽泛的自我图像。实际上，这两个年轻人展示了一种更僵化的与临床医师互动的方法，并且提供的是一个更狭隘的自我图像。低水平BPO的青少年也提供一种单向性的因果关系图：他是不变的受害者。高水平BPO的青少年的默认反应是"我不知道"，直到面质他的操控性谎言后，他会改变自己的回答，这显示出一定程度的灵活性；低水平BPO青少年的默认立场是愤怒地描述对他施害的人，并认为一切都是他们的错。他运用的这种反应方式所具有的僵化性表明他在心智化方面存在缺陷，无法考虑其他人如何看待他对他们的反应。

应该注意的是，在这些例子中，中等水平和低水平BPO的青少年都非常聪明，博览群书，对许多科目都很了解（尽管他们有时或经常拒绝做作业），但他们的反应有时可能是碎片化的。对临床医师来说，很具诱惑力的一件事是相信他/她知道患者的意思，并在不知不觉中"清理"他们的回复。与这些聪明的青少年工作时可能尤其如此，相反，与那些不善表达或不那么聪明的青少年工作时，就不太会这样。在与另一名聪明的16岁男孩工作时，可看到在这一主题上的变化，他展示了在一整节治疗中一个人的陈述会如何变化，从而提供一个清晰阐明患者身份认同状态的图像。这名青少年向一名新的可能给他做治疗的治疗师讲述了他重新进入心理治疗的决定。他在做决定时听起来自信而成熟，甚至在描述他在学校的平庸表现（完成作业时拖拉不决）时，他似乎也表现出了良好的自我觉察。他接着透露，他经常撒谎，每天吸食两次大麻，但（得意地说）已经戒掉了（但在后来的讨论中表明他刚戒了三周）。他说得越多，他的言谈中的含糊性就越显著。他的自我描述证明了自体的组织水平独立于青少年的语言技能，因此，表达性语言障碍并不意味着青少年一定会表现为无组织或混乱，另一方面，清晰的表达也不意味着会自动掩盖身份认同弥散和内在的空虚。意识到这些倾向有助于防止临床医师忽视与BPO状态相关的混乱或碎片化。

身份认同评估的一部分还将包括对目标的检查。小孩子们可能经常被问："你长大后想做什么？"如今，这个问题对许多青少年来说充满了焦虑，因为他们感受到建立职业/工作发展路径的压力或有资格在他们所选择的学校获得高等教育的压力。

对青少年追求目标能力的评估包括判断他们的选择的现实性：他们的选择与他们的能力相符吗？他们的选择是否会带来满足感（与之相反的是出现一个特征，即仅仅为了取悦他人却丧失身份认同）？这些目标是否对他们的发展水平有意义（比如，他们是否只提供长期的不切实际的或宏伟的目标；或者比如，他们是否会说："今年夏天我想成为这个夏令营的顾问。"）？他们是否采取了适当的主动行动来实现目标，还是过于依赖他人的帮助？如果得到帮助，他们能够履行自己的责任吗？实际上，他们能确定切实可行的短期和长期目标吗？他们能构想出如何实现这些目标吗？这些特征不同于那些无法设想一个目标，或无法想象如何实现目标（甚至如何在做家庭作业或找兼职工作时寻求帮助）的青少年身上的特征，而且它们反映了Erikson所描述的"时间和工作弥散是身份认同弥散的组成部分"。这些人可能会被描述为"糟糕的计划者"，但给他们贴上这样的标签可能会忽略问题的本质。这更多地涉及他们的一种感觉，即"他们有世界上所有的时间"或"从来没有足够的时间来完成它"，他们也会对自己的努力抱有宏大的或令人震惊的期望，而这两者都是不现实的。

临床医师可能会尝试区分两种焦虑所起的作用，一种来自很少有要求或期望很低并培养依赖性的养育方式，另一种养育方式是促进了更不安全的依恋模式，从而产生了回避技巧和不知如何驾驭世界的糟糕感觉。病理较严重的患者在制定或确立目标方面会有更大的困难，他们在追求目标时难以感到舒适和兴奋，但可能会表现出似乎与任务和情境相应的焦虑。对于这些青春后期的青少年/年轻人来说，其核心是以多种方式表达和表现出的对成年的恐惧。

严重程度和客体关系

病理严重程度对客体表征的影响与其对自体表征的影响相似。在较低水平的BPO中，青少年对他人的描述往往是模糊的，可能只是列出一些"毫无血肉"的形容词。此外，这些青少年通常无法理解，倾听者需要了解更多以获得他们所描述的另一个人的真实形象。由于他们的他人表征是肤浅的，他们经常表现出一种空白，对于为什么临床医师要求他们做出更多的描述，他们缺乏理解。对于自己能给出什么信息来构建关于另一个人的更全面的形象，他们也是意识有限。就好像他们没有意识到"马赛克"中还需要什么才能使它对他人是可见和可知的，这再次展示了他们糟糕的心智化的另一个特征。对于一些青少年，尤其是年龄更小的青少年，一种"脚手架"技术可能可以帮到他们，让他们与问题保持更远的距离。例如，如果对于"说说你自己"这样的问题感到纠结，他们可能会被问："假设有人问你的一个朋友关于你的情况，你认为他们会怎样描述你？"或者"他们应该知道你的哪些情况，这样才能很好地了解你到底是谁，你是什么样的人？"

这样的询问还试图了解青少年是否可以亲近他人——他/她能否维持一段追求互惠而不是剥削的关系。掌握和内化这些特质需要一定程度的共情、关心他人的能力以及能够依赖和被依赖。无论是对成年人还是青少年而言，赠送和接受礼物都是关于依赖和养育方面冲突的一个很好的指标。前面描述的低水平BPO的青少年虽然经常抱怨自己被剥夺和被忽视，但却讨厌收到礼物，并拒绝表达自己的愿望。他觉得，如果一个人收到了什么，就自动有义务要做出回报，这就带来了一个两难的问题，即他回报的东西可能不被收礼者喜欢。他似乎无法想象，其他人仅仅因为关心他而愿意给他东西，或者他们会感激收到来自他的礼物仅仅是因为他惦记着他们并想送礼物来让他们开心。相反，他对相互性的特征的谨慎反映了一种偏执的倾向。

在本章前面的临床案例中，高水平BPO患者是在社交上表现孤僻，对人际关系感到焦虑，朋友很少，但能够表达他对友谊的渴望，包括渴望男性朋友和女性朋友。他能够给出一个稍微有些细微差别的对自己父母的看法。低水平BPO的患者给出的是一个受限的、单一维度的客体表征。他的兄弟被描述为一个自私的、贪婪的"讨厌的家伙"，想要什么都能得到；同学则被描述为傲慢自大、自以为是。他的兄弟被看作不聪明却侥幸成功的人，并得到了父母的支持和对其缺陷的理解；同学们并不是真的知识渊博或像他们认为的那样聪明；老师们既无能又不公平；父母只对他有要求，对他的兄弟姐妹没有要求；他什么都得不到，而他的兄弟姐妹得到了一切。因此，这些人物可能有不同的名字和角色，但本质上他们之间没有什么区别——他是被剥夺的、不被赏识的、羞耻的受害者，而其他人都是自私的、苛求的，却能获得回报，他们没有共情，这证明他对世界愤怒的、攻击性的立场是合理的。处于中等水平BPO的青少年能够拥有朋友和他的"团队"，他们和他一样，都比其他人更聪明。在他对他们的描绘中，除了他们比其他同学优越之外，他没有提供太多其他的东西，从而支持了他的比较宏大的自我描绘。与低水平BPO的年轻人不同，中等水平BPO的青少年能够提供一个对父母的更全面的看法。虽然他表达了他对父母的气恼和失望，但他也指出了父母的一些积极特质，这些特质吸引他与父母一起参加某些活动。

前面描述的NPO的青少年并没有很多可以长久相处的朋友，但在他对分享作业的同学的完整描述以及他对一个他希望约会的女孩的描绘中，可以明显看出他的组织结构水平更高。访谈者可以很清楚地知道这个女孩是什么样的人，以及她为什么会吸引他。也许这反映了他的依赖程度和焦虑程度，他对父母的描述是有限的，并强调了他们满足他需求的角色。与中等水平、低水平BPO的青少年相比，他的攻击性在行为和表达上都得到了控制，正如可能预期的那样，与他在表达攻击性/自信方面的冲突相关的僵化抑制导致了他的焦虑和寻求心理治疗。

严重程度和防御

Paulina Kernberg（1994）列出了儿童和青少年使用的31种防御机制，范围从正常的到神经症性的、边缘性的和精神病性水平的。这些防御机制构成了儿童和青少年熟悉的应对或适应外部应激源和内部冲突的方式。她引用了Jacobson等人（1986）的一项研究，该研究报告，非患者使用诸如利他（altruism）、压抑（suppression）和理智化（intellectualization）等防御机制，而青少年精神病性患者更有可能使用付诸行动、回避（avoidance）、置换（displacement）、投射（projection）和攻击转向自身（turning against the self）。因此，非患者使用的防御被Kernberg归类为正常水平的防御，而患者使用的防御可能被视为神经症性的或边缘性的，并且与青少年的自我发展水平一致。这些发现表明，防御机制的选择可以在青少年群体中被区分，并且使用的防御机制与病理的严重程度相关。

在第二章中提出的人格障碍的发展模型描述了分裂在某些峰值情感体验下发挥的防御作用。在青少年和成人中，基于分裂的防御可以与基于潜抑的防御相区别，后者与较高水平的BPO和NPO相关。边缘型人格障碍患者在他们的自体和客体世界中所做的划分很快就会向访谈者显现出来。他们的黑-白/好-坏的描述将访谈者的注意力吸引到患者精神生活中的矛盾上。例如，我们提到的中等水平BPO青少年很快就描述了他的"好的/聪明的"朋友和"坏的/无能的"其他学生和老师之间的分裂。低水平BPO的青少年对其他人做出了类似的区分，这也在自体-客体表征中被捕捉到，这些表征是"好的/受害的"自体和"坏的/施害的"老师和父母。这些青少年还使用了基于分裂的防御（Caligor et al., 2018），如访谈者在反移情中体验到的全能控制、投射性认同和理想化/贬低。中等水平

BPO的青少年通过他的沉默来实现全能控制；低水平BPO的青少年通过愤怒的抱怨来做到这一点，他将这描述为他的"发泄"需要。然而，这种发泄控制了谈话，并且试图避免反思和回答访谈者的询问。中等水平BPO青少年的贬低表现在对访谈者的直接"贬低"中，试图同时用一个自夸的评论来羞辱访谈者；低水平的BPO患者通常通过显示自己多么有见识以及寻找临床医师的评论和诠释中的错误来保持自己的优越感。这位青少年必须一直是正确的那个人。高水平BPO的年轻人显示出全能控制和投射性认同，这是他的治疗师和精神科医生所体验到的，这让他们害怕把他推向进一步的退行行为或崩溃。然而，评估者的面质导致青少年灵活地脱离了这种模式，显示出他比想象中的更健康一些。

分裂的防御创造了模糊的、肤浅的表现，这让这些青少年变得更难以被理解。就好像这种防御把物品放在不同的隔间里，在那里它们与其他矛盾的表征分隔开来，可以被单独地思考和处理。但临床医师使用面质，并不接受青少年的这种应对方法。青少年现在被要求反思那些内在的和外在的体验、行为和沟通交流，是它们创造了他/她的世界中的这些不合适的、不一致的结构，因为这种防御试图将这些矛盾保持在意识之外。这种面质会让青少年感到不舒服，因为青少年熟悉的、（但）潜意识中的适应方式现在被显示不起作用了，他/她必须反思并寻找另一种应对方式。

与此同时，这些青少年中的一些人可能会因为他们无效地试图解释他们自己和回答临床医师的问题而感到沮丧，这激起了他们的愤怒反应，因为他们可能觉得对方试图让他们看起来很愚蠢。分裂导致的模糊性应与一些青少年可能表现出的抑制和敌意的阻抗相区别，这在反移情中可能反映为感到被激怒或被控制而不是感到困惑或不确定。年龄较小的青少年也可能体验到更高程度的自我中心，Elkind（1967）指出，这可能包括创造一个"集体观众"（collective audience），即青少年认为其他人正在思考他们正在思考的事情（通常是思考他们自己）。也许这导致了一些青少年认为临床医师会自动地、几乎是神奇地理解他们，因此他们不明白为了被理解，需要明确表达。

面质不应被视为对青少年反应的一个愤怒的、评判性的挑战或批评。实际上，这是向这些患者反映他们说过或做过的事情，但他们试图将这些事情分开，而不是同时意识到它们。因此，临床医师并不是在进行推断，而是要求这些青少年去看看来自他们的东西及其产生的结果；通过这样做，临床医师首先为这些青少年提供对他们自己的反思，从而引导他们进行自我反思。

这些分裂的防御可以与基于潜抑的防御区分开来，后者更可能出现在NPO患者身上。我们观察到NPO青少年使用这些基于潜抑的防御来让自己不觉察到自身具有攻击性的、独断的/竞争的冲突和敌意的冲动。高水平BPO的青少年也使用这些防御，这些防御导致了他的焦虑、回避、被动性和受限的冲动表达。低水平BPO和高水平BPO的个体都是敏感的，并体验到明显的羞耻感。高水平BPO的青少年最终会谈论它，并将访谈者引向这些主题，因为他在治疗师使用澄清和面质后变得更加能够反思，而低水平BPO的青少年会变得更加愤怒，以阻止这一体验和表达这些感受。

严重程度和攻击性

青春期可以被看作一个发展和调节攻击性表达的时期。攻击性以不同的形式被表达，具有不同的功能和不同的潜在神经生物学基础（例如，游戏战斗、支配、"寻求"系统的各个方面，以及与性交织在一起）（Panksepp and Biven, 2012）。青少年，无论男性还是女性，都需要进一步发展和完善他们对攻击性的表达，以便当这种感受是合理的时候，他们可以以适当的方式表达愤怒和暴怒；可以在运动场上、课堂上和人际关系中参与竞争；当他们走向两性的亲密关系时，可以将攻击性与温柔结合起来。

当临床医生要求青少年提供他/她对这次访谈的原因的理解时，将了解到大量关于青少年以前和现在的攻击性表达的信息。对此问题的回答通常包括对他人的攻击或敌意行为、自我伤害或危险行为的描述，以及对访谈者的言语上的敌意表现。然而，患者可能否认或隐藏任何攻击性的或暴力的历史，因此访谈者需要询问攻击性的各种表达方式，因为它对诊断思路和治疗计划的形成是非常重要的。因此，应询问自杀、自伤或其他导致身体疼痛或伤害的行为；诸如暴食和清除行为的进食问题；危险的或冒险的行为，如不安全的性行为或与"问题"青少年交往；饮酒量和吸毒；以及对他人直接表达攻击性，包括发脾气和公开的攻击性（攻击/欺凌）。也可以询问发生在内在层面的攻击性表达，如极端的嫉妒感和报复的想法（Caligor et al., 2018）。

本章的临床例子中的青少年表现出不同的攻击性的特征，与他们的病理水平一致。更严重的人格病理与更不适当、更强烈和更普遍的攻击性表达相关。被诊断为NPO的青少年在攻击性的表达上体验到相当大的冲突。造成他焦虑的一个主要原因是他对自己想要表现得自信的强烈不适，具体情况包括告诉别人他在校刊编辑部中扮演的角色是什么，在遭到拒绝时表现得更强硬，在邀请一个女孩和他约会时表达得更直接。高水平BPO的年轻人也在表达攻击性时体验到冲突，但与NPO的青少年不同，他（高水平BPO的年轻人）使用了更严重的防御，阻止任何自信的表达并否认任何采取行动的愿望。因此，对他来说这个影响更加无处不在。

中等水平、低水平的BPO青少年都公开表达攻击性。他们都拒绝遵从他人的期望（例如关于学业的期望），并公开对他人（包括父母和同伴）怀有敌意。他们都抗拒和贬低老师，但以不同的方式。中等水平BPO的年轻人似乎只对某些他认为不值得他尊重的老师这样，而低水平BPO的青少年对其他人表现出更普遍的蔑视，同时更广泛地拒绝服从。处于中等水平BPO的青少年可能对同龄人中的一小群人更有敌意，而低水平BPO的青少年表现出更普遍的对他人的回避，并对男性和女性同龄人表现出适当的果断感到极度不适，因此没有真正的友谊。最明显的是，低水平BPO青少年的敌意更普遍和更强烈。他在大部分时间里对大多数人都很生气，也因此使家人躲着他，他甚至生气得在家里的墙上砸出洞。这些例子表明了仔细调查这一功能领域的价值，因为它有助于理解青少年人格病理的严重程度。

严重程度和道德功能

青春期的成长包括道德功能的发展变化，这在不同的理论假设中都有相关描述，这些理论假设的领域包括行为、归因于超我发展的良心特征，以及为道德行为提供道德判断（Weiner, 2006）。当临床医师评估青少年的道德功能时，如果能够综合地考虑这些成分，将能够获得有意义的信息。例如，Caligor及其同事（2018）指出，一些人的道德行为可能基于对被抓住的恐惧，而另一些人的行为或辩解则意味着有一个更内化的价值体系。这些模式让人联想到Kohlberg关于年轻人道德判断的发展模型（Kohlberg and Kramer, 1969）。根据个体对没有"对"或"错"答案的道德困境的反应，Kohlberg将他们的道德判断分为三个层次，这些层次描述了道德判断的转变过程：从心智不成熟（即道德成规前期）的判断［这个判断强调的是个人自己的最大利益，几乎意识不到他人的需求（例如，"如果我做了某事，我可能会陷入麻烦""我应该做某事，因为它会满足我对……的基本需求"）］到一个反映出接受了惯例的发展水平（例如，"我应该做/不做某事，因为那样人们就会认为我是好人/坏人"）再到高度原则性的水平（例如，"我可能会因为做某事而陷入麻烦，但做某事反映了超越当下的普遍人性原则，比如拯救一条生命"）。跨越这三个层次的转变会随着发展而发生。同样，良心的发展（Jacobson, 1964）可以包括从一种认同的立场过渡到更大程度的内化。这样，年龄较大的青少年就有可能体验到有用的内疚和其他情绪，这样既不造成忽视常规惯例，也不产生严苛的、限制性的自我批评。这意味着，当临床医师评估青少年的道德功能时，发展性的视角提供了一个必要的框架。

前面案例中的NPO青少年通过约束自己，基于与他年龄相称的性冲动和攻击性冲动来行事，从而限制了他的冲动表达。然而，因为他的客体关系整合得很好，他可以想象与某一个特定的女孩一起追求他的浪漫兴趣和性感受，他可以清楚地描述她是谁以及她为什么吸引他。这与低水平BPO的青少年形成了对比。低水平BPO的青少年身体上成熟了，并有强烈的性兴趣（事实上，他评论说"手淫可能是我做的唯一正常的事情"），但不能让自己接近一个女孩。在校外的学校赞助的活动中，他表现得非常得体，因此，几个女孩似乎对他表现出了兴趣，但他只是在这些活动中与她们进行了简短的交谈，没有继续跟进。所以，他无法调节自己的愤怒从而能追求一段关系，也无法想象任何他认为有吸引力的人会觉得他有趣——他们只会把他视为一个"多毛的怪物"。这两个年轻人可以与另一个在道德困境中挣扎的年轻人形成对比。他知道有一个女孩对他很感兴趣并想和他发生性关系，但他并不在乎她，部分原因是他不认为她在他的同伴中得到了良好的评价，所以和她在一起名声并不好。因此，他的挣扎包括两个方面：他是应该"勾搭"她，冒着想象中他的选择被嘲笑的风险；还是应该"勾搭"一个他并不是很喜欢但喜欢他的人，从而以一种违背他正在发展的道德原则的方式"利用"某人，并为此感到内疚？这一讨论说明了像性这样的复杂问题涉及以下的考虑：青少年的攻击性水平、防御组织、自体和他人表征以及道德发展水平会如何相互作用来决定他/她的行为。

更直接的方式是，临床医师可以询问青少年他/她是否撒谎或偷窃，或对他人造成身体伤害，尤其是在访谈中出现蛛丝马迹时。这些也是复杂的行为，可能代表着不同的严重程度。例如，一个青春期的男孩描述了他在一次班级旅行中在商店里偷太阳镜的经历。然后他把眼镜给了他组里的一个女孩。结果证明，他这么做并不是为了让那个女孩留下深刻印象或者让她喜欢他。相反，他说他不喜欢店主，他认为店主对他的同学很粗鲁，所以他偷那副眼镜只是为了证明他能做这件事，然后他觉得自己比店主优越，因为他认为他让店主看起来很愚蠢。在这里，自恋的需求驱使了一个中、高水平BPO的年轻人做出这种反社会的行为。这与一个看不起自己离婚的父母的17岁年轻人的行为形成了鲜明的对比。他经常撒谎，并真的试图欺骗对他进行访谈的医生，同时把自己描绘成被其冷漠无情的父亲伤害的人。在他的描述中，这位父亲对他身陷困境的前妻很恶毒。当这位年轻人被面质他前后表述不一致的吸食大麻频率时，他在学校里交易毒品的犯罪活动显露出来。这一重大的反社会行动也为俄狄浦斯的目标服务，因为他可以保持一种信念，即他在经济上比他苦苦挣扎的父亲更成功。这种程度的反社会行为，就像成年人显著的反社会行为一样，提示预后较差（Caligor et al., 2018）。在这样的青少年中尝试TFP-A时需要一份仔细构建的协议、明确的父母参与，以及青少年追求治疗目标的动机。此外，由于这名未成年青少年参与了有人身伤害风险和重大法律后果的非法活动，因此有必要向他解释，需要与他的父母讨论这一问题，并让他们参与一项确保他的安全的计划。

对评估过程起作用的其他特征

表4-2列出了指导临床医师问诊并有助于其对患者BPO水平做出判断的核心组成部分。我们对这一评估过程的描述还提到了其他起作用的因素，我们现在将讨论这些因素。表4-3包括了这些其他特征，它们或者自发出现在评估会谈中，或者在评估会谈中被问及。这些特征有助于临床医师理解青少年患者，并为推断患者的BPO水平提供依据。在之前描述各种其他因素的过程中，已经提到了其中许多因素。在这里，我们将主要关注支持性的关系。可以这样说，诸如身体形象和与性有关的话题等内容是直接被询问的，通常是作为青少年已经提到的事情的追踪询问，或者当需要扩展或澄清时进行询问。表4-3中的其他条目通常是根据青少年对访谈过程的反应推断出来的。

表4-3　对评估严重程度起作用的其他因素

支持性关系［家人和同伴，例如对亲密关系感到舒适、纠缠（enmeshment）或疏远］
自恋
性的整合（在自体中和在恋爱关系中）
反思能力（对自体和他人）
身体形象
僵化/抑制 vs 灵活
情感调节

对青少年在家庭、学校中的功能运作和社交世界进行评估可以帮助确定青少年表现出的人格病理是不是从糟糕的家庭的病理中分化而来，或者是融合和接受了同伴群体的特征（Kernberg et al., 1992）。如果是上述两者中的任何一种，治疗目标将涉及帮助青少年认识到这种情况，包括其最大利益可能来自与这些破坏性关系分离，而不是加强青少年与家人或同龄人之间的亲密度。

父母

在这里，与对青少年本人的评估一样，临床医师的一个基本目标是评估患者父母和家庭的病理严重程度，以便了解人格组织的概念是如何适用于这些影响青少年生活的人。这将告知临床医师如何与父母进行最好的互动，以争取他们对治疗的支持，确定与他们见面的必要频率和目的，以及确定是否需要其他临床服务的额外干预（如对父母的个体心理治疗、家庭治疗）。可能还需要让父母准备好支持其他可能在启动TFP-A之前需要实施的干预措施（例如，对酒精或药物滥用的管理、进食障碍的治疗)。

对家庭功能(包括兄弟姐妹关系)的评估有助于了解青少年的人格发展,以及确定父母或其他人参与和支持青少年心理治疗的能力。支持包括父母有能力和意愿支付治疗费用,并确保他们的孩子有办法定期和按时接受治疗。理想的做法是在签订协议的阶段建立期望和程序,培养青少年负责往返参加心理治疗的能力。这样一来,青少年的阻抗就成为治疗的一部分,必须被处理。当父母的阻抗侵入治疗时,就更加困难了,因为临床医师必须处理父母以及青少年对父母的付诸行动可能产生的冲突性的感受。

父母可以以微妙的方式支持或破坏治疗。例如,一位15岁男孩的母亲会在儿子放学后接上他并开车45分钟去接受每节治疗。然而,尽管男孩一再要求,母亲却不给"饿坏了的"儿子带放学后在车上吃的零食,所以他决定"罢工",留在车里而不是去接受治疗。这位母亲更喜欢的模式是在他们到达后买零食,这样她就可以打断治疗,把零食给他。她的模式反映了她声称的愿望,即儿子的情况改善并停止对她的攻击和侮辱(因此,她带他来接受治疗),但她却不能放弃控制,不能允许儿子的分离和真正的成长,所以她破坏治疗,特别是在他开始改善并对治疗师表现出积极反应之后。她将这一问题归因于自己繁忙的日程安排和她的注意缺陷多动障碍(ADHD),她坚称ADHD导致了她的组织混乱,使她无法有效地制订计划,从而无法备好零食。她自己的人格障碍通过促进与儿子的持续冲突发挥了更大的作用。

这位母亲的行为与对被诊断为边缘型人格障碍的母亲的研究结果相似。这些母亲难以培养自主性和联结性,因为她们无法与十几岁的孩子建立友好关系,也无法确认他们的观点;她们通过将分歧过度个人化(overpersonalizing)来抑制自主性的发展,这减少了独立的思想和行为;他们通过与孩子保持亲近(通常通过敌对的互动)来应对她们对被抛弃的恐惧,因此不利于孩子发展联结性和独立性(Frankel-Waldheter et al., 2015)。这些互动类型也被预期会损害心智化的健康发展。通过询问当孩子舒适地经历一个重要的发展里程碑(例如进入高中)时,父母的反应是高兴还是犹豫和失望,常常可以探索到父母对于孩子走向分离和自主的总体态度。

除了了解父母对孩子的恐惧和担心,以及青少年可能主导家庭的方式,临床医生还可以询问父母对孩子反应所采取的各种回应和技巧,以及在发育过程中事件发生的顺序。这些信息可以让访谈者了解父母的个性以及他们维持青少年问题行为的方式。此外,临床医师不仅可以获得一份儿童和家庭生活中具有历史意义的重要事件清单,还可以尝试探索这些事件对父母的意义以及由这些事件和里程碑创造的家庭"神话"。知晓这些可以帮助临床医师共情青少年的内心世界，并帮助临床医师理解正在展开的移情和反移情。

同伴

　　了解青少年在个人和群体中的友谊模式，提供了关于他们维持关系、体验亲密和在这种关系中感同身受的能力的信息；关于他们在群体层级中所能扮演的角色的信息；以及关于他们在多大程度上可以相互依赖和支持，而不是操控或剥削他人的信息。他们有最好的朋友吗？他们能以一种细微的、让他们看起来真实的方式描述他/她吗？他们能依赖朋友吗（例如，寻求并接受建议、提供建议）？他们参与的活动是真实的吗？这些活动看起来能产生真正的快乐并推动他们走向成熟吗？还是它们是重复的，每一个都"卡在"同一个发展点上？他们是否有一群朋友，代表了一个分裂的世界（例如，有一个他们觉得亲近的朋友；有一个密友或红颜知己，可以倾听他们的痛苦，但他们与其并没有一段全面的关系；还有其他人，可能是更大的群体，他们觉得被这些人嘲笑或与他们保持距离）？最终，探究同伴群体活动的本质对于确定可能的反社会活动和酒精或药物滥用是有价值的。一些青少年描述自己会"出去玩"和"嗨起来"，但当被问及如果他们不"嗨起来"，他们会和朋友做什么时，他们会被难住；这种反应表明了这些关系的肤浅，让人联想到一个非常年幼的孩子的相似游戏，孩子还没有转向建立互惠的互动模式，在这种互惠的互动模式下，每个人都为最终的、共同构建的目标提供一些东西。本章前面描述的不同水平BPO的例子说明了问题的严重程度是如何在友谊中表现出来的，特别是这些问题如何扭曲或阻碍了友谊，这些例子也指出了影响青少年身份认同状态的特征被表现在这些关系中。

临床访谈过程：结构式访谈

　　在本章的前面，我们描述了一般青少年评估中使用的程序如何有助于评估过程，这些评估程序包括诸如使用行为评定量表以及标准化半结构式访谈。这些程序及临床医师根据评估而确定的目标，不同于那些反映青少年身份认同状态及其在理解人格组织和人格障碍严重程度方面所起的基本作用的程序和目标。在这里，我们将描述两种程序的联合使用，这两种程序是确定青少年的身份认同状态的核心，以及由此得出他们的BPO水平。这两种程序分别是SI（Kernberg, 1984；Yeomans et al., 2015）和PAI（Selzer et al., 1987）。SI和PAI可用于评估青少年人格组织的7个基本组成部分［其中几个已经在前面描述过（见表4-2）］：①认知特征（想法、记忆、现实检验）；②情感（如冲动、欲望）；③自体表征；④客体表征（父母、密友、治疗师）；⑤防御；⑥对治疗师的共情能力；⑦自我反思的功能运作（观察自我的能力）。这些程序利用了临床访谈中此时此刻的互动特质，从而为青少年在参与 TFP-A 时可能做出的反应提供了启示。

SI 和 PAI 与典型的结构化和半结构化访谈有很大的不同。这里使用的"结构化"一词不是指这些测量程序的特征，而是指这样一个事实，即访谈的目标是评估患者的内在心理结构的水平和性质，这是由他们的言语回应的组织程度推断出来的。因此，与半结构化访谈相比，提问的展开更具开放性，并部分受青少年的回答和青少年展现自我的方式引导。SI 承认 BPO 个体经常以碎片化和无序的方式构建他们的回答，故并不预期访谈按设定的模式或方向进行。虽然临床医师在头脑中有特定的目标或终点，但如何达到这些目标或终点是开放式的，并且受青少年回应的质量和内容的影响。

事情应该被搞清楚，因此，当回答是模糊的、因果联系不清楚或不存在，或当叙述中有空白的时候，临床医师会使用一些如澄清和面质的技术，这些技术也在治疗过程中被使用。澄清用于观察青少年是否能够理解为什么其他人可能会对青少年的回答感到困惑，以及能否提供一个更清晰、更有组织的回答。当青少年的叙述中出现矛盾、遗漏和不一致时，可使用面质。（见第六章对澄清和面质的详细解释。）然后可以观察到，青少年是否能够反思访谈者的评论，理解为什么他/她的回答看起来令人困惑，并重新组织他/她的想法，再以连贯的方式呈现它们，而不是以最初使用的更混乱的方式；或者，是否像身份认同弥散时的情况一样，青少年会变得更加焦虑或防御。然而，尽管焦虑会增加，具有身份认同弥散的个体通常能够理解访谈者困惑的原因，并重新组织自己的表述，提供更清晰的回应。相比之下，在精神病性结构中，他们可能无法理解访谈者困惑的原因，更重要的是，当他们试图进一步回应访谈者的询问时，他们的思维和谈话可能会变得更加混乱。

访谈者往往会回到青少年之前的想法和陈述上，并提出问题，这些问题用以检查青少年是否能够整合并整理最初由于分裂性防御的影响而以不连贯的方式呈现的信息。与此同时，访谈者一直关注基本的"沟通渠道"（Caligor et al., 2018）——年轻人的言语和非言语行为、移情和反移情的表现，同时也考虑到正常青春期范围内的表现，以便在发展的背景中看待这些特征。

访谈程序

PAI 特别关注临床医师和青少年之间每时每刻的互动，而 SI 提供了一种系统的问诊方法，提供了关于本部分开头指出的 7 个组成部分的信息。临床医师可以选择流畅地整合这两种访谈程序来就青少年的问题（problems）进行询问，从而了解他们是否：①能够解释自身意识到的问题，正是这些问题让他们来找临床医师；②显示出有能力以有组织的方式描述自己的问题；③表达出他们对自己的问题的理解和感受。SI和PAI的这些特征使临床医师接触到青少年与其他人互动的方式。在这样做的过程中，他们可以观察到青少年描述自己的能力，看到他们反思自己、他人和他们做出的反应。因此，临床医师会沉浸在青少年的人格特征展示中，接触到他们的防御模式，并体验到任何病理性人格特征的存在。这些特征有助于评估身份认同形成水平，并区分NPO和BPO水平。

PAI项目可以用来开启访谈过程，然后它的其他元素可以随着面询的推进而穿插进行。例如，在开始时，临床医师可以询问青少年是否有好奇心、他/她对自己的世界的认识，以及对治疗的预期，可以这样询问："关于这次访谈或与我的会面，你被告知了哪些内容？"然后，临床医师可以间隔10～15分钟后询问："现在我们已经在一起15分钟左右了，这里的情况与你的最初印象相比如何？你预计会谈接下来的部分会是什么样子的？"以此来检查青少年对正在进行的人际互动的反思功能；再然后，可以询问"你对自己和我了解了什么？你认为到目前为止我已经理解了什么？"当临床医师有机会介绍他/她所了解的东西及其含义时，这也可以为反馈奠定基础。PAI非常适合青少年，因为临床医师不会询问他们的私人生活，而这些可能会在后续的治疗中被检查。此外，当青少年给出的回答表明他们在这些具有挑战性的互动中保留了自体感时，这有助于区分正常的身份认同困惑和身份认同弥散的因素。最后，PAI有助于评估青少年从心理治疗（尤其是TFP-A）中获益的能力，因为它利用了诸如注意力、记忆、现实检验、心智化等这些功能，以及在高度情感互动下维持工作联盟的能力。特别是，它很快就能了解到青少年的反思能力，通过多次返回这类问题，临床医师能了解到青少年如何从这种新的情境中学习并适应它，这种情境要求青少年以一种非常陌生的方式与成年人进行交谈。

SI通过问一个基本问题（例如"你为什么来参加这次会谈？"或"对于我们为什么进行这次会谈，你是怎么理解的？"）迅速引起青少年对自己症状的觉察和对其问题的理解。之后的问题可能包括"你同意来这里吗？""你认为你的困难的本质是什么？""你认为你的父母对你的困难有什么看法？"和"你对治疗有什么想法？你期望从中得到什么？"因此，访谈的前进方向是探索青少年对他们的问题的认识和理解——他们是否希望在自己的感受和行为方面得到帮助，并希望生活中的事情有所不同？（也就是说，他们是否表达了希望得到治疗的愿望？以及他们是否有改变的动机？）如果能够帮助年轻人确定他们希望从治疗中得到的东西，那么 TFP-A 奏效的可能性就会大大增加。

下一个非常重要的问题是"谈谈你自己"，这个问题提供了对年轻人身份认同状态的洞察。虽然之前要求描述他们问题的那些提问对一些人来说可能很难回答，并且根据 BPO 的水平可能会引出一些不连贯的回答，但许多人仍然发现描述他们的问题比描述他们自己或他人更容易。前者通常指的是外显的行为，包括与他们的世界的直接互动以及他们正收到的有关于此的反馈，通常是负面的。有时，对这些问题的不同回答可以提供相当多的信息。他们的回答也反映了他们的现实检验，也就是说，他们的内在表征是否对自体、他人或两者的互动产生了歪曲认知？通过要求青少年描述他们的父母和最好的朋友、他们的宗教和种族背景、他们如何看待自己的身体，以及他们如何应对不断变化的事件，可以拓展这一探究途径（Kernberg et al., 2000）。

除了提供有关人格结构的信息（包括防御和应对方式、自体和客体表征的性质以及身份困惑/弥散）外，该访谈程序还提供了有关青少年对具有预后意义的重要发展任务的掌握情况的信息。该访谈还提供了关于他们如何对待（或回避）上学/工作、同伴、性/亲密、道德、分离的信息，以及他们发展和开始执行未来计划的能力的信息。此外，它使追求治疗目标的个性化成为可能（下文讨论），作为一个与青少年一起进行的尝试，去确定他/她的个人目标，有别于父母的目标，这将作为开展治疗的动机。

最后，临床医师询问青少年访谈中是否有遗漏的内容——青少年认为临床医师应该知道的任何内容或青少年想问临床医师的任何内容。取决于患者的病理水平，这类问题可能会有不同的意义。也就是说，NPO 的年轻人更有可能将临床医师看作潜在有帮助的，可能更倾向于在访谈中加入他/她自己的问题；低水平BPO 的青少年可能更倾向于认为临床医师有潜在恶意，因此会力图避免进一步的参与。

目标

青少年表达的目标类型可能是非常不同的，可能反映了发展过程中非常不同的元素，这取决于青少年的年龄，但它们通常相当有意义并可提供有用的信息。例如，之前讨论过的 19 岁的 Anna，在回答她希望从咨询和治疗中得到什么这个问题时，她回答她的目标是有机会和想要"把我赶出去"的父母一起生活。这似乎是不协调的，因为设定这个目标的青少年（在单独会谈和联合会谈中）描述并表现出对母亲的敌意，尽管他们的表情是同步的微笑和大笑。虽然这可能是她的目标，但评估的一个目标是从行为达成（例如，与母亲生活在同一屋檐下）

72   移情焦点治疗——
       青少年严重人格障碍的治疗

转移到澄清和理解与目标相关的潜在非意识的（non-conscious）因素。例如，在Anna讲了一点关于她的母亲和他们的关系的内容后，她自发地描述了她对男友的不忠，但表示这与她和母亲的关系无关。该临床医师非常积极主动（即她没有保持沉默或不注意到Anna认为这两者之间毫无关系），她面质Anna对这两者之间联系的弱化，并表示Anna可能在描述自己对于与母亲以及与男友保持亲密关系感到冲突。她睁大眼睛看着临床医师，一边表示同意，一边表达了惊讶。实际上，被澄清和转变后的目标是理解Anna在亲密关系方面的困难，这妨碍了她与她关心的人保持稳定的关系和亲密；这最终可以让我们探索她的依恋模式以及与之相关的防御操作。当然，这种方法可能是实现她最终能够与父母生活在一起的目标的一个助力因素，但它也具有更广泛的意义。同样，对于一个表达了想要拥有更多朋友的目标的更年轻的青少年来说，更深刻的目标是认识、理解他的频繁撒谎，并对此做些什么，因为这干扰了他维持友谊的能力。

结构式访谈的临床例证

本章前面提供的NPO和BPO水平的例子是基于使用SI和本手册中描述的其他TFP-A技术所提供的证据。在这里，我们呈现两个简短的案例片段，这让人更多地了解青少年对SI和PAI询问的直接回答，并呈现了个人内在结构的特征。

案例2让人了解SI是如何作为探索底层结构的一个窗口的。对于这个16岁的女孩来说，SI提问的非特异性将她的发展不良的内在结构暴露了出来。她对问题的求索表明，对她来说，结构化的访谈将是一种非常不同的体验，因此表明了SI的总体安排在检查内在结构和评价人格组织方面的价值。

案例2

16岁的Amy在第三次住精神病医院期间接受了访谈。她戏剧性地走进会议室。她染了头发，涂了深色口红，微笑着和那些她已经认识的参加案例研讨会的人打招呼，并且似乎也很高兴地和那些她不认识的人打招呼。她轻松自如地转换到解释她对案例研讨会的理解上，然后描述了她认为自己为什么会在医院（例如，割伤、自杀意图），并很快开始谈论她的母亲，尽管她没有被要求这样做。然而，当访谈者说"跟我说说你自己吧"时，她惊慌失措，难以坐在座位上，她不看访谈者，也没有跟访谈者说话，她大声地恳求其他与会者问她问题。她说，她已经习惯了这些问题，也可以回答它们，但她不能只谈论自己。实际上，

她无法组织自己的想法，也无法构建一个反映她如何看待自己的回答；相反，她要求别人通过提问为她提供一个结构。

下一个案例片段描述了一个年轻的青春期男孩，他是低水平BPO，这反映在他对被毁灭的恐惧中。SI以及澄清和面质的使用让我们了解他的攻击性是如何成为对这种恐惧的一种防御，以及他的偏执风格在这样的时刻是如何活跃着的。此外，他在被要求描述他的问题和描述他自己时表现出不同的反应模式。他对访谈者的干预的回应表明，他有一些潜力去理解和整合受害者和加害者的角色以及他对投射的使用。重要的是能够认识到青少年的优势以及他们受损的功能运作。

案例3

Harry是一个非常聪明的13岁男孩，在过去18个月里住了五次院，他在第五次住院期间的一个案例研讨会上接受了访谈。每次住院的原因通常源于他的口头威胁和身体攻击行为。这些行为从想要杀人的言论到真的用铅笔刺老师。他的攻击性行为第一次发生在他18个月大的时候，针对的是一个比他小的手足。目前，他生活中的人对他做出的任何威胁都很害怕，他的父母的行为既有回避也表达出长期以来想"摆脱他"。他已经和他现在的治疗师一起进行了大约18个月的每周一次的个体心理治疗，他现在的治疗师很喜欢他。在几次住院期间与他有过接触的一些医院工作人员也报告说，他们体验到对他的正性感受，包括同情，这显然来自对他父母的负性反移情感受。在他被介绍给研讨会的观察员之后，当被问及是否想知道其他与会者是谁时，他柔和地给出了肯定的回答。所以，在这一点上，我们知道的是，这个年轻人有一个长期的攻击性以及攻击行为历史，这似乎越来越具有破坏性，他无法控制，也没有通过包括使用精神药物在内的各种干预措施得到控制；父母关系表明在依恋过程中存在重大问题；他有一些潜在的人际连接愿望；以及他有被某些人喜欢的能力。该系统还提示了在父母和各个治疗师之间存在分裂的可能性。

Harry被要求表达他对自己为什么住院的理解。他含糊地描述了他的一些攻击性行为，说他正在做一些"粗鲁"的事情。Harry接着描述了他在一个日间治疗机构里被另一个年轻人攻击了几次。他对自己行为的描述是模糊和肤浅的，迅速将过错外化和投射到其他孩子身上，这表明了一个二元体，这个二元体中的受害的自体和坏的、敌对的、破坏性的他人之间存在着分裂。在与后者的愤怒、攻击性的关系背景中，前者被认为是好的。随着他对这种解释的深入，在访谈者看来，他似乎是在对他的行为和他的困境进行自动化的描述，就好像他在提供一个重复的脚本，其中包含了他听到的别人对他的评价或别人对他说的有关他必须改进的地方。实际上，他对自己的问题的描述很无聊，似乎是经过排练的、肤浅的。他几乎不和他人眼神交流，他后来在访谈中承认了这一点。因此，他能够对导致他住院的外显行为发表一些评论，但在这一点上，他似乎有点脱离自己的叙述，对自己为什么这样做也没有显示出内省力。

当有人对Harry说"给我讲讲你自己的情况吧"，他一屁股坐在椅子上，目光变得更加回避了，他说得很少，更明显的是，他试图表达的东西是非常不完整和混乱的。他没有提供任何关于他的信息，比如他是如何看待自己的，或者他认为别人是如何看待他的。他的自我描述的这些特征，及其与他对自己问题的描述的对比，尽管存在那些不足，却展现了身份认同弥散的问题。然后他使用投射重新组织了一下对自己的认识，继续抱怨那个一直攻击他的男孩。他说那个男孩"有妄想症"，并继续描述那个男孩不合理的幻想，正是这种幻想导致他攻击Harry。因为Harry提到了"妄想"这个术语，然后他被询问是否可以回到谈论他的话题，他是否有任何"妄想"，如果有，就描述一下。他很快就谈到了他认为别人会攻击他的想法。访谈者评论说，他听起来好像经常感到害怕。Harry同意了，并进一步谈了他的恐惧和他的攻击性。访谈者接着对Harry说："不知道我是不是理解对了——你认为那个男孩深信你对他是一个威胁，所以他攻击了你，你经常认为别人想伤害你，所以你攻击他们。"他说那是正确的，他停顿了一下，然后开始和访谈者有了眼神交流。访谈者说："那么，有没有可能你攻击别人是因为你深信他们想要摧毁你，而你如果先摧毁他们则会让你感到安全。"他叹了口气，说："终于有人明白了。"这些连续的内容说明了Harry的偏执倾向，以及与之相关的支持他的攻击性的防御结构。此外，他对干预的反应表明，他有一定的潜力去理解和整合受害者和加害者的角色，以及理解他将投射用作一种处理他的毁灭恐惧的方式。

本章的附录呈现了一个更完整的访谈片段，展示了对一个表现出显著自恋病理的16岁的住院男孩使用的许多SI、PAI和TFP-A技术。

反馈

就像一个评估后的任何反馈一样，父母们希望被告知哪里出了问题［是什么导致了孩子的问题（正是这些问题使他们带孩子来进行这次评估）？他们可以做些什么？]。被评估的青少年可能有类似的疑问，但可能害怕或不寻求答案。即使评估是由父母以外的人发起的，例如学校或法律机构，这些期望也会存在。正如本手册中不同的部分所指出的，反馈可以引导我们采取一个循序的方法来理解青少年和治疗建议。也就是说，当存在严重的共病问题（如药物/酒精使用障碍、进食障碍或强迫症）时，建议首先对它们进行初始干预，以减少这些障碍对TFP-A治疗人格障碍的潜在干扰影响。此外，当青少年存在拒绝做功课以致严重学业不佳的情况时，这通常会对家庭和青少年的生活产生持续的影响，学校、父母和青少年之间可以制订一个初步计划，以尝试稳定其在学校的功能运作。否则，上学问题以及学校和父母的要求可能会不断侵入心理治疗。这并不是说治疗将忽略青少年在满足其生活中这一重要需求时的挣扎，但是，正如第五章将讨论的，如果建立了一个框架，试图去处理和涵容青少年生活中这些已知的、曾经具有破坏性的特征，那么对治疗来说是最好的。

如果评估表明青少年存在人格障碍，并且还存在共病障碍（当存在人格障碍时通常会这样），讨论轴I障碍和人格障碍是临床医师的职责所在。共病障碍通常包括父母和青少年认为已经很明显的特征，并且最有可能促使了这次评估。为了让父母和青少年对评估结果有全面而有意义的了解，有必要对诊断进行解释，以显示对这些呈现出的问题的理解，即这些问题如何被解释，以及这些问题为什么会呈现为这样［他们在不同情境（例如学校、与同伴一起、家庭）中的表现类型］。

父母对反馈的期待和愿望可能有很大差异。有些人的态度是，他们只要让孩子来接受治疗，一些解决方案就会神奇地出现。另一些人则会像接受任何医生的评估一样认真地接受反馈，他们的依从性将取决于他们的需求和人格类型。还有一些人可能对他们的孩子发生了什么有明确的信念，并可能努力维持这种信念——无论是将其视为更良性的，还是将其归咎于一个使他们感觉自己是无辜的或无可指责的原因。无论在何种情况下，当人格障碍是诊断的一部分时，临床医师必须向父母解释人格障碍的性质，尤其是阐明这一诊断如何帮助临床医师和父母理解孩子的问题，并指导治疗方法的选择。例如，许多青少年会表现出焦虑，但其严重程度不同，表现方式也不同。当涉及人格障碍时，解释就会扩大到超出广泛性焦虑障碍、恐惧障碍甚至惊恐障碍（许多家庭对这些障碍的形式都有些熟悉）的范围，说明这样的概念化有助于理解和治疗孩子的问题。

对于Harry，这种理解从长期专注于他的攻击性和喜好攻击，转向了对他极端恐惧（偏执性的防御和投射）的描述、他对被攻击和被摧毁的担心（对被毁灭的恐惧），以及他"先攻击"的反恐惧行为风格。而对于Anna，第一步涉及识别出焦虑在她的生活和家庭中所扮演的角色。这在她之前的住院和治疗中很少受到关注，这是可以理解的，因为注意力被吸引到了她的攻击性的、挑衅的和（通常为）危险的行为上。这些行为仍然需要被保持在视线范围内，并需要被纳入协议计划中。然而，通过解释她的特定人格问题（源自不安全依恋的基本问题）如何既导致她难以保持亲近和亲密（这是她想要的部分），又支持了她对拒绝和抛弃的恐惧，这为每个人的理解增加了一个重要的维度。这可以理解为，患者对亲近的恐慌和对被抛弃的恐惧交织在一起，促进了她在人际关系中的不稳定行为和极端不一致，并导致她在之前的治疗中难以依赖和完全接受帮助。随之而来的是，治疗最终不仅仅应该关注她的对立和反社会行为，甚或她的焦虑，还要关注她的源自混乱依恋的自体感如何驱动了她的行为。这种关注类型促进了对青少年症状的综合理解，形成了一个框架，这为一幅迄今为止迥然不同的、令人困惑的图像提供了意义。当出现这种情况时，向青少年和父母推荐将TFP-A作为一个治疗选择是讲得通的，尤其是对于先前经历过不成功的治疗的青少年，这些治疗往往侧重于改善与BPO结构相关的外显行为特征，如焦虑或付诸行动的行为。

还可能有必要与一些父母再次沟通他们对孩子问题的理解。因为人格障碍本质上是一种推断性的诊断，所以对一些父母，甚至是那些非常聪明、成功、博学的父母来说，也很难理解。例如，本章前面描述的低水平BPO青少年呈现了一幅复杂的画面。他看起来很抑郁，有时有自杀意念，行为举止又符合对立违抗行为的描述，一些有见识的朋友甚至向父母暗示他可能是"精神病性谱系患者"（on the spectrum）。精神科就诊使他尝试抗抑郁药、治疗ADHD的药物和小剂量非典型抗精神病药，因为他在暴怒时的思维具有偏执的、（或许）精神病性的性质。这些药物都没有效果，但它们是帮助他纠正行为紊乱的重要尝试。用日常语言向他和他的父母（分次，必要时重复）解释他处于较低水平BPO的自恋状态（即与自恋相关的暴怒）；他糟糕的自我形象使他对任何预期的负面评论都很敏感，从而导致他逃避学业；他的补偿性的夸大使他贬低其他人（包括他的治疗师），并使他持续要求自己必须伟大（这是无法实现的），这也影响到他维持他的努力的能力；他对他人的偏执恐惧促使他与朋友和家人隔离；还有一种更深层次的贫乏，让他因为害怕依赖而无法向父母付出和索取；以及他需要全能的控制来维持一种脆弱的应对方式。更具体地说，并不是简单地告诉各方这个青少年是偏执狂；相反，值得注意的是，在他的描述中，他通常把自己描绘成一个受害者，并且避开那些他认为与他作对的人。这样一个视角对他在与家人、同伴和老师相处中的行为提供了理解。因此，一个目标可能是更仔细地检查他对他人的看法，因为这将服务于他想要更快乐的目标。在学习方面，问题不是他缺少达到成功的智力，而是他出色的能力没有被允许展示出来，因为他当前的目标是他必须比所有人都好，这导致他退出了比赛。治疗目标可能是获得一个新的基础用于自我评价，一个既不过分夸大也不贬低的基础。这种尝试是为了达到现实的目标。这些解释当然不会使他拒绝做功课或使他的愤怒和对立行为更容易被接受，但它们将提供一个整合性的理解，这种理解对每个人都讲得通，并支持TFP-A这个治疗方法的框架。

结论

应在综合评估的背景下确定青少年是否存在人格障碍，综合评估是评估共病的精神障碍，如心境障碍、焦虑障碍和行为障碍，也评估学业和认知功能，还应检查发育史、家庭功能和同伴关系。

应考虑对任何心境、焦虑或行为问题进行药物干预。

结构性访谈有助于识别身份认同状态，区分身份认同危机和身份认同弥散。诊断身份认同状态对于确定是否存在人格障碍是至关重要的。

识别人格障碍的严重程度（定义为BPO水平）是评估程序的一个重要目标。区分NPO和高、中、低水平BPO有助于诊断、制订治疗计划和预期。NPO和不同水平的BPO之间的区别是基于青少年的自体表征和客体表征的组织情况、防御、攻击和道德功能。现实检验也会被评估。

对青少年和父母进行反馈是尝试给予一个解释，这个解释提供了一种理解，即如何以一种整合的方式看待那些引起关注的行为和促使青少年来评估的行为，以及那些迥然不同的行为，最好的解释是人格障碍诊断。根据这一诊断结论，我们推荐的治疗如下所示。

附录：对具有自恋特征的 16 岁少年的扩展性访谈

Richard（虚构的名字）最近因抑郁症住院，访谈是在他住院的医院进行的。

节选 1

治疗师在访谈开始时先问Richard对他们的会谈有什么了解和期待，然后继续让他谈一谈他自己。Richard试图回避做出回答，并试图控制讨论的方向。治疗师的评论说明了这种访谈形式是如何聚焦于"此时此地"的，并通过说"我们将讨论在我们现在的互动中发生了什么"来强调这一点。

治疗师一开始问Richard，他对她和这次会谈了解多少。他说，他被告知治疗师是一位"高级主管"。她问Richard对此有何看法。他回答说："这显然表明我这个案例对团队有一定的重要性……也许你想听一些关于我的事情，也许你以前和我这样的人打过交道，嗯，我希望……这是真的吗？"就这样，Richard很快就展示了自大的、有时是傲慢的特征，这在整个访谈中都很明显，在录像视频中也很引人注目。然而，他以一种不确定的口吻结束了他的评论。治疗师询问了Richard评论中所反映的不确定性："所以，你对自己的想法有怀疑，不知你的想法是对是错。你认为你是对的吗？"Richard说："哦，我想我是对的……没错。"然后治疗师面质了他的这个矛盾："是的，那你为什么要问我这对不对？"

这段交流后不久，治疗师说："我对你是怎样的人很感兴趣，而且……所以我想听听你对访谈有什么感觉……这不是一个普通的会谈……星期六早上。"Richard没有直接回答治疗师的问题，而是以一个提问来作为回应：

Richard：首先，让我问你一个问题。你听说过我什么事？显然你听到了什么，因为你来到这里，和我交谈，做出了特别的努力。

治疗师：治疗团队想听听我的一些印象，晚一点在访谈中我也会给你反馈的。

Richard：嗯，我想听一些……不是我现在所说的反馈，而是你已经从团队那里听到的反馈。

治疗师：哦，你知道，在这方面，我们要讨论的是在我们现在的互动中发生了什么。

节选2

在整个访谈过程中，治疗师认识到Richard在说什么，同时也随时注意他的行为和其他的情绪表达（如微笑、咳嗽、躯体化），这些都会被询问。此外，虽然会有些曲折，但治疗师并不会忽视访谈的目标，即让Richard描述自己。

节选1中的讨论持续了一段时间，于是Richard评论道："所以你不被允许告诉我？"治疗师指出，Richard的评论中有一个矛盾：如果他认为她是"高级主管"，谁会给她发号施令？注意到Richard的评论和措辞，治疗师追着这条线索：

治疗师：我必须遵守方案且不得编造规则？有趣的是，我本打算告诉你我们今天要怎么进行，但你告诉我我不被允许这样做，对吗？

Richard：不，我是说……

治疗师：你在笑，是什么让你笑的？

Richard：什么让我笑？

Richard通过重复他的要求来继续评论，并指出治疗师说他们将谈论会谈中发生的事情，而不是团队可能说了他什么。治疗师同意他正确地理解了她，Richard指出，如果他知道之前发生了什么，会让他感到舒服，这反映了他的偏执的成分。

Richard：我现在就想知道在这次会谈之前发生了什么，这样我才能知道你的想法。

治疗师：我想我们在观点上有分歧……你想谈谈我来之前和团队讨论过的关于你的情况。你对此很感兴趣，我想说的是我不会这么做，因为我和你的访谈将聚焦在你和我们现在讨论的事情上。所以……我想听听你如何看待自己，如何描述自己，我们可以从此开始。假设你要向我介绍一下你自己。我不得不说，除了你坐在这里之外我真的不了解你，但我不确定你为什么在这里，在这一刻，我想知道你是谁。我想让你自我介绍一下，我们就知道你是谁了。同意吗？

Richard：是的。

治疗师：所以现在我们达成一致了。（后来她让Richard描述一下朋友和父母。）

节选3

以这种方式，治疗师维护了访谈的结构；对Richard有意识或潜意识的防御策略保持警惕，并对它们进行评论，以便保持访谈的目的；也让Richard回到这一点上，并在后续必要时仍然这样做。SI和PAI的价值在这段节选中得到了说明，因为患者最终提供了非常有价值的自我描述，这个描述捕捉到了他的人格障碍的一个重要因素。

Richard：所以我将自我介绍为……我会把自己描述成一个聪明的人……能很好地理解别人，也能透过人们试图传达的形象看到其真面目，我想说的是，总的来说，我相信我非常不同于其他人。

Richard被另一个孩子的声音分散了注意力，Richard和治疗师简短地谈论了他的住院经历，以及他已经在那里待了4天的事实。

Richard：嗯……这是非常丢脸的。我知道这是住院。我知道它是为了治疗而设计的，但我也知道，我认为应该有两个青少年病房，一个给高功能的人住，一个给低功能的人住。

治疗师：我想我们有点跑题了。

Richard：是的，但这只是我对这种情况的看法。

治疗师：是的，所以你在向我描述——介绍你自己，然后你分心了，就停止介绍你自己了。

Richard：所以，嗯……我想说，我的个性使我……以别人无法做到的方式去理解别人……这让我去做确定的事情。

治疗师：你能给我举一些这方面的例子吗？

治疗师会在不同的时候让Richard举一些具体的例子，这表明了一个事实，即他的许多回答通常看起来可能有很多信息，但实际上并没有。此外，治疗师对Richard倾向于"泛泛而谈"的方式做了一个诠释，即他早前的评论表明他是"对权力非常感兴趣的人"，并且他可能试图在这次访谈中执行权力。

Richard：我的意思是，我可以在很短的时间内与人建立比较多的连接，我就是能快速与人建立联系，而其他人无法这么快速地建立这么强的连接。

治疗师：你怎么形容它呢？你所具有的让人们觉得被你吸引、对你感兴趣或沉溺于你的东西是什么？

Richard：嗯，我是说在外表上，我很有风度，而且非常……健谈，但是内在……我说的每句话都有意义和目的……我说的每一句话都是为了达到某个目标。

治疗师：你会说你现在正在实现描述自己的目标吗？因为那是我们谈话的目的。我要求你现在向我介绍你自己。那么，这是不是意味着你现在正在实现一个目标呢？

Richard：哦，好吧，我是个很难形容的人……也许是的，也许我会说我已经实现了我的目标。你提出的是一个非常有趣的问题。你会说我达到了我的目标吗？

治疗师：你似乎正在这个过程中……我不得不说，你的沟通直截了当，你说的每件事都是有意义的，你在外表上是这样描述自己的，但在内心层面上，在这里所谈的，它适用吗？

Richard：我想说的是，在内心深处，它并不适用。

Richard继续说，在医院里他感觉"我（被）与自己阻隔了"，还说他感觉自己离外面的人很远，就像一个"被废黜的国王"。在回答访谈者时，他表示自己"控制着周围的气氛"，并且"只能说"他有这种影响力。治疗师通过明确表示自己不相信他来面质这个建构，并最终面质他的谎言。

治疗师：你知道你在这里泛泛而谈吗？

Richard：你想知道细节？

治疗师：是的，一些具体的……可以吗？因为你在这里说你是一个对权力非常感兴趣的人……在这里和我在一起时，你可能也试图像登上王位的国王一样。所以你认为，如果我告诉你这是不可能的，我会怀疑你的权力吗？……你理解我会这么想吗？

（Richard咳嗽。）

治疗师：我让你咳嗽了？

Richard：我笑了……

治疗师：笑？我知道这不是……我不觉得我……我不明白。

Richard：我觉得很好笑。

治疗师：好笑，嗯。你觉得我是在嘲笑你吗？

Richard：没有。

他们接着谈到了他承认对其他人撒过的谎，包括对同伴和医院工作人员。他表达了他对此感到内疚。治疗师展示了坦率地面质她在这个自恋的年轻人身上发现的反社会元素的重要性。

Richard：但它们仍然是谎言，不是吗？不管我的感受如何。

治疗师：他们抓住你了吗？

Richard：是的。尽管……

治疗师：如果他们没抓到你，你还会感觉不好吗？

Richard：是的。不管我的感受如何。

治疗师：是还是不是？

Richard：是的，我说是的。

治疗师：你看，在这一点上我不太相信你。这次我不相信你，因为我看着你的脸，你看起来因为没有被抓住而得意扬扬。你聪明到能搞定，不是吗？

Richard：我还是得带着内疚生活。

治疗师：内疚，什么内疚？

Richard：内疚！我违反了规则，现在我必须忍受它。

治疗师：你是如何识别你内心的那种情绪的？

Richard：内疚通常以焦虑的形式在我体内积聚。

治疗师：焦虑。你能告诉我你的体验吗？

Richard：胃疼。

治疗师：它受到伤害了吗？

Richard：非常严重的伤害，但我的脑袋和胃里仍然有一种感觉，而且我很累。这就是为什么我必须非常小心我所犯的错误。我必须确保我不做任何会对我的身心健康造成不利影响的事情。

治疗师：考虑到你对我笑的事实，这让我觉得你好像是在说你谋杀成功了，这给了你一种胜利的感觉，尤其是因为你认为自己是国王。

Richard被要求描述自己的朋友和父母。然后，治疗师让Richard说出他对这次会谈的看法。

治疗师：我们已经谈了将近40分钟了。你对我有什么了解吗？因为你一开始说你几乎像天线一样。你会怎样描述与我的交谈？

Richard：嗯，话说回来，你也没怎么说话，对吧？我是那个大部分时间都在说话的人，而你在听。

然后治疗师向Richard提供反馈，以一个Richard理解的、系统的、具体的方式说了她的印象。然后他们谈论他从访谈中得到了什么。

治疗师：好了，很不幸，我们得停下来了……以及，谢谢你。

Richard：是的，非常愉快。你有什么收获吗？

治疗师：我想我开始了解你了，我给了你我的反馈。你呢，你觉得呢？

Richard：我认为从你的立场来看，是的，这里确实发生了很多事情。你能够从我身上提取出很多信息，也许不是从我说过的话中，而是从我的语气或从我说的小句子或短语中，这些可能是我不想说的或者……不管我想不想说，从正常的互动中，这些信息仍然反映了我的很多情况。是的，我认为你确实从我这里得到了很多，你确实得到了很多。

治疗师：那你呢？

Richard：我怎么了？

治疗师：嗯……你对自己有了一些了解吗？

Richard：我不知道，我不知道关于我自己是否还有我不知道的。

对访谈的观察

访谈者演示了几种TFP-A技术的使用，包括澄清、面质和诠释。经常使用限制设置，以避免在试图让患者描述自己时失去对访谈方向的控制。治疗师也对患者的非语言表达保持警惕，并将从非语言表达中获得的信息整合到讨论中。

关于诊断，这次访谈表明，一个年仅16岁的人可能表现出明显的自恋型人格障碍的特征，并具有边缘组织水平的反社会特征。他展示了他的潜在的脆弱性，在一瞬间他有点绝望地表现为一个"被废黜的国王"。还有一种在医院住院的羞耻，他试图通过控制访谈、建议患者应该分开以及他应该属于上等级别来防御这种羞耻。他试图通过成为负责访谈的强势者来进行补偿，这被访谈者识别并标示出来，并加上了限制设置。

患者表现出一种病理性夸大自体的特征，这种自体建构是为了保护脆弱的自体。他描述自己是很聪明的，并且能够巧妙地读懂别人。这种共情的能力，是道德功能运作的基础，但它并不是被患者用来达到这个目的，也不是以一种同情的方式被呈现的，而是被用来操纵、控制和剥削他人。因此，被贬低的自体的投射损害了他的心智化。他的反社会特征反映在他的撒谎这一点上。

最后，尽管访谈者做了几次尝试，他还是没有真正地提供一个关于他自己或同龄人的复杂的、整合的图像。

他想要安慰和舒适，但不允许自己真正地处在依赖的位置上并显示出对支持的需要。在这些节选片段中，没有出现他向母亲寻求支持的描述，而是通过操纵母亲来让她替他撒谎和行骗。

第五章
建立治疗框架和与父母合作

    签订协议阶段被认为是青少年移情焦点治疗（TFP-A）的第一个战术，这个治疗战术是治疗师在开始治疗前必须专注的任务。目标是创建一个框架，让青少年有机会参与到承担他们的责任、完成适当的发展任务和做出适应性的行为中，同时体验决策和自由的感觉，并与父母达成合作。

建立协议

    在建立协议时必须考虑八个方面：①对青少年在人格障碍和"身份认同弥散"方面的问题达成共同的理解；②对青少年进行有关TFP-A及他/她的角色的教育；③鼓励青少年积极参与协议的设定；④建立"安全"的治疗框架；⑤预测和预防可能威胁到治疗持续性的阻抗形式；⑥通过行为激活开始修正适应不良的功能运作；⑦同意带着发展任务去参与；⑧建立与父母合作的基础。

对青少年的问题达成共同的理解

    对父母和青少年的反馈将部分取决于青少年的年龄。对于所有年龄的人，我们建议进行联合反馈，以便青少年和父母知道他们正在接收相同的信息。对年龄较大的青少年也可能有单独的反馈来处理任何他们或治疗师认为需要立即进入保密流程的问题，并且这样的会面很快就开始将这个过程转变为个体心理治疗。

    评估的结果应与呈现的问题相结合，以便父母和青少年认识到治疗师并未忽视使他们前来治疗的原因，以及认识到他们最初的担忧正在被处理。这可能包括对情绪、焦虑、行为问题的评论，以及对附加测试的建议（例如，对学习障碍和注意缺陷障碍的评估、医疗评估）或药理学评估。

    向青少年及其父母传达我们对青少年问题的理解和治疗建议是很有必要的。治疗师需尝试增加父母对青少年的了解，了解他们孩子困难的性质和严重性，了解为什么TFP-A会被推荐以及它将如何处理问题。我们鼓励父母寻找一些例子，以了解青少年的人格病理如何成为他们的不适和他们所观察到的困难的主要原因。实际上，客体关系模型是以一种具体的方式被解释的。例如，根据青少年在某个时刻如何看待自己或他人，来解释父母描述的和青少年承认的愤怒，这种情况可能会引发极端的、不舒服的和无法控制的情感，而正在发生的状况是一种试图管理可理解的不适的无效方式。TFP-A试图提供另一种方式来处理这些内部事件（感受、想法），这样，行为和感受都可能改变。

这也解释了TFP-A不是一种提供直接建议的治疗；治疗师通常不会告诉青少年该做什么（尽管在比较危险、危急和明显判断错误的时刻会提供比较明确、具体的干预）。治疗师可能会说明"我们将一起努力帮助你了解你自己"，并讨论为什么这会对特定的问题有所助益。有些父母给治疗师传递的信息是"只要解决它就行"，像这样的说明也给这些父母提供了关于治疗过程和预期的信息。除了谈论人格病理，我们还帮助他们理解和思考：如果没有干预，并且青少年未获得帮助，他们的困难会导致怎样的后果和可能的演变。

对青少年进行有关 TFP-A 及他 / 她在这之中的角色的教育

关于协议的讨论展示出治疗师、青少年和父母各自的角色和责任。由于年龄、成熟程度、经验和人格组织的不同，青少年在想象治疗如何运作以及想象他们如何发挥作用的能力方面会有很大差异。因此，需要对青少年进行有关治疗过程的教育，需要超越框架。随着治疗展开以及遇到特定的障碍，这不是一个单次的"讲座"，而是一个持续的过程。

例如，规律出席治疗的重要性不仅仅被表达为他们作为孩子必须遵守的一条规则。相反，它可以被解释为：他们，像其他同龄的以及年龄更大的人一样，有一个内心世界；他们的想法和感受会影响到他们的生活——学校、朋友、独处时间、家庭。

我建议的、我们所要采用的那种疗法认为，帮助你实现那个使你来这里的目标的一个重要方法是去探索你的内心世界，这样你就可以理解为什么你有某种感受，这些感受如何影响你做或不做某事。所以，如果有一天你不想来治疗，那可能会有些我们可以一起谈谈的东西。有些年轻人可能觉得他们不应该告诉我；觉得我会认为他们很坏并且会不喜欢他们；或者觉得我会告诉他们的父母。相反，觉得不想来治疗以及不想说话，对于了解你正在经历的可能的感受具有重要意义，对理解困扰你的事情有重要意义，也包括我们会谈中发生的一些事情，如果我们能谈论这些，也许你会更好地理解你自己。它就像一个沉重的负担——如果你与人分担这个重荷，就更容易承受它。你可能有其他的想法，你认为，如果表达出来，会很尴尬，会让你觉得自己很愚蠢，虽然我理解这是一种多么令人不快的感受，但我还是鼓励你分享这些想法。

实际上，治疗师正在给予一个"诠释前的诠释"（pre-interpretation interpretation）来解释这个过程，并为之后对内容、防御、移情等方面进行诠释做准备。它最初是以稍微具体的方式被完成的，这个方式运用意象（分担重荷）以及通过使一些问题具有普遍性来正常化这个过程，使其涵盖不同的年龄而不仅仅是青少年，它在一个共情的背景下，显示出对青少年不适和痛苦的觉察和理解。

如果青少年不能理解或运用诸如此类的程序，可能表明他/她不是接受TFP-A的合适人选。那么，治疗师可以与青少年及其父母一起寻找一种可能更适合他们的需要和能力的治疗方法。

鼓励青少年积极参与

患有人格障碍的青少年发现难以应对青春期的发展挑战，因此在家里、学校和同龄人中难以有效进行功能运作。他们童年的经历未能让他们为青春期的挑战做好准备，神经生物学的变化已经透支了他们组织、加强防御系统或者适应系统的能力。这些年轻人面临着特殊的挑战，因为青少年和年轻人的发展任务是与父母分离和个体化，并发展一定程度的自主性。患有边缘型人格障碍的青少年缺乏安全行使自主权的关键能力，他们往往试图在这种情况下变得自主，这增加了父母和专业人员的焦虑。

鼓励青少年积极参与到协议制订过程中，这会引发很多挑战，但非常有价值。通过向青少年介绍治疗方案、强调某些行为或选择的后果，以及评估行为改变的利弊，可以促进他们积极参与决策。

案例1

13岁的Jacob被他的父母带到了诊所，因为此前他对另一名学生进行了身体上的严重攻击，他的学校要开除他。尽管他的智力高于平均水平，但他在学校表现不佳，在学校和家里都有长期的对立行为。在家里，他的父母不知道如何处理他的摇摆变化，他会从对立、挑衅和好辩变换到固执地沉默和被动攻击，或者，在其他时候，又变为过度依赖、幼稚和顺从。他们还对他欺负弟弟的程度表示担忧。此外，他吃东西不受控制，似乎从不满足，结果他变得越来越胖。谈到他的早期发展史，他的母亲形容他是一个要求很高的、极度敏感的婴儿。她对他出生时的第一印象是，他看她的眼神里有某种东西在她内心引发了一种恐惧，她害怕他会把她吸干。

与Jacob的第一次见面是在父母在场的情况下进行的。对于Jacob的对立态度、他缺少对父母和弟弟的关心，以及他倾向于夸大微小错误或揭发他弟弟所做的可能丢脸的事情（比如"晚上偷饼干吃"），父母都感到很愤怒。他们极度绝望，以至于当着Jacob的面说，他们希望在他18岁时就摆脱他。他们前来接受治疗是因为他们不想觉得自己是"坏父母"。他们希望，但同时不太相信，治疗可以改变他已经形成的功能失调。

单独与Jacob会谈时，治疗师倾听Jacob讲述他自己对问题的看法，其中高度渗透着他对自己责任的投射以及否认。在注意到可以预见的拒绝接受治疗的可能后，治疗师与Jacob进行了一场开放的讨论，讨论如何解决他由于父母的决定和权威而被迫接受治疗，以及他想保持沉默并破坏治疗的愿望。

治疗师：我理解，只要你不觉得来这里有什么好处，你父母或我都不可能让你从治疗中受益。

Jacob：我会来的，否则他们会继续把我当成"垃圾"，但没人能强迫我说话。

治疗师：我很高兴我们有相同的想法；这正是我要说的，我的意思是说没有其他人能成功地让你从治疗中受益。但另一方面，我们两个被卡住了。你不想被迫做你不想做的事情，我很理解这一点。但是从我的角度来看，我不能接受进行一种"假性"治疗，因为我们两个都知道这不会起作用。

Jacob：是的，你不能！或者你可以告诉我的父母，这是行不通的。

治疗师：是的，这是一种可能性，但它只会解决我的问题，而不是你的。你仍将不得不面对你的问题，也就是你不能忍受被迫做你不想做的事情，因此不得不依靠一种"幼稚"的方法，比如不说话。但我承认这种方法是强有力的，因为我认为你对自己感到很自豪，在其他情况下，你会选择另一种方式来表达你的力量，但你不能。当它发生时，它太强烈了。

Jacob：嗯……嗯。

治疗师：你会说我们在这里发现了一些重要的东西吗……会说你和你父母、同学、朋友一起，已经一遍又一遍地经历了这个问题吗？你不能忍受被强迫去做某件事（此处，治疗师不想卷入面质这种看法的来源中去），这让你陷入了一个微妙的境地，要么和成年人争论，他们会强加他们的权威性，要么和朋友争论，他们也想有机会强加他们的选择，所以他们可能经常让你失望，或者可能会让你失去对自己的自豪感，因为你不能争辩，不能谈判，不能妥协。

Jacob：嗯……嗯。

治疗师：你是否会说，如果你必须自己决定是否来接受治疗，这将是一个需要讨论、关注和帮助的重要问题。

Jacob：是的。

治疗师：那我们来看看我们能一起做什么。

移情焦点治疗——
青少年严重人格障碍的治疗

青少年在讨论中的这种参与程度有助于发展治疗联盟，这甚至也是在允许青少年去行使某种形式的自主性和责任感。

为治疗建立一个"安全的"框架

一般而言，如果自杀念头或行为是严重抑郁症的表现，则需要对抑郁症进行治疗。相反，如果这是一种与人格障碍相关的基于性格的自杀意图，而不是抑郁症的反映，那么在与患者和家庭订立治疗协议时就需要明确说明，是患者以及在一定程度上是家庭，而不是治疗师，需要对患者在治疗之外的行为负责。患者必须承担协议规定的责任，要么控制他/她的冲动并在治疗中讨论这些冲动，要么去综合性医院或精神专科医院的急诊科寻求帮助——如果患者认为在与治疗师预约好的下一节治疗前，他/她无法控制自杀冲动的话。Yeomans 及其同事（1992）详细探讨了这一难题。

初始诊断性评估和建立治疗框架的一个重要方面是去评估家庭中现有的问题在多大程度上支持或加剧了患者的病理，以及以家庭为核心的治疗在多大程度上必须成为整体治疗中的一部分。此处，对家庭和患者的社会环境的仔细评估也是必不可少的。

预测和预防可能威胁治疗持续性的阻抗形式

对治疗的潜在威胁包括但不限于：有自杀意图的严重自伤行为，以及其他比较间接的行为（例如一个青少年对他的父亲或母亲非常生气，以至于他开始不确定治疗是否要继续）。阻抗可以构成患者的行为，从而产生危及治疗的外部情况。

通过行为激活开始修正适应不良的功能运作

对青少年来说，做出必要的努力，积极参与适合他们这个年龄的活动是至关重要的。不活动（inactivity）应被理解为试图回避对更多情感投入或关系投入的焦虑，因此，通过恢复活动来面对焦虑，并学习从客体关系二元体的角度来理解焦虑的来源，将成为治疗的一个基本目标。

同意参与发展性任务

治疗师和青少年之间必须围绕治疗目标进行明确的讨论。我们的理解是，人格障碍的存在干扰了青春期特有的某些心理结构的巩固过程，一方面尤其是道德和伦理系统，另一方面包括将性和攻击性整合进自体和亲密关系中。此外，本应带来更高自主性的分离 - 个体化过程，以及除父母之外的其他依恋来源的发展都受到影响。我们的经验让我们相信，如果不根据要实现的目标来专门处理这些问题，比如成为一个"诚实的"人，或者"离开家""投入到一段亲密关系中"，青少年就不太可能自己去处理这些议题。在与这些发展结构和挑战的对抗中，任何拖延都只能冒着将问题固着下来的风险，并在问题确定会发生的年龄失去干预的机会。

建立与父母合作的基础

美国和许多其他国家都有法律明确授权青少年（14～18岁）可自行决定是否接受精神健康照护，包括心理治疗。14岁以下的未成年人必须征得父母同意。然而，在儿童达到成年年龄之前，青少年同意治疗的权利并不会免除父母的权力和责任。因此，从法律上讲，父母是其子女的主要决策者，需要参与到涉及孩子福祉的决策中。他们需要以这样或那样的方式参与治疗。换言之，必须承认父母和家庭在青少年生活中的中心地位。父母对孩子负有法律责任，他们受到孩子行为的影响，并被社会期待去帮助塑造这些行为。

此外，青少年的冲动或常见的不顺从可能会干扰正在进行的治疗，需要有人（通常是父母）去敦促或确保青少年出席治疗会谈。父母也可以告知治疗师孩子或其家庭生活中的危机或重大事件，青少年可能会忽视或回避告知治疗师这些内容。在签订协议阶段，必须讨论如何在不违反或破坏保密协议的情况下完成这些信息交流。

案例2

12岁的William打了另一个男孩的脸，因为这个男孩碰了他的胳膊以表示想要回自己的橡皮。显然，学校里的每个人都知道，如果有人想碰William，他会勃然大怒。学校变得越来越担心，因为这已经发生了多次，他们要开除William。他们要求William进行精神评估，认为他需要住院治疗。William的母亲不愿向治疗师透露全部情况，因为她认为这不是William的错，原因是每个人都应该知道并尊重他不能容忍被碰触。她解释说，从他还是个婴儿起，她自己就不得不接受不碰触他，因为他会哭或生气。

重要的是，父母要知道需要与治疗师沟通这种情况，以便治疗师能够在治疗中找到处理问题的方法以及帮助William探索解决困难的途径。

父母适当参与心理治疗可以降低青少年蓄意破坏治疗的可能性。对青少年来说，感受到父母对治疗的支持也是很有价值的，因为这将表明他们正在接受青少年在思维和功能运作方面的可能变化。并且如果父母对治疗进展感到失望，也不会突然停止治疗。

　　治疗师必须创建一个保密和隐私的框架，该框架可以促进青少年在对治疗师的回应中有效运用原始的客体关系二元体，这将是TFP-A中诠释过程的主题。在处理各种可能危及青少年、他/她的发展、其他人，或威胁要破坏治疗的付诸行动时，通常会观察到偏离有计划的和合理的中立性的情况。在与青少年一起工作时，偏离技术中立有时对于保护治疗和患者免受他/她自己的付诸行动的影响是至关重要的，也是不可避免的。

　　现实原则与安排协调问题和责任问题有关：谁会带这个青少年过来？谁来支付治疗费用？谁会将一周内发生的可能威胁治疗的危机或行动告知治疗师？谁将提供用于理解青少年的关键信息？由于这一发展阶段的神经生物学特征，青少年有冲动行事的风险，这可能会妨碍他们出席治疗。因此，至关重要的是要有一个人，如父母，能够确保青少年参加治疗，或至少监督他/她的行为。

　　TFP是一种昂贵的治疗方法，父母需要付出巨大的努力，他们必须安排好每周两次带患者来治疗，并耐受治疗中缓慢的变化。对于青少年患者，为了保护治疗，治疗师需要让父母承担一些责任。这些责任将成为治疗协议的一部分，这将在本章后面讨论。

　　此外，如前所述，对于青少年，有必要将我们对青少年问题的理解以及治疗建议传达给青少年及其父母。治疗师必须尝试让父母更多地理解青少年、孩子困难的性质和严重性、为什么推荐TFP-A以及TFP-A是如何开展的。我们鼓励父母去寻找一些例子，以了解青少年的病理性人格是如何成为他们的不适以及被观察到的困难的主要原因。除了谈论病理学之外，我们还帮助他们理解和思考如果没有干预，青少年也不接受帮助的话，这些困难会有什么后果和可能怎样演变。

　　TFP-A的一个具体挑战是父母需在治疗过程的所有阶段在场。它引入了一种复杂的关系，这种关系可以通过在治疗框架和父母的功能中商定特定的参数来管理。父母的在场是不可避免的，也是必不可少的。如前所述，父母是其子女的主要决策者，他们需要以这样或那样的方式参与到治疗中。重要的是，要了解父母可能对青少年施加的压力以及他们可能危及治疗的方式。因此，为了保护青少年和治疗，有必要赋予青少年和父母一些责任，将这些责任渗透在治疗协议里，并考虑患者和父母的病理性可能危及治疗的方式。

父母参与 TFP-A

　　治疗师如何既让父母在场，又确保TFP-A仍是一种个体治疗，确保治疗师的内心工作主要集中在青少年的内心世界及其发展挑战上？部分答案在于治疗师如何与父母和青少年协商治疗协议，在这个过程中，对不可避免的偏离进行讨论并达成一致。协商决定了治疗师将如何使用特定策略来保护治疗框架，使用特定技术来恢复中立，以及使用特定策略来解决随后对干扰、侵入和攻击的偏执反应。

首先，重要的是要记住，父母是合作者，不是患者。这种与他们的合作是围绕着他们想要帮助青少年的真实愿望和父母的责任来构建的。治疗师在认可他们的权威性的同时，必须限制他们通过患者来介入或重复创伤体验的倾向。

理想情况下，父母应尽可能少地参与进来，只在必要时参与就好，以使青少年在青春期逐渐面临正常分离的过程容易些。当可能会伤害青少年的个人发展或者伤害其他人的付诸行动出现时，或者当威胁要破坏治疗的付诸行动出现时，父母的参与是必要的。正如我们已经看到的，TFP-A 是一种个体治疗过程，是为了促进对移情中原始客体关系的有效运用。每个人都必须对青少年的问题有共同的理解。

对于采取技术中立的立场，需要向青少年及其父母开放、直接地澄清治疗边界以及设置这些边界的基本原理，并围绕父母在治疗之外继续保持充分权威性这一事实，对父母进行积极、一致的教育工作。治疗师可能会就一些有问题的家庭互动提供建议，但他/她在这方面并不承担权威性。治疗师的权威性受限于他/她的治疗室的空间边界；治疗室外发生的事情可能会引发治疗师的忠告或建议，但这不是他/她的责任。

父母的责任

父母的责任须被视为几种功能的折中。首先，当青少年太小不能单独前来治疗时，父母必须带他/她前来参加治疗。此外，他们还可以提醒青少年参加治疗，使青少年在能够独自前来时更容易出席，并支持青少年参与治疗。如果青少年不想和父母一起来，他们可以和他/她签订协议，在协议中明确不参与治疗的后果。

在私人诊所中治疗时，父母应根据与治疗师商定的内容，负责按时支付账单。

青少年正处于童年和成年之间的十字路口，童年的某些方面必须被抛弃，而迈向成年则需要习得成人技能。理想情况下，父母应该对成人品质而非婴儿特性赋予力量。然而，由于这类患者的易冲动性，需要一名陪同者来保证治疗的最低条件。当青少年不愿意来的时候，父母仍然会带他/她来。治疗师会在移情过程中承接应对青少年的阻抗，但父母有责任处理好这种情况，并尝试将青少年带到候诊室。

这些只是最低要求。根据具体情况，在开始心理治疗之前，有可能需要知情同意更多的要求。对14岁Sarah的治疗案例将在下一部分讨论，她的案例将说明父母如何参与处理青少年的冒险行为。

与家长会面的频率

治疗师与父母会面的频率根据每个个体的需要和发展而变化。影响会面频率的情况包括：①青少年在治疗以外生活和功能运作的潜在危险；②为保持治疗的连续性所做的必要努力；③父母在管理青少年患者生活状况时接受帮助的需要和要求；④最重要的是，治疗师需要与父母沟通治疗的可行性。如果治疗无效，必须在患者在场的情况下告知其父母。同时重要的是，治疗师在这些接触背景下，必须关注保护和尊重患者的自主权，并注意与父母的接触以及他们为影响治疗师付出的努力，这些可能对反移情产生影响；治疗师必须保持他/她与患者父母的内在距离。

与青少年及父母会面

与患者及其父母建立定期的联合会谈（例如，每两个月一次，或根据需要可以更频繁地进行会谈），应允许他们表达出现的各种问题（例如，父母可能有放弃他们责任的倾向，把青少年"甩"到治疗师的手中；父母可能会嫉妒和怨恨治疗师对他们的孩子有影响，觉得治疗师可能破坏他们的权威性，或因治疗师没有共享父母的涉及孩子的特定伦理价值和道德要求，进而感受到威胁）。对于女性患者，父母可能会严格禁止所有性行为，而患者则在无保护的性行为中将她的反叛付诸行动，因此治疗师可能不得不帮助父母找到一种更有效的方式与他们的女儿相处，以保护她免于怀孕或性传播疾病的伤害。在青少年、父母和治疗师的联合会谈上充分讨论有关权威性的所有议题，这种讨论应允许逐步澄清和保证治疗师的技术中立立场，并提供一个梳理患者发展中的移情反应的机会。

签订协议

协议的制订除了直接与患者签订外，还需要与家长达成一致，有时还需要与学校甚至法律部门达成一致。事实上，在青少年达到成年年龄之前，父母一直保留着他们的法律权威性，这使他们有一定的权利定期了解他们的孩子的治疗进展和变化情况。然而，治疗师必须创造一个不受父母侵入的空间，让青少年能够在这个空间里有自主性和个性化体验。治疗师需要系统地处理所有可能危及该空间的行为，并帮助确定保护治疗免受父母不必要介入的策略。

边缘型的青少年往往会在他们的家庭中唤起强烈的情感反应，这会影响家庭对治疗师的移情反应，同时也会进一步影响治疗师对患者的涉及家庭的移情性付诸行动的治疗。上述反应可能会影响父母，并影响他们在治疗中进行合作的意愿和能力，涉及的方面包括促进青少年前来参加治疗、对财务安排负责，特别是贯彻执行共同商定的对患者治疗之外的生活所进行的结构化。沿着这些路径，父母可能需要帮助去处理自恋患者在全能控制方面的努力，应对患者在家里以及学校里的严重付诸行动。当父母和青少年都在努力主张全能控制，而治疗师不得不处理这种不同寻常的状况时，可能会出现特殊困难。每个人都想感觉自己是主管者，并可能试图与治疗师结为盟友来对抗另一方。任何一方都不能放开另一方，这样一来，任何一方都无法推进相互亲近或亲密性。此外，没有一方能轻松自如地接受治疗师的干预，这可能会威胁到家庭中适应不良的系统。

有时，父母之间的冲突可能表现为他们对相关问题缺乏清晰认识，这些问题涉及对治疗的支持、对患者参与治疗和付费的责任，以及他们两人对参加安排好的与治疗师和患者定期联合会谈的责任，有时可能会建议父母接受伴侣治疗，如果是父母分居或离婚的情况下，这些困难可能会变得更大。

* * *

总之，我们必须找到将父母整合进治疗的方法，与此同时要记住，他们通常会在这些特殊的情况下尽力做到最好，没有父母（或极少数父母）想伤害他们的孩子。表5-1列出了那些受益于TFP-A的青少年的父母的最佳特征。

表5-1　受益于TFP-A的青少年的父母的最佳特征

维持已安排好的约定
支持这一过程
与心理治疗师结成联盟
避免直接向青少年询问有关治疗过程的问题
应要求参与治疗
让心理治疗师了解意外事件（如死亡、搬家、打斗）

与青少年签订协议

自杀念头和冲动、自我伤害行为（包括严重的进食障碍）、药物滥用和继发性获益被视为对治疗的威胁，因此必须被纳入协议中。此外，也有必要确定青少年的责任，如治疗的频率（每周两次）、自由联想和主题的优先次序（即当发生

移情焦点治疗——
青少年严重人格障碍的治疗

违反协议的情况时，治疗的最优先的主题必须是这个违反情况，并且必须跟踪讨论，直到达成解决方案，之后才能讨论其他主题）。

治疗师必须致力于维护保密性。同样必需的是，治疗师要告知青少年他/她可以如何利用治疗。治疗师的责任是帮助青少年了解他们自己，这样他们就能够为自己做出最有益的决定。为了进一步让青少年准备好参与心理治疗，治疗师可以解释，治疗目标是提高青少年的自我理解，"能够思考自己"，尽管"人们担心他们可能会发现自己的什么问题，这是很自然的"。

与那些对自杀和自伤有一定控制能力的青少年订立协议相对容易。当情况不是这样，并且青少年使用这些行为来激惹父母时，治疗师必须尝试减少继发性获益，并评估青少年是否准备好接受门诊治疗。在这些更具挑战性的案例中，治疗师可能还必须引入这样一种观点：这种行为可能隐藏着一种原始的冲动或冲突，如想要控制或伤害父母和治疗师的愿望。

案例3

Sarah是一名有自杀和自伤行为的14岁女孩。在与Sarah签订协议的阶段，治疗师观察到她的自伤行为有所升级。出于这个原因，Sarah被指示去急诊并住入精神科病房。很明显，Sarah不符合启动心理治疗的条件。患者住院3周，风险降低后出院。随后，治疗师和Sarah回来讨论治疗协议，Sarah同意尝试停止自伤，避免暴食性呕吐和逃学。她同意与她的父母交谈，并在她感觉到有伤害自己的冲动时去急诊就诊。有几节治疗专门讨论了协议。为了进行治疗，Sarah同意不做任何自伤的行为，包括割伤，也同意避免诱发呕吐和旷课。如果她觉得她会自伤，她承诺会与父母谈谈并去急诊。

从这个描述中我们可以看出，Sarah利用自我伤害来分裂不同的治疗服务，并吸引治疗师的注意力，因为她似乎从唤起他人的关心中获得了快乐和兴奋。例如，在一节治疗前，Sarah在诊所的卫生间里割伤了自己。

当自伤行为再次开始加重时，Sarah又一次被送往急诊室，但在候诊室待了3个小时后，她要求回家。需要在协议的框架内与父母讨论这种情况，帮助他们理解，他们得坚持他们的需要，待在那里直到见过精神科医生，以便降低没有任何后果的继发性获益。

为了使协议有助于包容所有的情境，父母必须了解他们孩子的病理情况。事实上，他们能够理解Sarah是如何利用自我破坏的行为将他们调动起来并激起他们具体的反应，这个事实帮助他们不受女儿投射的影响，并做出适当而安全的反应，而不将权力赋予其他操纵性的方面。父母根据协议条款将她带到急诊，并和她一起忍受等待的过程，这个事实帮助她去涵容她自己。

管理保密性

协议签订阶段的一个重要议题是保密性问题——如何处理患者和家庭的"秘密"，以及附带的信息来源。总的原则应是，所有关于患者的信息以及这些信息的来源应与患者共享。治疗师和青少年患者在治疗中的所有材料都是保密的，但是治疗师认为对保护患者和治疗至关重要的问题除外，这需要治疗师联络其他人。在后一种情况下，青少年将被告知治疗师打算进行这种联络，以便在治疗师开始行动前提供充分讨论的可能性。需要强调的是，在所有这些情况下，治疗师有责任说明为何此类行动对于保护患者的社会地位、身体健康、心理健康甚至生存来说至关重要。当然，在和长期有自杀和准自杀行为的青少年进行工作时，这一点尤其重要，在这种情况下，必须阐明治疗师、青少年患者和家庭的责任。在这个困难的问题上，我们遵循Yeomans等人（1992）对成年患者的建议。

管理偏离技术中立的情况

偏离技术中立是为了保护青少年免受他们的付诸行动的影响。由于通常的支持方面（如治疗框架、治疗师的态度）并不总能为青少年提供足够的保护，因此有必要引入结构参数（structural parameters）来控制这些威胁（Yeomans et al., 2015, pp.170-171）。在和青少年工作中，偏离技术中立是不可避免的。在治疗师试图澄清、面质和诠释付诸行动后仍未能成功解决对于治疗的威胁时，偏离技术中立通常会被采用。

例如，19岁的女孩Judith想要离开家，去和另一个州一名50岁的男子一起生活，她只是在网上认识这名男子，并与他进行过网络性行为，这个时候治疗师不得不偏离中立立场。治疗师告诉她："我不得不坚持认为，坐飞机去和一个你从未见过的男人住在一起实在太冒险了，这个男人从未见过你的家人或朋友，而你是一直都相信这些家人和朋友的判断的。出于这个原因，和你的父母谈谈是很

96

有必要的。即使你是一个成年人，他们也有权了解情况并表明自己的立场。他们似乎没有意识到他们有权利告诉你他们不希望你去，即使你是一个成年人。我有必要告诉你这点，因为当时你对自己以及你的治疗采取了一种无所不能和疏忽随便的态度。"

从治疗师的错误中恢复并重建治疗框架

正如我们已经注意到的，我们与父母的工作通常包括试图与他们建立一种合作关系，这种合作关系使青少年的个体治疗得到发展和维持，同时注意避免在不知不觉中被卷入与父母的心理治疗部分。为达到此目的，在TFP-A模式中与父母一起工作是服务于建立协议和维持治疗框架的，从而使个体心理治疗能够以富有成效的方式进行。然而，这可能不仅仅是一个治疗师解释"游戏规则"的简单过程。青少年的问题很复杂，严重程度各不相同，有时会使他/她处于危险之中，而家庭/父母的功能运作通常也很复杂，在青少年问题的发展和维持中发挥作用。

在建立协议时，TFP-A治疗师将借鉴那些可能被认为是与青少年及其父母工作时总体效果良好的技术，尤其要借鉴心理动力学框架内的技术。但是，该方法也受到TFP-A的概念和原则的影响。然而，当治疗师出错或出现其他并发情况（complications）时，可采用其他特定技术来重建工作空间，就如Sophia的案例中所述的那样。

案例4

一位父亲担心治疗师打破了他的保密协议，因为治疗师向这位父亲13岁的女儿Sophia谈及了他告诉治疗师的关于Sophia母亲的一些情况。母亲和女儿都没有向治疗师提及这个问题——母亲嗜酒成性，经常在醉酒状态下进行可能危及女儿或其他孩子的活动（如驾驶），她判断力很差。这位父亲告诉治疗师，因为治疗师的违规行为，他不会再和她说话，仅仅只是带他的女儿去治疗。青少年对治疗师和父亲感到愤怒，否认她母亲有这个问题，并维持对母亲的保护立场。

在 Sophia 案例中阐述 TFP-A 原则

这种情况包含了许多要素，这些要素突显了TFP-A方法中发挥作用的几个工作原则。

原则1：在记录病史和签订治疗协议时，同时会见父母双方/主要照护者很重要。

父母中的每一方都可能有不同的、她/他认为可以与治疗师分享或屏蔽的重要信息。如本例所示，治疗师从父母中的一方了解到另一方的信息，这对她保护青少年和建立成功治疗的角色很重要。因此，当父母一方隐瞒另一方揭露的信息时，问题就产生了。父母也有不同的观点，这拓宽了治疗师对青少年正在经历的情况的理解，从而增强了治疗师对各方的共情，也丰富了治疗师对可能在青少年身上建立的客体关系的看法。父母中的一方可能会试图让另一方远离，要么说另一方不感兴趣，要么暗示他/她"永远不会有所作为"，或者在另一种情况下，父母的某一方可能会拒绝参与。

原则2：在系统阐述协议的同时，应当确立对保密性的预期。

基本上，TFP-A中的大量父母参与的工作都发生在这个过程的早期。有关协议的初始工作确立并传达了治疗师的基本原则——与青少年讨论的内容应是保密的，除非出现威胁到青少年、他人或治疗安全与福祉的问题。协议规定，在这些条件下，治疗师将与青少年讨论协议计划的实施，其中包括与承担责任的父母/照护人一起处理这些问题，以采取适当的步骤来确保安全。

原则3：当出现错误或其他并发情况时，治疗师必须恢复治疗过程。

在上述临床案例中，父亲感到被治疗师背叛，青少年对父亲和治疗师感到愤怒，并保护母亲，而年轻的治疗师对青少年否认母亲的酗酒问题感到震惊。治疗师不得不面对的现实是：①父亲提供的信息表明，母亲所处的危险比母亲或青少年所承认的更大；②青少年可能处于危险中；③治疗可能受到青少年对母亲的否认或保护的潜在影响。治疗师需要考虑几个因素——当出现并发情况时，他有以下几种选择：

（1）治疗师可以承认它们，并澄清她所看到的情况，从而表明治疗将承认和尊重现实和真实性，并且不会故意与任何参与者勾结（例如，父亲已经披露了迄今为止不为人知的或被隐瞒的信息，他不想向其他任何人透露）。这个过程也可能发生在治疗师与青少年讨论过这个问题之后。

（2）治疗师可能会要求在决定做什么之前有时间思考这些事件，并在必要时咨询同事。这一选择提供了做决定所需的时间，同时也为各方提供了一个反思和非冲动性反应的示范，这些反应可能是由情绪所推动的。

（3）为了在治疗中重新获得信任感和工作空间，治疗师可以承认，可能以不同的方式处理这种情况，将不会让父母或孩子感到愤怒、威胁和背叛。可以进一步讨论保密的概念——治疗师必须做出决定：她是否应该僵化地遵守保密原则、什么都不说并"被卡住"，还是重申保密性需要与保护孩子的原则相结合，并且为达此目的，父母的信息会被一如既往地利用？也就是说，治疗师可能有义务打破保密性以保护各方，然后努力重建和恢复信任。这种可能性可以在协议形成过程的早期被讨论，然后在以后需要时被再次提及。这种方法也向参与者传达了这样的信息：生活中可以犯错，而且可被容忍和解决，不会对现状或个人的自尊造成不可逆转的伤害。我们的经验是，通常情况下，认为父母已经尽力以及向他/她传递这一观点，既正确又有用。这一点在一位父亲身上得到了具体的说明，他表示他用梳子打他的孩子，因为他害怕如果直接用手打孩子，他会更有可能失去控制并严重伤害孩子，这令一个育儿小组中的几位父母和协同治疗师感到恐惧！当然，在某些情况下，仍然有必要寻求保护部门的帮助，以遵守法律约束，确保孩子的安全。

原则4：对于识别影响干预的相关二元关系和三元关系，治疗师必须保持警惕。

在上述临床案例中，父亲的受伤反应和他不再与治疗师交谈的初步迹象表明，他可能以某种理想化的方式看待治疗师，他认为治疗师会照顾他和他女儿，而不像他妻子那样。相反，他找到了一个他认为行为不负责任的治疗师。对这样的临床结构，治疗师应注意避免微妙地转向对父亲进行治疗。援引现实原则可能是有用的："但那样我就不会从你们那里获得信息来帮助她前进。"或"我很困惑。你给了我重要的信息，我很感激，但你对我使用这些信息感到惊讶和愤怒。你知道我为什么会有这种感觉吗？你曾希望我用这些信息做什么？"

原则5：治疗师必须对父母使用的防御机制保持警惕，并觉察到情境的动力学来控制反移情。

治疗师必须警惕：父亲使用了分裂、希望强迫女儿离开母亲、对女儿的感受不敏感，以及试图让治疗师成为他唯一的盟友（随后是愤怒和失望）。治疗师和保护性服务机构（protective services）都没有按照父亲希望的那样看待他，没有将他视为唯一应该拥有孩子监护权的好父亲。在这种情况中，父亲也受伤了。治疗师认识到她和青少年一样，都有站在父母一方反对另一方的冲动。治疗师努力重新建立界限，重申父亲的角色是带他女儿去接受治疗。治疗师可以认可父亲对她的失望（"我意识到我让你失望了"），但要重申所有各方都以自己独特的方式在青少年的生活中扮演着自己的角色，都正在努力帮助她保持安全，并获得提升和成长。

理解遭受虐待或忽视的青少年面临的挑战

案例5

Catherine是一个13岁的女孩，在被她母亲的前男友性虐待（即抚摸、性接触）后，被一个儿童虐待保护机构转介过来。她的母亲有长期严重的酗酒和暴力行为史，尤其是对Catherine的父亲，这导致了他们的离婚。她对她频繁更换的男朋友们也有暴力行为。自离婚以来，孩子的监护权一直存在争议。Catherine没有朋友，而且她在学校因为略微超重而被霸凌。她的前臂上有疤痕，但否认有自伤行为，并提到有焦虑和抑郁。

她很高兴见到治疗师，说比起和同龄的朋友在一起，她更喜欢和成年人在一起。她的穿着看起来很不起眼，但她相当健谈，然而她说话的内容非常肤浅（例如，谈论她的狗玩的把戏、她和妈妈去逛商场、她在爸爸家看的电视节目）。当让她具体说明她的困难时，她指出了在学校遇到的问题，以及她不喜欢任何人，因为每个人都"刻薄和愚蠢"。她没有提到性虐待和家庭问题。几节治疗后，治疗师和她面质她母亲的酗酒问题、她可能目睹的家庭暴力，以及她可能面临失去母亲的痛苦（她母亲因酒驾被捕后被司法系统追究），Catherine否认了一切，对治疗师进行了言语上的攻击，并立即向她母亲透露了这节治疗的内容，她母亲变得非常愤怒，要求更换治疗师。

我们的经验表明，许多儿童和青少年，特别是那些经历过长期虐待、情感剥夺或被父母憎恶的儿童和青少年，面临着共同的问题，包括：

1.对虐待和忽视他们的父母感到一种有悖常理的"忠诚"。他们表现得好像有义务保护父母免受外界的曝光。在我们的案例中，Catherine之所以能够合作，是因为治疗师暂时容忍了她讲的琐碎的事情，她没有受到治疗师的威胁。然而，如果治疗师做出不同的反应，以及没有正确理解Catherine的行为是试图保护自己免于更深的冲突，就可能会造成这样一种情况，即这个青少年会被认为是故意隐瞒信息或对治疗师撒谎。

2.责备他们自己，他们认为自己遭受虐待或忽视是因为在内心深处他们是"坏孩子"，而不是因为他们有"坏父母"，这对生存来说是一个灾难性的想法。这意味着他们总是处于危险之中，随时都可能死亡。至少，通过认为他们是有责任的，他们可以相信，通过保护父母，他们保留了一定的权力去影响他们的父母，但代价是为了父母的需求而忽视了他们对父母的需求。Fairbairn（1952）将此称为"道德防御"。通过使用道德防御，他们误导了自己，使自己认为如果他们不是那么"坏"，那么虐待就会停止，而且"坏父母"会变成"好父母"。

3.维持着这个幻想：他们对自己真正无助的情况有一定的控制力。

4.保持对内在坏客体的依恋，通过这样的方式，他们回避或拒绝他人的接受、理解和友谊，更喜欢不在意他们的、忽视他们的和虐待性的客体。例如，Catherine没有朋友，大部分时间待在家里，一旦被面质非保护性家庭环境这个现实，她就拒绝前来治疗。考虑到她在学校被霸凌的环境也是适合和有用的，她对霸凌并没有真正的抱怨，这帮助她在"无助"和"控制"之间，或者在"她妈妈很坏"和"世界上其他人都很坏"之间保持脆弱的平衡。

5.对潜在的能提供帮助的其他人的动机持怀疑的态度。如果这些青少年获得能力去忍受对他们父母更现实的看法，或者他们冒险去信任某人，而没有幻想的或真实的对来自父母的报复的恐惧，他们将永远不得不面对另一个挑战，即他们对潜在的能提供帮助的他人的动机持怀疑态度，他们预期这些"好的客体"随时都可能变成"坏的"，变得像父母曾经那样具有虐待性。此外，这种怀疑可能包括不相信有人会希望他们过得好，在面对这种可能性时，他们相信每个人都会担心他人的嫉妒将使自己失去好的经历或者因为好经历而遭到报复。

所有这些主题都必须在移情中加以处理。

回顾并重新签订协议

在本章中，我们详细说明了TFP-A中的第一个战术，即与青少年及其父母建立初始治疗协议，以处理可能威胁青少年和他人的身体完整或生存的紧急困难，以及保证治疗持续进行。在涵盖了精神动力治疗的一般安排后，该协议规定了治疗可以进行的条件，其中涉及青少年的某些责任和权力以及父母和治疗师的某些责任。在治疗开始时的这些协议安排中，同样重要的是，治疗结构要消除治疗的继发性获益，并确保与父母最低限度的合作。

各种各样的因素可能促使治疗师寻求重新签订协议。随着治疗的进行，治疗师可能会听到一些已经存在但之前未被患者表达的问题，或已知问题可能会恶化，那么需要治疗师和患者修改协议。例如，治疗师察觉到进食问题或物质滥用或这些问题新出现，则要启动修改治疗协议的讨论，包括纳入外部的治疗干预来处理这些问题。

患者生活环境的改变将需要所有治疗师（而不仅仅是TFP-A治疗师）修改协议并重新检查治疗目标。例如，如果家庭改变生活安排而影响到治疗的可行性，那么治疗计划就必须转变为有时间限制的干预。TFP-A治疗师在与青少年及其父母讨论时，可能必须考虑一种分诊方法，并确定哪些目标需要重点关注，哪些需要较少关注，同时向青少年承认这种变化是他们无法控制的；否则，就相当于治疗师加入青少年或父母的行列，否认这种变化正在产生影响，且这种变化是被强加给他们的——这可能会导致进一步的挫折感，降低从治疗中获得积极收益的可能性，并使患者在以后或在条件允许的情况下与新的治疗师恢复治疗时更加犹豫。

　　这种变化也可能影响治疗师做出使用TFP技术的决定。例如，如果治疗师觉得这将带来那些没有足够时间去处理的思路和情感体验，那么他们可能会决定避免移情诠释。一些治疗师选择的另一种方法是提供深层的、整合性的诠释，这给青少年提供了一个视角，他/她很可能在治疗之外去反思和考虑这个视角；如果青少年将进入另一种治疗，这也将是他/她可以探索的部分。这种方法源自TFP的概念，即当治疗处于危险之中且患者似乎不听劝告准备离开，提示治疗师的其他意见并没有被真正听到或考虑到时，向患者提供这种类型的诠释。这种类型的诠释试图纳入治疗师对患者拒绝或无法以更具适应性的和建设性的方式去判断情况的理解。在这里讨论的情况类型中，它可以包括对青少年的感受的评论，即他/她正受到父母决定的不利影响，这些决定不支持并且没有考虑到他/她的愿望或需要，导致他/她以适应不良的和可能有害的方式付诸行动。

移情焦点治疗——
青少年严重人格障碍的治疗

第六章

TFP-A 的技术

　　治疗技术本质上是指治疗师的治疗性沟通和处理方法，其沟通和处理的是在治疗中此时此地发生的事情，以及在治疗师和青少年之间每时每刻发生的事情。它们包括建立一个"抱持性的环境"、治疗师的积极主动立场、诠释过程、移情和反移情分析以及技术性中立。尽管青少年移情焦点治疗（TFP-A）的这些关键技术是从成人移情焦点治疗（TFP）中使用的技术改编而来，但其中仍存在重要的技术差异，这些差异有助于治疗师最佳地回应与青少年一起工作的特定需求，尤其是与边缘型人格障碍（BPD）青少年一起工作时。TFP-A 与 TFP 的两个最显著的差异是治疗师更加积极主动的立场和澄清的重要性。

　　我们描述的治疗技术是治疗师用来与青少年沟通的方法，目的是增加青少年的自我反思和觉察，引发好奇心以及对他/她的内心体验的更好的理解，促进向更好的身份认同巩固发展以及在有问题的功能运作方面的改变。它们包括针对青少年的申明，以及告知和指导治疗师使用哪些技术以及如何、何时使用那些技术。它们构成了治疗师和青少年之间每时每刻互动的基础，这种互动能唤起对在治疗过程中此时此地正发生的事情的关注。本质上，它们是一些程序，被认为具有治疗作用——促进在青少年人格组织和行为表达方面的期望实现的变化。

　　发展差异对技术的影响体现在两个技术特征上，TFP-A 的治疗师尤其要记住这两个特征，以优化对青少年的工作。首先，治疗师必须对青少年采取并保持一种更加积极主动的态度。其次，治疗师必须以不同的方式对青少年使用诠释过程的技巧。例如，澄清和面质的程序建立在为诠释本身设置舞台的基础上，但是相较于成年人，澄清对青少年来说可能更重要。

　　青少年的发展状况和需求不同于成年人和年少的儿童。随着青少年在这一阶段的成长，他/她必须在建立身份认同的工作上取得进展，这种认同与走向自主感、进一步发展的分离感和内部分化相交叉，同时既不屈服于退行的诱惑，也不屈服于对变得不那么依赖的悲伤或恐惧。因此，在与青少年的工作中自信而有效地运用这些技术需要治疗师有特别的觉察能力和敏感度来创造一个环境——可以说是一个抱持性的环境（Winnicott, 1962/1965, 1971），这形成了使青少年感到安全的条件，尽管存在这些典型潜意识的发展需求，也存在由他/她的人格障碍及其处于探索性心理治疗中所引发的冲突。

抱持性的环境

正如在任何心理治疗环境中一样，TFP-A治疗师需要创造一个环境，在这个环境中青少年和治疗师能够探索和表达想法及感受。因为TFP-A要求患者自由联想，所以患者需要感觉他/她可以说出心中所想，而不会感到害怕被批评、羞辱、拒绝或抛弃。此外，因为TFP-A强调治疗师对治疗中不断发展的情感的敏感性和觉察，所以青少年和治疗师都必须对情感的表达感到安全，以便可以如治疗模型中构想的那样利用这些情感。这就要求治疗师能够对当下时刻被表达的情感进行评论，但又不促进回避或解离，同时也要求治疗师能够提供一种诠释，这将拓宽对体验的理解。

创造这样的一个环境需要对青少年的依恋风格及其影响保持警觉，依恋风格会影响到他/她如何体验分离-个性化过程，影响到他/她如何走向自主和独立。因为在这些情况下发挥作用的主要情感是焦虑和攻击性，治疗师面临的挑战是对焦虑保持敏感，但这种敏感没有变成对焦虑的支持，在某种程度上，治疗师的支持性可能会引发来自青少年的无助感的继发性获益，或者可能创造一个退行的条件，这个条件将促进青少年的逃离需求。青少年在治疗中所表达的攻击性往往伴随着一种偏执特质和投射性的元素。如果治疗师体验到了一种反移情，诱使（induce）青少年去尝试强加严厉的或不适当的限制，那么这可能会使治疗师有卷入战斗的活现的风险，这个战斗可能是青少年正在与父母进行的。或者，治疗师，就像父母一样，可能会觉得自己"如履薄冰"，当他害怕青少年的攻击性反应时，他会变得受抑制，并且无法去描述、面质或设定限制。

这项工作的早期阶段可以设定的目标之一就是开始创造一种环境，这种环境明显重视促进青少年对自己进行反思的能力，并且通过这样做，当他体验情感时，开始有不同的反应，代替诸如僵住、回避、逃离、愤怒甚或解离的其他反应——除了战斗或逃跑之外的反应。

许多特质都有助于创造这种环境，尤其是治疗师的温暖、共情和理解，这些治疗师特征是长期被公认的有助于任何治疗方法取得成功的特征。此外，TFP-A治疗师可能会在不同的时间使用"脚手架"技术，或许在治疗的早期阶段更是如此，这有助于患者学习如何参与TFP-A。这种脚手架技术包括采取一些小步骤，为诸如面质以及随后的诠释等干预创造条件。这不仅仅是一个时机的问题。它包括认识到治疗师可以逐渐处理导致青少年边缘性人格组织（BPO）的缺陷，有时是通过支持或心理教育，同时为提供一个可能产生重大影响的诠释建立机会。

与此同时，治疗师必须要知道，抱持性的环境可能会在青少年中引发更多的焦虑，通常还会引发怀疑，以至于他/她可能会看起来像是在合作，迅速同意治疗师的观点，但会撒谎并隐藏重要的事情，或者变得公开而攻击性地拒绝、沉默或主动鄙视。在以下两者之间采取一种平衡的策略并不罕见，一方面是让父母参与进来，并以一种有洞察力的方式给予对这种反应的深刻诠释，另一方面是在青少年陷入困境的过程中提出面质。（例如，一方面，他/她可能想要自主和自由，但另一方面，他/她的行为或使用的手段使他人担忧和牵涉到他人。）

此类过程可能发生在一个治疗小节内或两个治疗小节之间。例如，在第四章中讨论过的 19 岁的 Anna 这个案例，她在一节家庭会谈中说，当她以及她的父母提起他们都感到多么糟糕时，她感到不安，以及当他们想把她送去参加一个住院项目时，她仍然感到不安，她无法忍受她感受到的不安，当然更不会谈论它。她威胁说，如果治疗师决定坚持这个话题，她会退出治疗。治疗师提供了一个共情性的评论，并表示不会在这个时候继续讨论这个话题。他问可否让他解释为什么他认为能够在某个时候谈论这些感受将是一个治疗目标，这样她除了逃避内心生活或威胁要逃离他人之外，还有其他选择。她同意了，治疗师给予了解释。这种支持性的干预可以被认为为治疗的后续阶段铺平了道路，Anna 接受了这一诠释，并且这一诠释对她有效，这个诠释是：她时不时出现在家里，发生争吵，接着冲出家门连续几天不回家，这些反映了她试图掌控"被送走"的命运，但现在，在角色反转中，她是决定是否要离开的人，而她的父母是无助的、想阻止她离开并感到恐惧的人，他们不知道她什么时候会回来，也不知道她是否安全。本章还提供了关于这一概念的其他例证，说明了支持性的和诠释性的技术的联合运用。

治疗师的积极主动立场

在与青少年，尤其是与 BPD 青少年一起工作中，治疗师的立场与治疗师通常对成年患者采取的立场有所不同。我们建议治疗师采取的积极主动立场在 Paulina Kernberg 的工作视频所展示的方法中显而易见。尽管大多数作为儿童和青少年治疗师受训的治疗师可能认为这是理所当然的，但在他们认为合适的治疗师活跃程度上可能有很大的差异。在积极主动的立场中，治疗师采取中立的、非评判性的姿态，但显示出富于表情的面部反应，并积极传达对青少年及其体验的温暖、友好的兴趣。这种活跃状况的最佳体现是治疗师的投入以及避免长时间的沉默，同时显示出兴趣和热情，或在必要时表现为游戏性的或指导性的。像这样的特质在之前的中等水平BPO高中男生的案例中有所说明，他告诉他的治疗师，他在课堂上讲了一个笑话，惹上了麻烦。他问道："你想听吗？"治疗师说想听，并得知在一次关于"大萧条"的课堂讨论中，患者曾评论说他们也可以研究他们学校中的"大萧条"，因为学校中的大萧条实在太多了。因此，治疗师和男孩一起体验了一次他似乎有点自豪的经历，并可以通过评论男孩是对的来扩展对这个体验的讨论——虽然这对那个特定的课堂来说是不合适的，但治疗师可以理解老师的反应，治疗师可以承认这很有趣，尤其承认幽默是有意义的，而且事实上是切中要害的。这个评论而后会导致他们讨论男孩可能感受到的抑郁。这种交流向患者传递了治疗师的灵活性和开放性，以及对男孩情感的安慰。

TFP-A治疗师总是对提供能激发青少年思考和反应的评论保持警惕。为了做到这一点，治疗师必须保持对反移情的警惕，不仅要避免他们自己的付诸行动，而且还要给予示范，潜移默化地展示人们可以专注于他们自己的内在状态，反思他们自己的情感以增强自我理解，以及告知他们的评论，因为它们增强了对活跃在此刻的、情感上占主导的客体关系的觉察。

采取这样一种良性的、温暖的和积极主动的立场取决于经常在BPO青少年中见到的人际交往特质和历史，以及BPO精神病理学本身的性质。首先，要让成人治疗师被视为对青少年有价值的人，积极主动的参与可能对那些年轻人尤其重要，他们并没有一直体验到成年人的温和的兴趣。因此，我们的目标是传达这样的一种兴趣，并创造一个治疗性的安全空间，在这个空间里青少年感觉可以自由地开始表达和探索他/她的反应和想法。促进与青少年的密切关系和交流是非常有价值的，因为他们可能倾向于试图自己解决他们的困难或者向同龄人倾诉。以这种方式互动显然不同于变为朋友般的人或成为一个朋友，许多父母和青少年认为这是选择治疗师的一个基本特征，就如在一个案例中，一位母亲支持她的女儿选择见某个"酷且戴耳环"的男性治疗师。其次，因为研究表明患有BPO的青少年经常将中性面孔诠释为恶意的（Scott et al., 2011），所以坚持或倾向于保持"空白屏幕"面部表情的治疗师可能会妨碍青少年参与治疗，并激发许多BPO青少年可能会带到治疗中的偏执观点。这不必要地干扰了信任关系的建立，而通过这种信任关系，可以表达和探索彼此关心的事情，并开始进行尽心地相互理解的工作，这对稳定和整合情感、巩固身份认同至关重要。

积极主动也有助于治疗师将注意力集中在治疗过程中发生的事情上，并降低青少年有意识或无意识地将评论转移到有时不那么重要的且分散注意力的外部细节上的可能性。当然，治疗师欢迎患者对外部事件（例如，学校、家庭、友谊、关系，尤其是与框架相关的特征）的最新觉察。积极主动参与提高了识别相关二元体和移情元素的可能性。因此，尽管有这种积极主动的立场，移情还是会发展，不会妨碍二元体以及情感的发展和对它们的探索，它们是在TFP-A中必须被处理、澄清和诠释的。

积极主动的立场和促进这种立场的因素对沟通过程的进行和维持是很重要的，并逐渐帮助青少年发展表达自己想法的能力，并在可能的情况下走向自由联想。在自由联想成为可能之前，治疗师需要使用澄清，通过探究、评论和重述来为思考和沟通过程提供脚手架，以培养青少年在详细叙述时的自主感，将他/她的体验用语言表达出来，并分享和阐述给治疗师。治疗师也可以利用支持性技术帮助把这个过程推向自由联想和诠释性的目标。

治疗师也可以在需要与患者家庭成员合作时求助于这些积极主动的技巧。在这里，临床医生也必须警惕言语的、非言语的、情感的和反移情的交流模式。通过对所说的话、伴随着言语和沉默的行为，以及这些言语和非言语行为在他/她身上可能产生的影响的指导作用保持觉察，临床医生可以对每时每刻的处理、治疗中的此时此地，以及此刻的互动保持关注。在前面Anna的例子中，对于Anna家人与Anna经历的战斗—分离—重聚这个连续事件，现在也是治疗小节中一个迫在眉睫的威胁，治疗师能够理解和识别，以及随后做出诠释，都是由于治疗师非常积极主动，并且立即注意到母女之间突然出现的急躁情绪。女儿不必要地被母亲激怒，并几乎是"恰好在这个时候"做出了回应。然后，治疗师将这一时刻与相关病史和错过的治疗小节结合起来。再后来，人们注意到，母亲的负面评论导致Anna扮演了"坏的"角色，这一角色随后活现在人生舞台中，比如她的就业困难——她担心她的老板会发现她是无能的/坏的/愚蠢的，并且会解雇她。通过不工作，她避免了感觉自己是不够好的和令人失望的这种羞耻。

TFP-A技术的例证说明

下面的临床案例对一个心理治疗小节中的一些特征进行了评述，以说明TFP-A这种治疗方法是如何进行的。它介绍了基本的TFP-A技术，包括澄清、面质，以及使用反移情和诠释，同时保持技术性中立。在使读者熟悉了这节治疗中的概念运用后，我们将对这些TFP-A技术给予更全面的解释，并提供更多的临床实例来详细说明这些技术。

案例1

Claire是一名17岁的高中生，她很聪明，希望在学校取得好成绩并上大学，但她并没有在功课上付出迅速实现目标所需的努力。她性滥交并滥用酒精，这些因素被纳入框架中，当她很明显地继续进行着对她有害的危险行为时，需要"重新签订协议"。例如，她的性滥交使她容易染上性传播疾病和受到年轻男性的剥削，她也担心她已经怀孕。她逐渐认识到，酒精滥用导致她表现出的行为是她在清醒时可能会感到羞耻的，并且在重新签订协议中，她说正在考虑接受一项预防酗酒的干预，这将与她接受TFP-A的心理治疗分开。她能够表达出自己意识到饮酒是有害的且是自我毁灭性的，但关于坚持这一认识并限制饮酒，她说她会忽略它——"我不在乎它。"尽管如此，Claire维持着对她的心理治疗的投入，规律、及时地参加治疗，并与她的女性心理治疗师发展了一个联结。随着心理治疗的进行，Claire表现出了更高层次的自我觉察，并沮丧地表示如果她能看到自己醉酒、跳舞和以公开的方式进行性行为，她会感到羞耻。她认识到自己的行事方式与能反映她更理想化的自体表征的行为方式之间存在差异。

在一节治疗中，Claire描述了她的担忧，她向她的男友表达过这种担忧，即男友只是为了"发生性关系"才来见她，对她没有更深的感情。她告诉他她想见他"并不只是为了那个"。他因为她认为他对她是这样感觉的而很难过。她似乎不确定她是否能相信他的抗议；她告诉她的治疗师"我才不在乎呢"；然后她突然说因不再见到她的父亲而遗憾。她说，她的父亲几乎没有理会过她的生日，她刚过生日，他对她现在的生活几乎一无所知，她渴望定期看到他，因为"当我看到他时我很好"。她的父母离婚了，Claire长期以来一直被父母忽视，尽管他们两人忽视她的方式是不同的。在表达了没能见到父亲的遗憾后，Claire说："嗯，没关系，没事的。"

治疗师如何处理这个青少年的这些评论呢？一种方法可能是采取一种共情的立场，并评论说："听起来你对你生活中的这些男性又难过又生气。"甚至还要让她注意到，在她陈述了感受后，她就不理会他们了，好像他们是不重要的。这样的评论将代表着一种尝试，即给情感贴上标签，将Claire拉出来，让她更多地接触自己的感受，以及可能对自己的内心体验有更好的觉察，考虑它们的影响，而不是那么快地忽视或最小化它们。这是有价值的。

TFP-A的视角也认为情感很重要，并试图在治疗小节中识别主导情感。然而，在TFP-A模型中，我们并不只是孤立地命名或考虑情感，而是始终将情感作为自体-他人表征二元体的一部分来进行澄清。例如，TFP-A治疗师可能不会对一个患者说"你似乎对那件事很生气"（"那件事"指患者认为治疗师做过或想过的事情），而是会说"所以，好像我很刻薄，似乎不太关心你，你被困住了，不得不来这里遭受这些，否则你的父母会对你更生气"。在这种情况下，移情被用来在治疗师提供的澄清陈述中详细说明客体关系二元体和相关的情感。在这样做的过程中，焦点从仅仅评论患者"内在的"东西移向对二元体做出具有更外化性质的描述，这个二元体可以连带被检查和讨论。

关于Claire，TFP-A治疗师可能会提出这样的建议："所以，和你的父亲以及和男友在一起时，你似乎认为自己是可牺牲的，可以在他们方便的时候出现，但是之后你会释放或发泄你的愤怒，好像你不相信允许自己有这样的感觉是安全的或正当的，也许你担心他们会完全抛弃你。"然后，根据Claire对这一观察的想法，治疗师可能会对她的防御风格加上一句评论："确实，你之后经常会责备自己，比如，当你说如果你给你父亲写更多的信，情况可能会不一样。"实际上，治疗师正在与Claire一起发展一个想法，在他们讨论其他例子时，这个想法可以被探索和扩展——她认为自己是"坏的那个人"，她父亲对待她的方式与这种自我表征一致。这让她去承担责备，并在课堂之外的日常生活中继续扮演这个角色（例如，被他人性剥削），同时潜意识地保持着一个理想化的父亲表征。这种自我概念化得到延伸，她的男朋友似乎是关心她的，被描绘成一个表面上关心她但在需要时利用她的人。当感受到被忽略并且这激活了她的悲伤时，这种反应似乎就会发生。

TFP-A治疗师也可以利用澄清让Claire更多地谈谈她的"不在乎"的感觉。面质也会被整合到讨论中（"我被某件事情触动了，我想知道你是怎么想的。你描述说你感到不安、愤怒和羞愧，并表达了一种被忽视和剥削的强烈感觉！然后你说'谁在乎'或'没有关系'这一类的话。你对此有什么看法？"）类似地，当Claire描述她喝醉了，几乎站不起来，但她喜欢这样"可怕的"时刻时，她会被要求对此进行澄清，被要求对让她如此喜欢的体验说得更多一些。她描述说，当她喝得酩酊大醉，甚至令人感到恶心时，那种感觉是"美妙的"，因为"我什么都不怕"。Claire一直在讨论她感到愤怒或悲伤时的不适，因为她觉得无助，无法对此做些什么，所以治疗师可能会用面质来要求她去反思在她清醒并感到悲伤时的无助感和无能感，以及反思在她喝醉、麻木、与她的内在世界失联、（甚至）与当时朋友对她的看法失联时所体验到的无所不能感。这种在她醉酒时体验到的自己的反转（从无能到全能）让她不再担心感到羞耻，不再担心自己是个坏的、不被需要的、被忽视的人。总而言之，治疗师在关注情感的同时，也试图将其与青少年的自体表征以及他人表征整合起来，并检查在情感和客体表征中的防御以及变化。

有关Claire的无能感和使用全能感的这个主题可以通过检查她在移情中与治疗师的互动来进一步研究。例如，当Claire提供例证并声称她有多"坏"以及她感到多么无助或多么没有动机去改变自己时，她让治疗师处于无助、沮丧的状态。尽管Claire看起来也是无助的，一些人（有时包括治疗师）对于她发现自己生活在一个糟糕的环境中感到同情，但她从她得到的同情中找到了相当多的继发性获益。然而，她也是非常无所不能的，通过重复的故事来控制治疗过程，反映出她给自己造成的危险和她试图在成长中采取的适应不良的或无效的方法。当陷入困境时，这样的一个青少年会变得强有力，但也让治疗停滞不前。

Claire的治疗情况说明了青少年会如何远离他们的焦虑，以及由于他们可能几乎没有动力去改变，阻抗之类的技术如何被用来"捣乱"并让他们拥有可以控制的焦虑水平。在这一点上，Claire通过将自己视为"坏的那个人"或者偶尔责备父母或朋友来维持现状。TFP-A技术希望能让青少年更好地觉察到她对自己的关心，移情关系的使用在这里可以发挥重要的作用。最重要的是，这里描述的那些评论可能会帮助Claire反思她的行为，并促使她检查和重申这个框架。利用TFP-A技术也可能为治疗师提供一定程度的觉察和工具，以预先阻止治疗师被反移情压力或僵化遵守规则引诱，以及防止治疗师承担（Claire从未有过的）严格父母的角色。

Claire的危险行为可能被视为分裂的自体/他人表征二元体的付诸行动（例如，想在学校取得好成绩、感到自豪并让父母感到骄傲的好女孩，以及无法控制冲动的坏女孩——当意识到别人可能如何看待她时感到羞耻，对受到虐待感到悲伤但实际上又感到无所不能，因为她消除了焦虑并在这种时刻感到全能或不可战胜）。如果支持这种付诸行动的表征可以被带到移情中，带到治疗小节的"里面"，那么它可能有助于涵容发生在"外部"的付诸行动行为，并最终有助于充当改变的媒介，滋养并发展青少年的反思功能、自我觉察和分裂表征的整合。这种移情让人想起孩子对过渡性客体的使用，它可以作为一个安全的空间，在那里情感和相关的自体/他人的联想可以被"演示出来"。为了成功地做到这一点，治疗师必须保持技术性中立，这样青少年才能逐渐认识到这种情感是她的，变得能被内化和被涵容。例如，在对移情进行工作的过程中，治疗师可能会把Claire不能做或避免做的事情用语言表达出来——表达她父亲忽视她这个现实，并解释如果Claire继续付诸行动并向治疗师炫耀她是多么鲁莽，以及不受限制地逃脱惩罚，那么她也会把治疗师变成一个忽视他人的客体。通过将Claire的注意力吸引到通过她的付诸行动表达出来的自我忽视上，她可能会开始意识到她对忽视他人的客体的认同，并理解她选择的青少年男性将如何反复重建这个二元体：一个忽视他人的客体和一个被忽视的自体。当她继续潜意识地寻找她所渴望拥有的理想化的父亲时，她逃避觉察到自己曾经怎样被忽视且还将继续被忽视。当她的男朋友试图表达对她的爱意时，她极度轻视并嘲笑它们，在某种意义上，她反败为胜，成为疏远的一方，同时保持着她被忽视的状态。

我们相信，使用澄清和面质也有助于对这些要素进行诠释，这有助于帮助青少年从停滞状态走向青少年身份认同形成的内在成长轨道，走向更适合发展的自我觉察，并朝着一个涉及分离和自主的成熟方向发展。所有这些都是通过结构性的评述来处理的，这些评述仍然关注青少年的内心体验，同时试图与内心世界有一定距离地对它进行反思，这样青少年就可以参与审视它，而不是防御或逃离它。

诠释过程

治疗师是积极主动的，且投入到与青少年的工作中，一些为成年人开发的TFP技术（Caligor et al., 2007; Yeomans et al., 2015）也可在青少年中展开使用，但有时需要有所调整。治疗师需要警惕言语的、非言语的、情感的和反移情的交流模式。正如前面提到的，通过对所说的话、言语及沉默所伴随的行动，以及这些言语和非言语行为的影响可能具有的指导作用保持觉察，治疗师可以保持对当下事务的关注。通过关注治疗中此时此地（当下）的互动，治疗师注意到青少年认知结构和言语表达的品质，这些品质在许多情况下可能是特征性的，尤其是在许多社交互动中被发现的那些有情感要求的情况。

在考虑TFP-A技术时，应结合考虑治疗互动的认知要求和青少年认知发展的特征，因为它们会与评估中出现的关于精神病理严重程度的结论一起影响到治疗师干预的性质。治疗师的评述既不是陈述性的，也不是直接、具体的（例如，"你是……"），也不是侵入性的（例如，"你正在思考/感觉……"），而是描述性的（例如，"看起来你的表现好像……""你会不会觉得好像没有人愿意给你任何东西，就像一个被拒绝的、被忽视的孩子可能会感觉到的那样……？"），并且具有隐喻性质，从青春期到成年早期，青春期的理解能力以某种形式持续发展着，部分地受到执行功能持续发展的影响（Carriedo et al., 2016）。治疗师评述中的"好像"结构要求患者能够超越具体性，能够不被事物的样子束缚。Elkind(1967)指出，学龄儿童可能无法区分假设、精神创造物和实际的感知材料，但青少年是可以的。青少年发展了思考和推理自己的想法和他人的想法的能力。他能想到一个问题中所有可能的组合，这表明他能想象和推理"可能是什么"，而不仅仅"是什么"。因此，他可以从此刻退后一步，考虑一个"好像"的说法，就好像它是真的一样，对它进行推理，并考虑事情可能不同于它们现在的样子（Elkind, 1967）。

然而，Elkind（1967）指出了一种形式的自我中心主义，正如Piaget所描述的那样，这种自我中心主义是每一个认知发展新阶段的消极副产品，并且在该阶段的发展过程中逐渐减弱。对于青少年来说，自我中心主义反映在"集体观众"（collective audience）和"个人寓言"（personal fable）的构建中。尽管青春期会带来"对思考进行思索"的能力，但在开始时，青少年可能会认为别人正在思考他们在思考的东西，也就是他们自己。在与他人互动的推动下，这种"集体观众"会在15或16岁时减弱。治疗师可以感觉到，这一特征会在一些青少年身上运作，这些青少年似乎期望治疗师会自动地、魔法般地理解他们，无论他们说了什么或如何说。"个人寓言"产生于感觉到独特性和特殊性的这个自我中心的特征，并可能因为投入更亲密的关系而减弱。

青少年认知发展的一个特征可能特别值得去认识，即从幼儿期到青春期早期，信息加工能力会持续发展，这使更多的维度可以被同时表征（Case and Okamoto, 1996; Halford and Andrews, 2006; Kuhn and Franklin, 2006）。青少年在理解结构复杂性、工作记忆和执行功能方面的能力增长，以及从具体到抽象能力的发展，为加工和处理TFP-A治疗师的评述提供了潜力。这些评述旨在通过对干扰这种发展的防御进行工作来促进人格整合。这使治疗师能够用言语表达BPD患者思维中存在的各种典型矛盾，并将这些矛盾呈现给他们。同时，这些特征（可能呈现为二元体）在这些个体中通常是解离的，但是作为青少年，他们现在具有认知能力来觉察到这些特征，因为他们有能力同时关注几个特征。随着时间的推移，这一发展过程使青少年（或成年人）难以继续再以自我和谐的方式将这些矛盾体验为独立结构。

澄清

任何事情都应该是能让人理解的，所以当一个患者的评论含糊不清，当因果联系不明确或不存在，或者当叙述中出现空白时，可以用澄清来观察青少年是否能理解为什么其他人可能会困惑，以及他/她是否能提供一个更清晰、更有条理的回答。澄清是TFP-A的一个核心技术，因为许多青少年还不能轻松自如地思考、表达和交流其情感体验和关切。澄清通常用于青少年（和成年人），尤其是当他们作为治疗的参与者获得了经验，并学习、认识到他们的评述需要具有一定

移情焦点治疗——
青少年严重人格障碍的治疗

程度的清晰度和特异性，以便治疗师真正地理解他们时。治疗师对澄清的要求反映了"集体观众"是无效的——治疗师不知道青少年表达的意思是什么，除非它们被用明确的方式表达出来，这个要求还促使青少年意识到治疗师是和他们分开的，有独立的想法和理解。因此，治疗师在帮助和保持澄清的过程中起着积极主动的作用，直到青少年发展出能力去这么做，而越来越少地需要治疗师提供的脚手架。之前我们在一些实证研究中已经表明，有精神健康问题的儿童、青少年和成年人，包括患BPD以及经历过虐待和忽视的人，对自己和他人的感觉常常是有限的，通常倾向于只关注行为而非心理。在对这类患者的工作中，提供一些脚手架有助于培养这种能力。

治疗师可能会继续要求青少年对某个问题进行澄清，直到模糊性降到最低，这样做有助于青少年认识到其思维中的不一致和矛盾（Caligor et al., 2018）。治疗师可以用一种解除戒备的方式来使用澄清，这样青少年就不会因为一系列让他感觉不够好的问题而觉得受到了攻击。例如，治疗师可以将理解（错误）的责任从青少年身上拿过来，自己来承担，并说："我不确定我是否理解了。有关这个你能告诉我更多吗？"或者"让我检查一下我是否理解正确了。你能说更多关于……的事吗？"或者"让我看看我的理解是否正确……"治疗师重复她对青少年的理解，然后，如果有必要，青少年可以纠正她。关于在解释因果顺序中的小失误，治疗师可以说："我理解你所说的有关'a'以及有关'b'和'c'的内容，但是你能解释一下你是如何从'a'推导出'c'的吗？"对于年纪较小的青少年，可能更需要这些方法。

因为澄清是一种适用于所有年龄的技术，它的使用并不仅仅是由认知发展的限制引起的，它的必要条件提示青少年正在表达关于冲突领域的某些东西，并且有一种防御是有效的。当分裂防御正在运作时，更可能需要澄清，因为它们与比较模糊的或不完整的反应相关联，治疗师可能难以跟上这样的反应。当治疗师对患者含糊的回答表示困惑时，一个处于较严重BPO水平的患者可能会变得更加沮丧、更加愤怒和更加困惑。如果青少年感到更加沮丧和难堪，他/她会做出愤怒的反应，好像他/她认为治疗师试图"让他/她看起来很糟糕"。然而，如果能够帮助青少年明白：这整个序列事件的发生是因为治疗师非常想理解他/她，而且不想误解或歪曲青少年的想法和感受，这个重复的过程可能会让青少年更清楚地觉察到以及更清晰地表达他/她的内在的和外在的体验。它以一种微妙的方式使青少年有更多的反思，并意识到言语比行动更能有效地表达他/她的体验。

对一些青少年来说，持续需要澄清可能反映了一种敌对性的阻抗，也许与保持沉默、拒绝交谈是一个连续统一体。青少年也可能会邀请治疗师以一种方式行事，在这种方式中，治疗师被体验为批判性的，这活现了一个二元关系，其中青少年是不被喜欢的孩子，他们永远不会说或做任何让父母高兴或满意的事情。反移情可以让治疗师知道这是不是一个可以继续探索的路径。另一些青少年含糊其词可能是因为害怕被人了解或理解，也可能是因为他们试图保护一个家庭秘密。他们的困惑提示了面质的需要。

面质

当青少年的叙述中出现（言语的和非言语的）矛盾、遗漏和不一致时，面质会被使用。这不是一种敌对的、评判性的干预；相反，这是一种支持性的尝试，它向青少年指出他/她所说的反映矛盾的内在状态的东西对听者来说可能不能理解。然后就可以观察青少年是否能反思访谈者的评述，是否能理解为什么这个回应看起来是令人困惑或不一致的，以及是否显示出灵活性并能重新组织他/她的想法，并以连贯的方式表达出来，而不是以他/她最初使用的那种混乱的方式。

面质成为一种非常重要的技术，尤其是在治疗的早期阶段。面质可用于引起对患者在治疗小节中的行为的注意，并邀请患者思考和考虑引起治疗师注意的任何事情。这可能在帮助青少年觉察到诸如愤怒和暴怒的情感，或者情感性的和防御性的反应方面起着至关重要的作用，例如，当他感到受伤或被误解时，他会退回到一种傲慢的、不屑一顾的优越感中，以至于他没有机会去看到自己的内在。这些都是探索移情构成（dispositions）的重要途径，这些移情构成很明显出现在BPD青少年的非言语反应中，以及在他可能完全没有觉察到的强烈情感和自体/他人表征中。通过这种方式，治疗师能够面质并找到一种方式来谈论，并使青少年开始觉察到房间里的大象，以实事求是的方式描述和谈论那些可能让青少年不舒服的东西，并帮助青少年思考它，治疗师做的这些可能具有很大的价值，使青少年觉察到一些东西，它们可能是关于他的反应和其他人对他的反应的谜题的一个关键的部分。

然而，面质不一定会导致即时的移情诠释，而是会引出在治疗室内进展演化的东西与患者在治疗室外的行为之间的关系，从而促进在直接诠释移情之前去分析患者向第三方表达的移情构成。在青少年经历显著的继发性获益（例如，利用"精神疾病"作为缺席上课和考试的正当理由）的情形下，面质也可能成为一种重要的技术，针对这种状况可能不得不进行有力的面质和处理，以使其不成为治疗进展的重大障碍，不成为青少年发展以及参与适合阶段发展的任务的重大障碍。此处，治疗师可能不得不进行探索，并让青少年参与思考不做家庭作业、吸大麻或进行危险的性行为的后果，这样他们就可以想出如何做才能将伤害的风险降至最低。在保持技术性中立和为了保护青少年与治疗而暂时变得不那么中立之间找到平衡，这可能是具有挑战性的。

对反移情的警觉有助于访谈者保持中立的立场，并提供可以指导进一步提问和干预的信息。然后，临床医生的诠释整合那些可以被联合地、稳定地从一个新的角度看待的信息，例如当自体表征和他人表征出现分裂时可能发生的角色反转。

澄清要求青少年进一步详细说明和阐释他对他的意识体验的报告（Caligor et al., 2018）。然而，面质远远超出了这些描述性的要求；通过同时突显思考中的矛盾，它将青少年的注意力吸引到他此刻正在使用的防御手段上，并最终认识到他用以思考/表现/表示他的内心世界的方式是前后矛盾的和有问题的，因此不是真正具有适应性的。这种认识会导致明显的不舒服，这可能是一个令人向往的目标，因为它激发青少年寻求新的适应水平，同时也允许治疗师引导彼此就采用青少年现在可得的认知技能展开讨论，并通过提出可供考虑的替代视角（即对现实的不同构建）——青少年看待自己体验的新方式，同时与主导他先前的建构的视角共存——来培养他思维中的灵活性。实际上，治疗师引导青少年进行自我反思，并通过帮助他从一直以来的不假思索的风格中后退一步，帮助他逐渐觉察到自己的前后不一致，从而意识到这种风格不再是适应性的或适当的，并且意识到他需要找到一个新的适应水平。随着处理复杂性的新能力的形成，青少年发展出了必要的手段去认识到可以同时考虑不同的现实建构（例如，"我们假设……"），也认识到保持建构（即二元体）分离（即让它们分别处于自己的隔间中）是不适当的，并且这很可能是他的基本问题。这为诠释铺平了道路，从而提供了更高水平的自我理解（Caligor et al., 2018）。

案例2

Jonathan是一名焦虑的高中三年级学生，主要在神经症性的人格组织水平上运作，当他呈现两种矛盾的自体表征时，给治疗师提供了一个利用面质的机会。在一节治疗中，谈到他的同班同学，他表示自己觉得不被尊重、被忽视、被排除在活动之外，或者至少没有被邀请参加活动。他强调他不满于自己比他想要的更加被动，他从他对他人的焦虑中理解了这一点。例如，他渴望去约会，参加班级舞会，但他无法想象鼓起勇气去约一个女孩出去。他确实在课堂上与女孩互动。另外，他描述了自己作为一名学校的期刊编辑时以一种果断、自信的方式行事。他的描述通常能提供一个关于他的体验的清晰画面，与他的人格组织水平一致，治疗师一般不必要求进一步的澄清。尽管他主要采取潜抑水平的防御，但也可见

到分裂的性质，因此面质仍然是有用的干预。治疗师把两个矛盾的二元体摆在他面前——一个二元体中他是被动的、被忽视的、焦虑的、被他人看不起的，另一个二元体中他是给他人下命令的老板，他人通常会听他的。关于这些矛盾的自我形象的讨论让他更加觉察到自己有关表达攻击性感受和性的感受的冲突以及随之而来的焦虑。他讨厌这个处境，并反映出对健康发展的迫切要求，他希望变得更积极进取，并融入一系列的人际关系。此外，朝这个方向的发展也反映了他向着更高的自主性迈出的一步，以及对焦虑的父亲的认同的减少。

治疗师在面质中向Jonathan强调，他对于被动性的烦乱感是他在一个时刻的主导体验，它与他在另一个时刻的掌控和发号施令的主导体验是矛盾的。尽管后者是他明确表达的愿望，但他几乎没有觉察到自己已经做到了这一点——他已经被认可并被"任命"为一个需要他行使权力的重要角色。相反，当他认为他的"员工"不顺从时，他对自己潜抑的愤怒和不舒服更加警觉。面质和随后的讨论引发了他的反思，这有助于他重新检查他如何看待自己。

令人印象深刻的是，这个青少年心智内有两个相互矛盾的自体表征，这两个表征嵌在他的分离的有关体验的表达中。他最容易认识到的主导表征是一个焦虑的、被动的年轻人，对自己习惯性的克制和回避感到烦乱。尽管他可以轻描淡写地、毫不骄傲地说他在校刊编辑团队中承担了一个重要的角色，但他似乎没有觉察到，在履行这些职责时，他是在行使权力，并得到许多学生的恰当回应。就好像他把体验到的每一个表征都保存在它自己的隔间里，它们是被单独思考的，并且彼此孤立。

案例3

Ben是一个17岁的男孩，他表现出明显的自恋型人格障碍的特征，人格组织是在中等到高边缘水平上。他难以与家人、朋友和老师建立起友好的关系。他致力于继续进行心理治疗，但始终避免承认对治疗师有任何感觉。他会在家里表现出显著的愤怒，在其他关系中表现出敌意。他在家里和治疗中具有攻击性，表现为大喊大叫和撞墙（同时限制自己不损坏治疗师的墙），但在其他情境中他没有身体上的攻击性。他说他喜欢用治疗来抱怨，因为他在任何其他地方都不能这样做。他通常会抱怨他的父母和兄弟姐妹，把自己呈现为他们的自私行为的持续受害者，他们不感激他为他们做了那么多，他们还故意做他要求他们不要做的恼人的事情来激怒他。这些投射中有几个显示出偏执的性质，以至于他在讨论其他人

（尤其是老师和同学）时显示出偏执性。尽管他抱怨父母没有为他做任何事，但他知道他们说过他们试图给他买东西，并邀请他参加家庭出游，并且对于他不让他们给他带来快乐感到沮丧。通过避免接受他人的善意，他避免了依赖感和对退行的恐惧，因此也没有参与到那些会促进更加独立和自主的行为中去。在大多数的治疗小节中，他会长时间抱怨他的父母和兄弟姐妹，当治疗师试图让他减少抱怨并进行其他讨论和互动时，他表示反对。在很长一段时间内，治疗师会反复面质Ben当前的抱怨与他说过的或知道的其他表明他父母正性品质的事情之间的矛盾。在治疗的早期阶段，Ben经常会忽视任何关于他们正性特征的陈述，直到后来，在Ben对他人的思考和表征的偏执程度下降后，治疗师才利用面质来适当指出他对父母的表征中的正性的和负性的元素，这样他才能承认他们是"好人"，并且有一天他可能最终会像他们一样，他认为这是一件正性的事情。

治疗师的面质试图动摇这个系统，帮助青少年认识到他目前的适应模式是扭曲的、不恰当的和低效的。随之而来的不舒服会让青少年觉察到必须找到一种更恰当的适应方式。这些关于冲突的矛盾表达可能会出现很多次，但每一次面质以及它所需要的自我反思，都会促进青少年向着与更成熟的防御相关联的更恰当的适应发展。结构的重组不会立即发生，可能与病理水平有关。例如，Jonathan比Ben更容易反思和重新评估表征。最后，治疗师不会对任何一个矛盾元素进行投注，从而保持中立。例如，如果治疗师显示出一种需要，即让Ben像他的父母一样，那么Ben会合乎情理地将治疗师视为一个敌手，这个敌手更喜欢Ben的父母。

诠释

诠释的阶段包括：①澄清青少年的交流，并试图帮助青少年详细阐述，以增加他/她的理解力，并在治疗师提供额外观察之前达到他/她的自我觉察的极限；②面质涉及与青少年一起机智地探索他的非语言行为或其他的行为；③对已经澄清和面质的东西的潜意识含义进行诠释和形成解析并彻底检验假设：首先是在"此时此地"的潜意识含义中，然后是在相应的"彼时彼地"的潜意识含义中。

在TFP-A中，澄清是一项核心技术，因为大多数青少年还不能像成人那样轻松自如地思考、表达和交流他们的情感体验和担忧。因此，治疗师在帮助和保持澄清的过程中起着积极的作用，直到青少年发展出能力自己去这样做而越来越少需要治疗师的脚手架功能。具有人格障碍的青少年患者对他们自己和他人的感知往往非常有限，通常倾向于仅关注行为而非心理。当与这样的患者一起工作时，一些脚手架使这种能力得以发挥作用。

以"循环"的方式探索患者对自己所说的话的想法、对治疗师的反应的想法，以及探索患者现在对自己曾说过的话的立场，这种探索技术涉及澄清，而且这个澄清的意义在于探索患者对自己精神状态的有意识的和前意识的觉察。它是一种非常重要的技术，促进发展和细化对自我和他人的理解力或"心智化"。澄清的对象包括在治疗小节之外患者生活的重要方面；使用诸如日记、文学创作或绘画等来源的患者的表达，以及患者对其与（生活环境中的）朋友和重要人物的关系的描述。患者热切希望讲述其在治疗之外的体验，被鼓励去形成详细的叙述，而后可探索其中患者的反应和反思。

关于诠释，我们通常会非常小心地从移情外的诠释开始——尝试性地将不同治疗小节中的内容联系起来，以建立原本可能彼此分开呈现的内容的连续性，这些诠释遵循的原则结合了经济学原则和动力学原则。经济学原则指的是在每一个治疗小节中，情感上占主导的是什么，这种探索来自治疗师对患者言语的和非言语的交流以及反移情的综合评估。事实上，对这三种信息来源的持续关注对青少年来说尤为重要，对他们来说，在治疗的早期阶段，大部分信息都是通过非言语行为和治疗师的反移情反应来传递的。因此，情感的主导性有时可能导致患者的言语交流，但同样常见的是，它也会导致非言语交流和反移情。

诠释的动力学原则指的是需要从表面到深层、从冲突的防御方面到冲突的冲动方面进行诠释，这是精神分析技术的一项一般原则，在青少年中变得尤为重要，是鉴于一种既定风险，即青少年患者将治疗师带来的任何新信息接受为一种权威的"洗脑"。因此，重要的是，要从青少年和治疗师对某个事实的现实情况的共同观察开始，然后治疗师才能进一步深入。首先，如果在治疗师认为重要的问题上找不到共同思考或理解的元素，那么诠释也许只能简单地从治疗师分享对于某个议题的观点开始，治疗师认为青少年可能对这个议题有不同观点，并去证明这个事实：对于这个议题有两种潜在不相容的观点是可能的。一般来说，防御性的操作比解离的、投射的或潜抑的操作更接近意识，这一事实有助于分析某个冲突的防御功能。治疗师可以用一种试探性的、开放的方式来交流他/她的思考，总是把它作为需要被检视的东西进行分享，就像患者的陈述被检视一样，这有助于治疗师去诠释防御及防御的动机，然后诠释正在被防御的是什么。诠释可能涉及所述内容的总和，这使诠释成为一个缓慢的过程，并需要一个漫长的准备过程。关于潜意识意义的假设，只有在通往这一诠释的道路上的大量证据已经被阐述之后，才被试验性地引入。

诠释的结构原则通常指的是：评估心智的三分模型中的哪一个"代理"与其他"代理"相冲突；涉及自我、超我、本我和外部现实之间的关系。问题变成了"哪个代理是防御的所在地？哪个代理是相应冲动的所在地？"在严重人格障碍和身份认同弥散的患者中，力比多式投注的和攻击性投注的、正性的和负性的，以及爱的和恨的情感体验之间的冲突主要被表达在分裂的内化客体关系的动力学中。在具有正常身份认同的患者中，这些内化的客体关系分别成为三分结构的组成部分。在我们所考虑的患者中，防御和冲动被表达在解离的内化客体关系中。因此，与治疗师的理想化关系可能是对迫害性的关系的一种防御，同一个迫害性的客体关系可能作为对另一个正性的内化客体关系的防御而出现，在另一个时间又变成一种冲动性的关系。因此，在这些情况下，诠释的结构方面的问题相当于考虑在一个既定的点上，哪一种客体关系在移情中占主导地位，并逐渐整理出这种关系的自体表征和客体表征以及它们在移情中的互换。最终，冲动和防御之间的冲突在理想化的和迫害性的移情关系中展现出来。

以下是与13岁的Jacob在协议设置的背景下的一节治疗，在第五章中介绍过这个案例，以此来说明诠释的过程以及治疗师积极主动的、游戏式的风格。

案例4

在治疗中，Jacob习惯性地无精打采地坐在椅子上，似乎在进入治疗室的那一刻他就"关机"了，变得一脸愁苦地默不作声，且极度疲劳和困倦。这与治疗师第一次陪他离开候诊室时他的表现形成了鲜明对比，当时他看起来明显很高兴见到治疗师，在去治疗室的路上他谈论着电脑游戏、卡片收藏和电视连续剧。当他发现她知道他在说什么时，他看起来明显很满意。然而，主要的困难是他在治疗小节中极度的和长时间的沉默。尽管对于青少年来说沉默是很常见的，尤其是在治疗的开始阶段，但Jacob的沉默远超于此。显而易见这是一种强烈的偏执反应，他表现得像一个被抛到敌后阵线的人。Jacob利用他的沉默，这样他就能感觉到自己掌控着这段关系。虽然这防止了他暴露和面对更敏感、更依赖的一面，但这也使他的人际反应范围非常有限、不充分，并在他人身上引发了沮丧和拒绝。他们觉得自己被贬低了，被当作在试图控制他。他的同伴们不能忍受他的优越感和傲慢，当他以这种方式回应时，他们羞辱并拒绝了他。他对此高度敏感，但除了进行攻击性的报复外，他无法捍卫自己。

以下对话节选自Jacob经历过一次夏令营的屈辱性体验后的一节治疗。在夏令营中，Jacob特征性的固执和拒绝参与任何活动招致其他男孩的嘲弄和拒绝。例如，他拒绝为3天的生存远足做准备，这可能潜在地使团队中的其他成员处于风险中。他发现被他的同龄人拒绝是极其丢脸的，也是难以忍受的。但他没有用其他策略来修复和重新融入社交，因此仍然被排斥和孤立。当他再也无法忍受这

种情况时，他打电话给他父亲，让父亲来接他。在这个治疗小节中，治疗师使用澄清、面质和诠释来处理Jacob与治疗师建立的二元关系，在这种关系中，他诱导她成为控制他人的客体。

治疗师：关于我们和你父母的会面，你还有什么进一步的想法吗？

Jacob：没有，但我猜想我们不得不谈论这件事。（治疗师在这里的印象是，这句话没有敌意，而且Jacob实际上想要谈论它，但他只会在一种审问的背景下这样做，这里有一个二元体，其中他是受害者，而治疗师是施虐者。）

治疗师：这是否意味着你不想分享你的想法，因为你觉得我在强迫你？

Jacob：让我们来说一说，它作为一个问题，在你询问我时你的关键点是什么？如果你想要这样的话，我们最终会谈论这次会面，谈论你所看到的。（他成功地重建了受害者/施虐者这个二元体，尽管家庭会面是以一种合作的感觉结束的。）

治疗师：如果我没理解错的话，你似乎认为在我的头脑里有什么想法，你必须得听我说它，不管你喜不喜欢，不管你愿不愿意。试着理解为什么你是这样理解的可能很重要；要么你是对的，但那样我们就有问题了，因为我确信你知道治疗并不是由治疗师强加给一个有需要的人；要么现在你的内在有某种东西需要把我视为将我自己的观点强加给你的人。（这是治疗师试图澄清的一种方式，即通过提供给患者选择权来邀请他做出反应。患者选择的是第三个选项——无反应。）

Jacob（打断治疗师）：我无话可说！

治疗师：等一下，Jacob。你是在回答我的第一个问题还是在评论我刚才说的话？现在，我在质疑这个情况，即你是否一直认为我在强迫你说话，你别无选择，而这种情况给我们留下了两个选项——要么你是对的，要么这种看待我的方式在某种程度上对你有所帮助。

Jacob：如果我想的话，我可以选择离开…… 我也有权保持沉默，睡一个小时。（他是用有点傲慢的语气说的。）

治疗师（微笑着）：是的，这是对的，而且通过这样做你就不必在两种看待问题的方式中做出选择。

Jacob（点头，带着胜利的微笑）：是的！

治疗师：你笑了，好像现在是你控制着局面，控制着我。

Jacob：是的！

治疗师：在与你父母会面的那一节治疗中，你能够分享你在夏令营中经历的事情，并且似乎能够积极真诚地参与讨论。我想知道，从那时起是否发生了什么事，从而可以解释为什么你现在表现得好像我与你是对立的。（治疗师正在提供一个面质。）

Jacob：我不知道，什么都没变。

治疗师：这很有意思……你还记得在那一节治疗中，你是如何能够谈论的吗？

Jacob：不，我还是一样的。

治疗师：现在你会说，你内心的一部分确信我是如此控制你，以至于你觉得有理由不回应我，对吗？我理解这一点。（治疗师带着共情，提供了对当前的互动的一个诠释。）

Jacob（看起来更脆弱）：但我有权保持沉默，你都这么说了。有什么问题吗？

治疗师：现在我们被卡住了，因为你如此确信我想控制你或强迫你，以至于你看不到任何其他可能性，除了反对。这种想法如此强烈，以至于你甚至忘记了在那一节治疗中，尤其在那一节治疗结束时，它是怎样的。看起来你和我之间好像要发生一些可怕的事情。你怎么想？［治疗师对防御（遗忘）进行了评论，以此提供了一个诠释。］

Jacob：我相信你会想要挖、挖、挖，然后再找另一个错误。

治疗师：啊哈！同样，这很有意思，我认为我们必须试着理解现在正在发生的事情。在那次会面中，我理解的是你有充分的理由不想再待在营地了，而你的父母不理解这一点。他们不明白为什么你待在营地那么困难。我从你所说的话中理解到，对你来说，待在那里很困难是因为你不能忍受由于身为法国人而被羞辱，不能忍受被当作与魁北克人不同的人对待以及被冷落一边。你发现很难保护自己和捍卫自己；我认为你的父母不知道你的这一面，至少这不是你向他们展示的那一面。大多数时候，他们看到的都是你完全不同的一面。似乎你的某一面很容易感觉受到了伤害，很容易感觉被羞辱，而且感觉你无法保护自己；而另一面表现得就像什么都没发生过一样。（Jacob保持沉默，但似乎在听着。）当我们去看看现在发生在你我之间的事情时，你似乎在和我进行着类似的斗争。因为你深信我会找你的茬，深信我会羞辱你，你没有任何其他选择，只能开始一场战斗，而且你下定决心要赢得这场战斗。但是你看到这一方和营地里不能忍受被嘲笑和被羞辱的一方是如何发生冲突的吗？所以，就像你父母说的那样，你身上有一部分是非常"违抗的"、非常"傲慢的"，而你身上的另一部分是非常敏感的、容易受伤的、毫无防备的。你怎么想呢？这是有可能的吗？（治疗师提供了一种利用移情的诠释。）

Jacob（咕哝着）：这是可能的！我不知道……好吧，有什么问题吗？

治疗师：我猜想我们有麻烦了。我说"我们"，是因为我认为在营地发生的事情很严重，因为它表明你有一部分是需要帮助来学会保护自己的。但是当我提供帮助的时候，你并不认为这是帮助；你坚信我会更加羞辱你，我不会让你说你想说的话，我会对你做任何我想做的事，我会强迫你说话，我会折磨你。所以我们有一个问题，因为你似乎认为唯一能保护自己不受我伤害的方法就是站出来反对我。这在某种程度上是可以的，因为我认为你从中获得了某种安慰。这就像对自己说"所以现在是我在控制这里，我不会发生任何事！"从某种意义上说，你在那一点上交流了一些重要的事情，但是在内心深处，有一个问题，问题在于这是你唯一的一张牌。当你陷入这样的情境，比如说和你的父母交谈，当你扮演这个角色时，他们会有很强烈的反应，因为你口袋里没有其他的牌了。和你的同学，或者和营地里的其他男孩交往时，你不能用那张牌，或者也许你用了它，我不知道。但是，如果你对他们固守己见，他们会走开，或者他们会继续激怒你并伤害你，我说的对吗？

Jacob：这是真的。他们在嘲笑我。

治疗师：你的牌，你在游戏中唯一的牌，就是被反对……忍受……在那一点上不起作用，它让你暴露在羞辱和嘲笑中。

Jacob：嗯……嗯……是的。

治疗师：是的！我发现你很勇敢地说了"是的"，就像在和你父母会面期间一样，我也发现你很勇敢地忍受和他们在一起，而他们显然对你很生气，也很瞧不起你。你勇敢地待在那里。你没有倒在椅子上；你没有睡着。你没有太激怒你的父母。你能够告诉我足够多的关于营地里与男孩们之间发生的事，以及围绕着你的法国口音的问题，以便我能理解你在营地里有多难。我发现你很勇敢，因为你在某种程度上承认这与你觉得夏令营无聊无关，也与这不是你所期待的事实无关。（Jacob现在看起来很投入，很感兴趣。）我不知道你当时有没有注意到什么，但是你父亲在会面结束前改变了对你的态度。他提到你对于他不得不大老远开车去营地接你表达过歉意，还提到你想通过支付费用来进行补救。

Jacob：我知道，我记得……

治疗师（在这节治疗的后期）：我想知道我们是否能理解去年秋天你袭击你的一个同学的那个著名事件。我想知道，你感到被羞辱却无法保护自己和之后的情绪爆发之间是否有联系？你知道的，一个事实是这个人可能通过羞辱你而激怒你，而你当时唯一能找到的停止折磨、保护自己的方法就是打他。（治疗师提供一种超越当下的诠释，并将事件跨越时间地联系起来。）

Jacob：是的，他不想停下来。那个女孩也在激怒我。（患者因此透露，他至少还袭击了另一名同学。）

诠释的时机

关于何时提供诠释的问题是很重要的。一般的规则是，一旦材料清楚地说明了要诠释什么，就应尽早提供诠释。然而，一些青少年对来自他人而不是他们自己的想法很敏感，因为他们正处于一个由他们自己构建理想的中间过程中，这个理想将引导他们过渡到成年期。任何针对他们的缺点和弱点的面质都可能危及这个过程。另一些青少年坚定地依赖着一种无所不能的自体感，或者将他们所否认的自我体验投射到他人身上。因此，在没有任何提醒或准备的情况下提供诠释可能会激发他们的焦虑以及即刻的拒绝。

TFP-A 的一般原则是从表面开始，再转向对未被察觉的或未被呈现的部分进行工作。这里有一个例子，一个青少年指责治疗师不诚实，而他自己却是明显不诚实的，或者如果别人撒谎，他会做出侮辱的反应。如果治疗师对青少年患者说"你把你在自己身上看到的东西归于我了"，这是不合适的，或者是有风险的，尽管我们可能对成年患者这样说。取而代之，治疗师可能会对青少年说："面对不诚实的人时，你会非常生气。我想知道为什么你会这么生气？什么是如此糟糕的？假设我真的是一个不诚实的人，我是一个骗子，关于这个，什么是糟糕的？"青少年可能会回答说："这很糟糕，因为你要求我们诚实，而你作为一个成年人，却不这样做。"而后，治疗师可能说："好像你很多次地遭受这种情况，你对它了解很多。"然后慢慢地补充说："你有没有曾经被诱惑去那样做，成为那样的人？"青少年可能会吐露说："是的，为什么没有呢？如果成年人这样做，为什么我们不能呢？为什么我不能呢？"治疗师可能会给出以下诠释："所以，如果我没理解错的话，看到成年人做他们想做的事情而没有悔恨或受惩罚是令人愤怒的；对他们来说，这没问题，但对你来说，这是个问题。这不公平，也不公正。在某种程度上，你有权做同样的事情。"

另一个原则是在诠释时要有"成本意识"。这是由治疗师的关切产生的，治疗师不确定该诠释什么，或者他们正在寻找正确的线索，以便在既定的时刻做出适当的诠释，这种诠释将带来在潜意识移情中的重点转换。一些治疗师比其他人更直觉地或更快地识别出这条线索。Paulina Kernberg 教给我们，对患者来说，重要的不是诠释的准确性，而是治疗师的帮助意愿以及治疗师认同患者的能力；去相信需要被相信的东西，不管它对患者来说多么痛苦、多么令人烦扰或多么令人窒息；并通过让青少年觉察到这一点来满足这一需求，并在它以言语的或非言语的形式表现出来时提供一个诠释。因此，治疗师在争取时间时不应有任何犹豫，即要让他/她自己参与到介绍阶段或准备阶段，与青少年一起玩耍、构建，或者只是等待并接受对患者来说"看起来毫无用处"的状况。这种风格反映了积极主动与青少年患者工作的缩影。

游戏性与隐喻干预

隐喻的使用促进了心智化能力，因为它以促进共情性的同调的方式镜映或唤起患者的感受。被激活的感受是更可忍受的，因为隐喻充当了"试验性的认同"，然后可以被客体化，因此它的使人痛苦的或压倒性的力量被减轻了。

案例5

Joelle是一个18岁的患有BPD的女性，她有蓝眼睛、金色卷发，有点胖乎乎的，带着女神般的微笑。她宣称她可以接受"她床上的任何男人"，没有人能抗拒她。在离开一个安置了她一年多的居住环境后，她无法与父母住在一起，因为她"现在是一个成年人了"，她转而与一名38岁的男子住在一起，这名男子是一名刚刚出狱的前科犯。

她提到他是一个没有吸引力的男人，但她不介意，甚至喜欢这样，因为没有女人会被他吸引。同时，她承认她并不爱他；她和他在一起是因为他爱她并认为她也爱他。然而，在她看来，她和他住在一起实际是因为她没有别的地方可去，也因为这让她有可能和他2岁的女儿接触，她已经爱上了她。

她来治疗时很焦虑，因为她确信她的男朋友和别人有染。她对这种情况的理解是，她一直在与其他男人约会，并与他们发生性关系，而他一定已经察觉到了这一点，并在报复她，想让她遭受痛苦。尽管她的理解可能被证明是正确的，但她一开始就对他缺乏关心、她与其他男人的危险性行为，以及她表现出的害怕被踢出他的公寓的以自我为中心的反应导致治疗师将对她的干预集中在一个反社会的二元体上，在这个二元体中，她为了她自己的利益而利用他人。

治疗师：是的，这是一种可能；他可能想让你付出代价，因为，就像你上次说的，他爱你，并且依恋你。通过与另一个女人有外遇，他可能希望你遭受痛苦，就像当他知道你也有外遇时所遭受的那样。但是我注意到你似乎同意这种行为。如果你做了，为什么他不能做？

Joelle（看起来很困惑）：是的，这是真的，但你是什么意思？

治疗师：你对哪里感到惊讶？

Joelle：我很惊讶另一个女人能被他勾引。而且，他曾经说过他爱我，他永远不会做任何伤害我的事。

治疗师：所以，你很惊讶有人会改变主意，他可能已经往前走了，会做一些在其他情况下他不会做的事情。

Joelle：是的，现在我真的很担心他会把我踢出公寓，我不知道能去哪里。（咬她的指甲。）

治疗师：在你的脑海中，认为"这是一次报复"好像更可以忍受，因为这意味着他爱着你。他甚至可以允许你继续有外遇，因为他是如此依恋你，以至于如果你抛弃他，他将无法生存。

Joelle：是的，我明白你的意思。

治疗师：意识到在经常发生攻击和缺乏尊重的情况下，"爱"可能会消失，这让你感到焦虑，因为你首先意识到这可能会有后果，但你也意识到你再也不能控制他，你可能要为你自己的悲惨境遇负责。这就像是一次"宣战"。如果一个国家觉得自己受到了另一个国家的攻击、传统的规则遭到了违犯，不管这两个国家以前是不是盟友，它都会宣战——不是为了报复，而是为了重建边界、尊重和自主权。它们必须在战争结束前就一系列新的规则达成一致，否则第一个国家会和其他国家交朋友。这里的问题是，继续认为他仍然爱着你会让你陷入一个脆弱的境地——你面临的风险是被踢出他的公寓，没有任何提前通知，也没有时间去寻找其他地方。当你和陌生人发生性关系时，你没有保护自己，因为你更投入于"做你想做的事"。你觉得自己有权这么做，是因为你不爱你的男朋友而不是要好好照顾和保护自己。因此，你没有机会学习能够保护你免于生活在混乱中的社会规则。

Joelle：我明白你的意思；我喜欢"战争"的意象。我现在明白了。虽然对我来说有点难以咽下那么多；我现在感到内疚。

治疗师：为什么你会感到内疚？

Joelle：因为我意识到我是一个"坏人"，这不是我想要的。我不想成为一个"坏人"。

治疗师：内疚是一种非常强烈的情绪；感受到它是可怕的。

Joelle：嗯，嗯。

治疗师：我明白了……我理解为什么对于你来说可能很难尊重规则和协议，甚至在我们之间也是这样。在我们的第一节治疗后，你决定不再来了，尽管你已经同意做治疗了。你在两个月后给我回电话并预约了治疗，因为你和你妈妈之间的事情不太顺利。我给了你预约时段，但你在来之前取消了三次，你说你必须要去工作，必须去看牙医，而最后一次你没有说任何理由。我不得不给你留了一条信息，其中提到了类似这样的话——"看来我想要帮助你的良好意图不足以说服你决定来治疗，或者它可能会让你决定不来，尽管这看起来是自相矛盾的。我真的不知道会是两者中的哪一个，或者是另一个因为你不来而没法被我们发现的原因。因此，此时此刻我认为最好是把这个预约时段给别人。你可以在晚些时候打电话给我，那时你将能够或者不完全能够控制取消我们的预约的冲动，或者至少准备好探索它一下。"这使你立刻给我打了电话，从那以后你就再也没有错过任何一次预约。如果我更了解你，我会说（用戏谑的语气）："我不想见你！再见！"

　　Joelle：是的，这很傻，是吧？

移情 – 反移情分析

　　与和成年患者工作一样，严重人格障碍案例中典型的负性移情占据明显的主导地位，因此对正性移情和负性移情都进行诠释是非常重要的，从而避免传递给患者一个他/她是"全坏的"的印象。这在具有严重自恋性移情的患者中尤其重要，他们倾向于驳回和贬低治疗师的所有建议。例如，指出患者具有公开批评治疗师的能力，以此强调患者在沟通中的积极方面——有勇气，这可能对患者有所帮助，否则患者会觉得自己总是与批评性的治疗师打交道。

　　移情诠释通常从对外部人物的移情置换的重要探索开始。对与治疗师相关的移情的诠释可以被用作一个"好玩的"邀请，即邀请患者在治疗小节中用幻想和游戏来表达他对治疗师的体验或想法。从患者的发展水平的角度来了解患者在这方面的感受是很重要的。治疗师可以对青少年体验和互动的意义进行从游戏到语言的、象征性的交流的适当桥接。治疗师可能会向患者提示，付诸行动的行为以及躯体化有时可能是在表达患者不敢向治疗师表达的感受。这代表了另一种桥接努力，也就是将这些表现带入语言化的、情感的和象征性的语境中。

　　在严重偏执性退行的情况中，移情发展可能会出现在偏执性的水平上，在这一水平上，现实检验暂时丧失了。青少年可能会出现幻觉或短暂的妄想性移情。在这种情况下，TFP中为成年患者开发的方法（即分析移情中的"不相容的现实"）也是适用的。治疗师可能不得不从技术性中立的立场提出建议，这时候，他/她和患者显然生活在不相容的现实中，这需要被忍受和理解。

　　在当代的观点中，反移情是指治疗师对患者的全部情感反应。它在治疗的不同时刻可能是不同的，是一种"急性反移情反应"；或者是对患者的一种长期固定的和特殊的情绪立场，是一种"慢性反移情发展"。青少年在治疗小节内外的严重的付诸行动可能会促进强烈的反移情反应，反映出对患者的关切和对治疗将被患者的行为打断的恐惧，这是父母不能忍受的，并可能引发对治疗师的敌意反

移情焦点治疗——
青少年严重人格障碍的治疗

应。严重自恋型人格障碍患者对治疗师干预的强烈的、持续的排斥和贬低可能会在一段时间内严重扰乱治疗师的安全感，引发强烈的失败感并诱惑治疗师去放弃，以及引发忽视任何正性移情表现的风险。对青少年最普遍的反移情反应包括：治疗师感觉自己是比患者实际的父母"更好的父母"、不能忍受治疗中的攻击性并与青少年共谋，以及感觉青少年父母过于挑剔或纵容。此外，青少年希望与治疗师保持依赖关系的愿望——尽管青少年经常攻击治疗师——可能会被忽略。对于具有性诱惑的青少年的情欲性反移情（erotic countertransference）可能比由成人患者引起的相应反移情更让治疗师困扰，这激起了强烈的俄狄浦斯禁忌，这个禁忌指的是禁止代际间的性欲激活。显然，治疗师需要忍受这些体验，既不对它们采取行动，也不直接与患者沟通它们，以便观察并完全理解它们，将这些反应作为编织移情诠释的材料。对患者采取一种引诱性的"自由斗士"态度，或成为帮助能力差的父母解决问题的"警察"是治疗师面对的两种风险，对于这两种风险保持警惕的常用方法是：提供一个总体框架来保持对反移情偏移的客观立场。

有时治疗会"受阻"。可能会出现数周的"不理解"或弥漫的无望感，这会干扰对移情和反移情的积极主动工作。忍受这种过程，有时可以开放地与患者分享治疗师的印象，即治疗已经停滞，这可能会带来关于移情和反移情线索的新信息。一些青少年有严重的自我破坏倾向，并有一种伤害任何试图向他们伸出援助之手的人的潜意识倾向，就像在恶性自恋的自我破坏中一样，这可能会严重影响治疗的有效性。我们必须接受这样一个事实，即并非每个人都能通过这种治疗得到帮助，或者甚至通常的治疗也不能帮助到他们。相对于成年患者的预后指标，青少年患者的主要预后指标是：患者尚未使用的拥有非剥削性客体关系的能力、没有反社会特征和继发性获益，以及患者在智力和某些领域表现出创造性功能的潜力。支持性的家庭环境可能是一个主要的积极促进因素，可支持对非常紊乱的青少年的治疗。

技术性中立

TFP-A通过重新激活内化的对自我和他人的体验来促进变化，这样患者就可以开始反思他所体验的东西，然后将这种体验与内在表征联系起来，这些表征可能明显不符合外部现实，比如他和治疗师之间当前正在发生的事情。通过保持技术性中立，通过不"选边站"，治疗师允许青少年去体验这些强烈的情绪。例如，如果他觉得治疗师更喜欢父母的观点而不是他自己的体验，他可能就会停止思考所有影响他的想法、情绪和行为的因素。另一方面，必须在优先考虑到威胁、患者安全和正常发展的框架内实施技术性中立。因此，偏离原先计划的、合理的中立立场是常见的，这是为了面质可能危及青少年自身、青少年发展或治疗本身的各类付诸行动。例如，对于在第五章中讨论过的那个12岁有情绪爆发行为的William来说，如果被学校开除是被开除和重新入学这个恶性循环的开始，那么被开除的后果可能会对他的发展产生重要的影响。此外，入住精神病医院可能会增加William被他人贴上标签的风险，以及增加他将自己视为有精神方面问题的风险，同时也会危及他的心理治疗，让他失去了解自身冲突的机会。

技术性中立被定义为从一个"被排除的第三方"的角度出发，在与患者内部冲突的两方等距离的位置进行干预（Kernberg, 2016）。技术性中立意味着与本我、超我、行动的自我以及外部现实等距离，并且不仅认同患者自我的观察性部分，还认同一般人文价值，这一价值有利于且支持生活、个人尊重、身体健康和情感幸福。技术性中立并不暗指一种冷漠的、拒绝的或不感兴趣的客观性，而是以一种热情的、关切的、客观的方式去看待患者的内在冲突。对治疗师来说，为了可信地分析移情发展，这是一个必不可少的立场。只要治疗师的干预发生在他/她已经恢复的内在客观性的那个点上就可以，这并不意味着缺乏反移情反应，不论是正性的或负性的，甚或是强烈的反移情反应。

与成年患者的情况一样，当严重的付诸行动威胁到患者的生命、治疗或其他人时，可能不得不暂时抛弃技术性中立。治疗师可能不得不通过设定限制来进行干预，并准备在一段时间内跟进，充分地探索为什么技术性中立必须被抛弃，以及在这种情况下被激活的冲突的意义，由此使技术性中立在分析诠释中逐步恢复。结构化、设定限制的干预涉及患者家庭、学校或社会生活，可能会对治疗师恢复技术性中立立场的努力造成重大且不可避免的相应后果。在某些情况下，治疗师还必须警惕父母可能认为他会"选边站"。在某些情况下，患者的性行为、药物或酒精滥用、反社会行为或法律问题需要来自父母的干预，这些干预可能会因父母的专制甚至虐待行为而被复杂化，治疗师维持治疗结构的努力就会特别困难，可能需要付出巨大的努力来使他的干预区别于父母的专制行为。在尊重患者性行为的隐私和保护患者免于那些危险行为的伤害之间保持谨慎的平衡，同时遵守保密性并保持在合法的范围内处置，将是一个重大的挑战。必须面对这一挑战，同时尽可能最小程度地偏离技术性中立，以保护患者的健康和治疗的可行性。

移情焦点治疗——
青少年严重人格障碍的治疗

基于发展的干预措施

分离 – 个性化焦虑

案例6

17岁的Bea经历了严重的惊恐发作，这使她无法走出家门，并因此影响她上学。治疗师向患者指出了她的问题对其发展任务的影响，这个任务是搬出安全有保障的家；并把诠释过程集中在识别Bea的"胜利欲望"上，这种欲望会破坏她的生活并控制她的父母。

Bea：我妈妈给你打电话了吗？我不知道你是否收到了消息。

治疗师：我没有和她说话。

Bea：但她给你留了言。

治疗师：据我所知没有……怎么了？

Bea：上周——周三、周四和周五——我没有离开家。周五，在我去做事之前，我把自己关在一个角落里，在那里待了大约20分钟。我在发抖。然后我妈妈进来找到了我。

治疗师：抱歉，你把自己关在哪里？

Bea：在我的房间里。在我的床和书柜之间的一个小角落。角落不是很大，我蜷缩在那里……当我感觉不舒服时，我就待在这个角落里，我想……我是坐在角落里，而且我在发抖……我什么都没想。我被入侵了。我告诉我妈妈我再也不想出门了。我想待在那里。我不想离开我的房间。每当我试图离开我的房间，我就会惊恐发作。我试了半个小时。我从床上爬起来，去了洗手间……我筋疲力尽，在地板上睡着了。

星期五，我实际上没法再去洗手间了。我觉得墙在向我逼近。我需要离开那里。我只能回到我的房间。我只想躲在我的角落里。我妈妈在那里找到了我，带我去了我祖母家，因为我不想一个人待着。她想打电话给你，但我告诉她你在度假。所以她想给Keats医生打电话，但我没有告诉她——就像我没有告诉你一样——我错过了和Keats医生的一些预约。在我错过和她的最后一次会面时，我们通了电话。她和我妈妈通话时，她说我不再是她的患者了，因为我错过了最后一次预约。我母亲回答说她不知道这件事；她不可能知道这件事，因为我没有告诉她。我妈妈看起来很生气，因为她知道我需要找个人谈谈。所以，有个医生同意见我。我妈妈简直是求着我去。她告诉我，我的祖母会陪我去，她会带我去看医生，然后我再坐出租车回家。她对我说："一切都会好的，之后你就会安全了。"

我一点也不觉得安全，我什么也不确定。我每天越来越担心，因为我在我的角落里。

最后我设法去见了这个医生。我告诉她我越来越多地撒谎，这可能就是我到那里的原因。我最大的谎言是我没有完成我的剧本……我没有开始写我的剧本……这意味着我被卡住了，而且意味着我只能告诉教务长我写不出来……而且我会挂科的。我如何向我的父母解释，我将无法毕业，我少了三四个学分？我真的不想毕业，但我要怎么告诉他们呢？我脑子里全是这些。这个医生告诉我也许我可以在周末写剧本。我说过我会试一试。我试了很多次，但我回到家，我写不出剧本。在那之后，我们谈论了一些我们在这里正在说的事情，比如我不想去上学，我不想毕业，因为那意味着我将不得不开始我的成人生活。你知道，开始我人生的这个新阶段，这完全吓到我了。

当我离开她的办公室时，我感觉好了一点。出门似乎容易一些了，因为我知道我的祖母在那里，我会和她在一起，如果我需要什么，我可以依靠她。然后，我妈妈打电话到我祖母家。我和我妈妈谈过了。我告诉她："求你了，你一定要来接我，在这里我并不感觉安全。"我的母亲问："为什么？"我说我不觉得安全。我告诉她："如果你愿意的话，我可以坐出租车，但我只想待在我家。"她来接了我。在回去的路上，她对我说："今天你完全把我的精力都榨干了。我不知道该怎么办。"对此我感觉很糟，但她说我打电话让她带我回家是自私的。我说："好吧，但是我只想待在家里，在家里我会感觉更好一些。"我告诉自己，我将在第二天醒来，我将在周六和周日做学校的作业。

星期六早上我醒过来；我妈妈对我大喊说我爸爸在那里，他们两个都想和我谈谈。我下楼去，但我不想和他们谈。我告诉他们了。我父亲说（这是他人生中的第一次）："Bea，我们在这里等你。每次你想说话时，你只需要寻求帮助。告诉我们你是否需要帮助，这样你就不会陷入这种境地。"我告诉他们别来烦我，我觉得被攻击了，我在那个时候不想谈这件事。我有生以来第一次意识到我身上有两个面——不，不是第一次，但那一次很明显——一面是我想告诉你们一切，我不想说谎；另一面告诉我远离、撒谎、继续这样下去。不幸的是，这后面的一面总是赢。我不知道……我父母说了很多。我妈妈说她非常生气，说她不得不打电话给我爸爸，因为她再也受不了了。她感到很孤独。在整个谈话过程中，我感到被狠狠攻击了。最后，在他们问我是否有话要说后，我不得不离开房间。我告诉他们我没有要说的。然后他们问我是否还想离开。我说是的。尽管他们对我很好，我还是觉得被攻击了。在那之后，那个星期六是非常糟糕的。我哭了一下午。我待在房间里，然后睡着了，直到第二天早上6点或7点左右我起床；我和我母亲谈过了。我讨厌她给我父亲打电话这件事。

治疗师：在你看来，她为什么这么做？

Bea：因为我父亲……当你不得不说话时，他是一个强硬的人。他总是从非常贴心地表达感情开始（这一次，他明显也是如此的），但不管怎样，总是很糟糕地结束。当他开始说话时，总是以噩梦结束；大部分时间我都觉得被攻击了，就像你说话的时候我感觉到的一样。我只想和我妈妈说话。但当她回到家时，她已经筋疲力尽，只想睡觉。最终，我们在昨晚聊了聊；我告诉她剧本的事，我告诉她有关学校学分的事情。她看着我说"没什么大不了的，Bea，好吧，别再想学分的事了，我会给你钱的"，她是非常具有支持性的。我看着她，问她我怎么会相信她不会支持我呢——因为她真的是很支持性的。甚至我的父亲在星期六也告诉我"他们会供养我"——当然，我必须找到工作，但他们会承担公寓和食物的费用，他说"我和你母亲会承担这些"，这是真的……只是我总是得出这样的结论：他们会让我失望。这是由我上周三做的梦触发的。我做了一个噩梦，一个我妈妈会死掉的非常糟糕的噩梦。在她死后，所有人都离开了。这看起来如此真实，我不知道如何照顾我自己，然后大臭虫取代了我所有的家人和朋友，它们想抓住我。这让我害怕，因为在内心深处，我还是个小女孩。每当我有这些恐惧时，我告诉我的母亲成人生活使我害怕。还有，我以为只有我一个人在经历这种事，但现在我认为每个人都在经历它。

治疗师：当童年看起来也很可怕时，对成年如此恐惧是一个悖论。

Bea：是的，我知道。

治疗师：我想你不会喜欢我要说的话。

Bea：我不知道你会说什么。

治疗师：因为你有巨大的力量让你自己确信，也让你的母亲、你的父亲和你的祖母确信，你是完全无助的，你什么也做不了。

Bea：我没有；我不会的。

治疗师：我认为你几乎在试图让时间停止，因为那样的话，你的母亲不会改变，你也不会改变，你会那样度过余生。你永远不会失去任何人，没有人会变老，没有人会死。我想你是有希望成功的……积极主动地……你进入了一种昏睡的状态，你在说服自己和家人……当你不服药、不睡觉的时候。

Bea：不是的……

治疗师：你会觉得，如果我做了和你一样的事，我会比你感觉更糟糕……只是想到与世隔绝……我就很容易感到抑郁。

Bea：不是的……有一段时间，当我出去的时候，唯一能安慰我的是放学后回家的想法。下课后，即使我非常累，回到家的时候我还是更高兴，因为回家很舒服。

治疗师：是的，每个人都喜欢回家，因为他们会有时间休息。

Bea：这是不一样的。我不想老老实实地待在这个世界上，我想待在家里。

治疗师：但是看看当你在家的时候会发生什么——你独自一人。有一部电影的名字叫《独自在家》。（笑声）我不知道你为什么这么喜欢待在家里，用过多的时间待在家。

Bea：为什么？

治疗师：你有惊恐发作，你不能入睡……

Bea（哀怨地）：我不能离开我的房子。我爱我的房子。

治疗师：但你从房子里出来了；你去看你的祖母，与她做伴。

Bea：不，是我妈妈送我去的。

治疗师：你保持着这种精神状态。无论如何，独自在家不是一个很好的体验。你想要继续认为在家很好。

Bea：这是一种爱恨交织的感觉。这是唯一让我感到非常舒服的地方，但也是一个让我变得非常具有破坏性的地方。我不做我该做的事情，我看电视，我玩电子游戏。

治疗师：你真的很具有破坏性……是非常具有破坏性。

Bea：没错。

治疗师：你知道，我之所以说你不会喜欢我要告诉你的事情，是因为你有这些怒气，你是在你的内心而不是外显地表达出来的。

Bea：我能理解这点。

治疗师：从那时起，你可以想到你的母亲……想到你可以摧毁一切，你可以破坏一切。你的行为举止是以这样的方式，让每个人都陷入这种境地。你在药物问题上撒了谎。

Bea：不是，不是……我在服用百忧解。但是也许那个医生再也不想见我了。

治疗师：但她见了你，不是吗？但是你知道，我开始怀疑你告诉我的话，因为你告诉我你无法呼吸——"我无法再呼吸了。我脸色发青和差点窒息，因为我无法呼吸。"如果你能够让自己处于一种感到"窒息"的状况中（每个人在这种情况下都会有这种感觉），那么你就意识到自己在做"有毒的"事情。

Bea：在一定程度上……

治疗师：你对自己做了"有毒的"事情，所以你具有力量。

Bea：我不知道还能做什么。

治疗师：你知道该做什么，但你不去做。你让自己相信自己是无能为力的，而你却用所有的力量去摧毁你自己，摧毁你与家人的关系。事实上，我们应该让你妈妈来吗？如果你妈妈想来，你认为我们应该和她讨论些什么？

Bea：我不知道；她已经这么尽力了。

治疗师：你想证明你的父亲、母亲、我，还有你的精神科医生、你的祖母，我们完全无法帮助你，而你……

Bea：我无法帮助我自己。

治疗师：是的，是的，你完全无法帮助自己。你完全有能力不帮助你自己。你恰恰做了所有被禁止的事情。

Bea：我无法帮助自己。

治疗师：你怎么能如此有效地不帮助自己呢？

Bea：我是……这是我唯一成功的事情。

治疗师：是的，你说这话的时候你在笑。

Bea：事实是这样的，因为我内心深处知道——这是我唯一做得好的事情。

治疗师：现在，问题是你妈妈是否应该参加这个游戏。这就是为什么我们需要讨论你的父亲和母亲是否应该参与到这个游戏中来。因为只要你相信你可以从你的父母那里得到支持，或者从你和我一起进行的工作中获得支持，就能证明你会成功。

Bea：我知道，我搞破坏；我一直都在这么做。（笑）

治疗师：在这里讨论这些非常重要，但是从你用它破坏外面的一切的那一刻起，我们的讨论就是杯水车薪，它们好像没有用，因为你继续在外面这样做。

Bea：不，它有帮助。

治疗师：你在继续快乐地破坏一切。

Bea：但你知道我的那一部分是更强大的吗？它超越了我。

治疗师：我对你的力量印象更深……你在外面，在你的生活中，在治疗小节之外创造情境，如此快乐，以至于你让你母亲的生活变得艰难，你让你父亲的生活变得艰难，你把自己锁在你的房间里，同时确信自己是无助的。而我所看到的是，某个人完成了整个演出，这是一出规模庞大的戏剧。现在的问题是，你的母亲是否能帮助你不再拥有做所有这些事情的全部力量。

Bea：但她应该怎么做？

治疗师：我们需要和她讨论她觉得她是如何帮助你（破坏）的，以及你是如何设法让她这么做的。她可能不知道。

Bea：哦，不，她是有意识的。

第六章
TFP-A 的技术

133

自体中性的整合

  关注青少年的浪漫和性生活可能尤为重要，就青少年和成年人之间的交流而言，这是一个传统的文化禁忌，可能只会以微妙、间接的方式出现，即通过治疗小节中的性欲化行为、情欲性反移情中的性欲化行为，以及在一个明显的差异中的性欲化行为：在这个差异中，一方面是患者的性欲行为，另一方面是完全缺乏关于青少年外部生活中的情欲体验和行为的信息。当青少年刻意避免提及他/她的任何情欲幻想或行为时，情欲性移情的管理可能会在反移情反应中呈现出一个困难。巧妙地指出青少年在一个治疗小节内的行为所隐含的情欲性含义，而与之相对照的是在治疗小节之外没有情欲性体验——就好像患者的体验中遗漏了生活的一个重要方面，可能会将全面的探索带入这个主题。在这里，在一个非色情化的（noneroticized）背景下直接、开放地讨论性问题，而不是选边站在"超我"决定的批评一方，或者站在叛逆的"性自由"刺激的一方，这种讨论开启了青少年生活的重要领域，这种讨论中还包括青少年谈论以下这些内容的困难：性抑制、多形态的性行为和性幻想，以及对性愿望或抑制的困惑和焦虑。

  男性心理治疗师在与女性青少年BPD患者探索性冲突时可能会有特殊的反移情困难。一个有挑逗性、有性诱惑行为的患者，同时在意识上否认她对性的所有兴趣或关注，可能会呈现给治疗师一种传统的刻板印象，即成年男子向青春期女孩提出性问题时暗含的引诱性刺激。实际上，通过投射性认同机制，患者可能将这种性诱惑意图归因于治疗师的干预。通常，在移情中显著的色情化（eroticization）背后，主要是前俄狄浦斯的问题，是对来自父母的关注和依赖的需要，而不是俄狄浦斯的恐惧和欲望的直接表达。在主要是自恋病理的情况下，情欲性诱惑可能反映了患者对崇拜和欲望的需求，并复制了使用情欲吸引力来实现表达在外部关系中的全能控制。在与女性治疗师的关系中，女孩挑逗的、性暴露的行为更多地标志着对令人受挫的、望而却步的母性形象的竞争性对抗和反抗。

  例如，一个迷人的、非常聪明的15岁女孩因为焦虑来治疗，让她感到焦虑的主要是她在学校的表现。然而，她很快就开始谈论她学校里的男孩，她说他们不成熟，同时也表示她发现他们很有趣，她喜欢和他们一起出去玩。她还描述了她母亲的介入，暗示她的焦虑导致了显著的继发性获益。她描述她父亲是疏远的。突然，在一节治疗结束时，当她正要离开时，患者微笑着走近仍坐着的男性治疗师，并拍了拍他的头。他注意到了自己的惊讶，而且这种轻拍更像是对宠物或小孩做的一种行为，像是一种控制性的和被控制的情感表达。这一行为否认了与她会面的是一位成年男性的现实，以及他们关系的本质。这个移情为随后对这一行为的讨论提供了最初的入口，这使她进一步去思考她因自己日益增强的对性感受的需求及对性兴趣的觉察所感到的不舒服，以及思考在如何对待男孩和她父亲这个问题上的冲突。

第七章
TFP-A 的战术

在第五章中，我们具体讲了青少年移情焦点治疗（TFP-A）中的第一个战术，即与青少年及其父母制订初始的治疗协议，以处理可能威胁青少年及他人躯体完好或生存的紧急困难，并制定保障治疗可持续性的条件。在说明了精神动力性治疗的常规安排之后，就治疗可以实施的条件达成一致，这些条件涉及患者的、父母的和治疗师的特定责任。接下来，重要的是要在这些约定的框架内实施治疗。

我们在这里提出了一系列其他的干预措施，用于维护在每节治疗中与青少年的合作和保护TFP-A所必需的条件。这些干预措施包括保持青少年的自由联想；确定和聚焦于治疗小节中的优先主题和发展挑战；选择对什么做出诠释；处理阻抗和负性治疗反应，包括情绪风暴、精神病性移情、急性和慢性风险，以及自杀风险。我们也讨论与父母有关的具体战术，包括那些与处理保密性、父母内疚、对父母的反移情相关的战术。

维持与患者工作及保护治疗的干预措施

保持自由联想
在每个治疗小节中，青少年被鼓励自由地说出他在治疗小节中想到的东西。如果患者保持沉默，治疗师对可能阻碍患者自由言说的原因提出一些试探性的想法。在这里，重要的是治疗师不要试图"猜测"患者的想法，而是清楚地表达试探性想法，给出关于该行为的可能的解释，由患者所说的来确认或否定它，在之后的一段时间期待患者的反应，如果患者继续沉默，则重新给予刺激。如果这种刺激没有产生任何变化，那么患者对治疗师的努力做出的"沉默"反应就可能被诠释为治疗小节中正在发生的事情的一部分，而这种刺激的循环，即"反思循环"（reflective loop）——等待、诠释、等待、刺激等等——就会继续下去，从而逐渐诠释非语言交流的意义。这通常是处理沉默和探索其移情含义的一种有效方法。

就青少年对治疗小节中正在发生的情况的反应、对所讨论的内容的反应、对在治疗小节中发生的事情的想法所进行的频繁刺激，都是刺激患者探索他/她的自我体验和对于治疗小节中治疗师干预的体验的方法。在这些诠释性的努力之后，询问青少年是怎么理解治疗师为什么在治疗中说那些话，同时在这个反思循环中重复某些主题，可能会减少每个治疗小节中处理的材料的数量；然而事实上，它增加了帮助患者意识到自己的精神状态和治疗师的精神状态的可能性，促进了"心智化"的过程。在这个过程中，治疗师可能会评估患者的自体表征和客体表征、他们的投射、情感激活的强度，以及患者的认知在多大程度上框定了他的情感体验，并提供证据，表明患者的反思能力和共情能力正在发展。

TFP-A鼓励这种类型的交流，即使年龄较小的青少年在一开始可能难以理解。对于为什么青少年可能难以赞同使用这项技术，有不同的解释：①它需要在面对面的互动中自由交谈，从发展上来看这还不具备可持续性；②它会诱发偏执的反应；③它揭示了青少年的困惑，这是他们拼命想要隐藏和摆脱的；④它动用了反思能力和共情能力，这可能是具有挑战性的，因为众所周知，许多人格障碍患者显示出较弱的心智化能力，特别是在人际互动背景下（这在青少年时期更是一个问题，因为他们的大脑仍在成熟的过程中）。

对于年龄较小（12～13岁）的青少年，可能需要让他们回想生活中的那段自由玩耍的时期，那时他们的玩耍并不是被计划好的，但后来证明这比看起来的意味着更多的内容。比如在玩棋盘游戏的时候，面对面（或面对背）坐在桌子旁也可能是必要的，以缓解过于亲密带来的紧张感。治疗师可能会说：

你知道，在这里，你可以说出你想到的任何东西。这就像你在玩的时候一样。在那个时候，你可以玩任何你想玩的玩具，你可以创造任何你想要的场景。刚开始的时候，我们可能对玩什么有一点想法，但大多数时候，我们都猜不出它最后会是什么样子。此时此刻，我的任务是试图弄清楚你的意思和它让你有什么感受，这在一开始可能会惹恼你，因为我可能会错过重点。还有，有时候我们不想确切地说出我们的想法，或者我们可能不喜欢我们的感受，所以我们试图用其他情绪或其他把戏来掩盖它。有时我们甚至都没有注意到自己这么做了。然而，如果我注意到了，我会试着帮助你多忍受一点，也许我们会一起发现这比你想象的要容易。你觉得我说清楚了吗？

对于年龄较大的青少年，自由联想技术可能会激活偏执反应。有些人可能会认为这是我们的"特殊伎俩"，会让他们说出他们不想说的话，或者更糟糕的是，他们认为我们被想知道他们的秘密或深层想法的父母收买了。对于患有人格障碍的青少年来说，这是一种"普遍的反应"，在治疗的开始阶段尤其明显。它迫使治疗师迅速处理这个问题，这也涉及有关保密性和青少年的责任的讨论。

案例1

治疗师：你妈妈陪你来的吗？

Robert：是的……前几天我告诉她我要来这里，但去找了Fred。你给我家里打电话时她才知道的（表示他的不满）。

治疗师：看起来，我给你妈妈打电话好像是我做了什么错事。我们不是说好了吗，因为你可能会不想来，在这种情况下你无论如何都要努力来，哪怕只是坐在候诊室里，好让我们有机会弄清楚发生了什么。我说的对吗？还是你改变主意了？知道这一点很重要，因为这种疗法只有在你在场的情况下才会起作用，尽管我这么说可能听起来很傻。

Robert：Fred打电话给我说他有重要的事要告诉我……而且他不知道我在看心理医生。

治疗师：Fred是那个刚辍学的人，如果我没记错的话，他还是你最好的朋友？

Robert：是的。但我本来就不想来。

治疗师：所以，我们又回到了之前的约定。你知道，如果你来了，我没有理由打电话给你的父母（除非你可能面临特定的危险）。你的父母同意这种合作方式。所以，一定还有一些我不知道或不理解的事情。你有什么想法吗？

Robert：我是被迫答应才来的。

治疗师：他们是怎么强迫你的？

Robert：他们会禁止我玩电子设备。他们会一直用那个来折磨我。我觉得你不知道他们真实的样子。

治疗师：所以，如果我没理解错的话，我和你一样被他们愚弄了。在我面前，他们同意让你担负一点责任，但没有提到他们威胁要拿走你的手机和电脑，所以这就不是来不来的问题了，而是要为你自己挺身而出，让他们知道，即使的电子产品对你很重要，它们也没有重要到你会屈从于他们的要求。但你还补充了别的东西——你本来就不想来。你这话是什么意思？

Robert：如果我待在候诊室里或是不来，你会向我父母收费吗？

治疗师：是的，我会的，因为你的父母同意了，而且只要我认为它是治疗性质的，这个协议就会持续。我这样说的意思是，你可能需要一些时间才会在这里感觉良好和安全，否则你可能会通过不来治疗而将一些重要的感受付诸行动，就像你今天做的那样。如果我们没有机会谈论这一点，我们将永远不会知道那些感受或想法是什么，你将失去一个学习表达它们的机会。

Robert：哦！我明白你的意思了……如果我说得多，你高兴，他们也高兴。但这恰恰是我不想要的。我不想让你或他们知道我的任何事。

治疗师：所以你认为我更倾向于站在他们那边而不是你这边？现在你不想来的原因就说得通了。而且，如果你认为治疗是对你"隐私"的侵犯，谁能向你保证我不会与你的父母分享这些内容，尤其是他们可能因为我需要他们的钱而操纵我？

Robert（停顿了一下）：是的！就是这样。

治疗师：我对这个问题可能有不同的看法。尽管我很认真地对待你的想法和信念，并且这需要进一步的探索，但它让我们站在"摇摇欲坠的地面上"。我是像他们一样，还是像那些说一套做一套的、不值得信任的成年人一样？或者，我是否贪婪到不诚实地向你父母要钱的地步？或者，我要说的重点是，我能不能把秘密保守在我们之间，并且足够有力量来抵抗你父母的压力？我能对你忠诚吗？什么是我有义务要告诉他们的，什么是我可以保密的？

这个青少年在防御和人际交往方式上具有分裂（schizoid）的特质，这与他在学校、同龄人和性行为中避免全身心投入是一致的，他似乎未察觉到自己否认情感和避免公开表达感受的程度。治疗师可能首先必须得指出这些特质，并间接提及它们在治疗中如何出现在青少年对某些提问做出的回应中以及出现在青少年的沉默中，而青少年沉默仅仅是因为"不知道"说什么。治疗师开始注意到，青少年在简短地表达失望后，并没有任何拓展的情感表达；同时也注意到治疗师自己未被满足的期望，即某个处于这个青少年的位置和智力水平的人会自动对所讨论的事件有更多的话要说。因此，治疗师认为有必要引导青少年认识到，在那些时刻，什么通常是会被预期的，从而使青少年更多地表达内容和情感。对于其他患者来说，对行为和防御采取某种中立的诠释可能是合适的。例如，青少年在每节治疗开始后不断抱怨父母而避免谈论他自己，并试图迫使治疗师站在他那一边，使"我对抗他们"的局面持续下去。治疗师可能会问这些青少年是否注意到，他花费了太多的时间抱怨父母，以至于他没有提供任何新的东西，以及青少年可能会因为觉得自己在父母那里得不到任何帮助而感到失望，但如果他们更多地谈论自己而不是父母，可能会更好。然后，治疗师可以解释说，这样的转变会使治疗回到最初在框架中确定的目标。随着治疗的进行，对这个青少年的行为进

行更深层次的诠释可能是合适的。

然而，阻抗的呈现方式也可能指示了青少年人格障碍特有的防御风格，并需要更多的诠释来推动治疗的进展。正如在 Robert 身上看到的，偏执的防御可能会导致对被剥削的恐惧和对被控制感的抵抗，这与权力斗争和更具敌对性的、攻击性的因素形成了对比，后者是施受虐防御风格的特征。这些形式的阻抗与有自恋特点的青少年表现出的阻抗形成对比，他们期望被他人以某种特殊的方式对待，并且他们会贬低治疗师的价值或尊严。对所有人来说，各自的方法都将有助于他们维持现状，并支持他们从自己的病理中实现继发性获益。治疗师可能会说："在我看来，你似乎不敢告诉我你对这件事的想法……就好像我随后会利用这个信息——以某种方式利用它来对付你。好像你很难想象我可能会想要通过评论它来帮助你。让我提醒你一下我最初说过的关于我是如何做治疗的话，就今天这事来说，我想看看你的评论是否能帮助我们把事情联系起来，朝着自我理解的目标努力；看看我们是否可以让你能够思考自己，并且不害怕你的发现——能够让你自己了解到你并不危险，不是别人要避开的人，我也不是。"

此处治疗师的目标是创造一个环境，让青少年感觉在这个环境中传达主导的、冲突性的客体关系是安全的，这些客体关系会被活现、探索和理解。在这样做的过程中，这些程序试图涵容青少年变得活跃的倾向和付诸行动的倾向。然而，我们并不打算让这些程序成为控制性的系列条件；相反，它们应该传达的是，治疗师对于青少年如何参与治疗有一些期望，同时也鼓励他们发挥自己的潜力，参与到自助的过程里；它们还意图向青少年传达，在追求这些目标的过程中，他们会得到帮助和支持。此外，通过这种积极的方式，治疗师也在构建一个设置，这个设置有助于涵容他/她自己的反移情，并保持技术性中立。

确定和聚焦于优先主题和发展的挑战

TFP-A 的一个关键战术是确定优先主题，并对其进行详细阐述，鲜明地聚焦于治疗小节中正在发生的事情。选择什么样的材料进行探索，取决于青少年的情感中占主导地位的东西；或者，如果这一点不清楚的话，那么取决于在移情中占主导地位的东西；如果这一点也不清楚，那么取决在反移情中占主导地位的东西。同时，意识到青少年现实生活中主要的问题将使治疗师可能就这些问题进行干预，即便在治疗中患者的主导情感、移情和反移情都不清晰。对治疗协议的偏离或可能对治疗构成威胁的新事物总是会被特别关注。

TFP-A 的一个重点是对外部现实的关注——青少年完成他现实中的发展任务

移情焦点治疗——
青少年严重人格障碍的治疗

的情况如何？青少年在学校、家庭、社交生活以及他的个人福祉方面做得如何？对于涉及吸毒、酗酒、自伤行为，以及在日常生活中忽视自我照料的边缘型人格障碍青少年，需要仔细监测他们的这些行为，并持续评估它们在移情性的付诸行动方面的影响。移情分析和对外部现实的考虑必须保持紧密的联系。在这方面，如前所述，当强烈的移情-反移情动荡似乎将治疗的焦点几乎完全引向治疗过程中发生的事情上时，治疗师对青少年与现实关系中的主要问题的持续觉察将有助于将这些问题引入治疗中。

针对青少年的干预优先事项与针对成人的干预优先事项相似，危险信号的干预优先级高于以一般标准选择的待探索材料。

1.对生命的威胁，特别是自杀意图或行为。

2.对治疗的威胁，表现为拒绝参加治疗和提示患者及其家人正在考虑中断治疗的间接信号。

3.在治疗中的欺骗，表明"偏执-精神病性的"移情占主导地位，这需要被探索。一般来说，慢性欺骗具有高度的优先级别，有时需要在较长一段时间内对其进行详尽阐述，并经常揭示潜在的偏执性移情：公开"坦白"患者所害怕的某些问题会引发危险后果——治疗师、父母或其他权威人士会因此进行报复或惩罚。

4.严重的付诸行动，无论是在治疗过程中还是在治疗过程外。付诸行动通常表明该主题在情感上占主导地位，需要在移情中加以探讨。

5.平淡化（trivialization）。有时候治疗师唯一能做出的诊断就是治疗时间里的内容看起来很琐碎、平淡，没有特别的情感激活或情感"冻结"，移情表现和反移情倾向都相对平静。可以向青少年提出的问题是：我们在谈论什么？这一切之间有什么关系？我们是否遗漏了重要的议题？换句话说，"循环"技术（反思最近的互动；见第六章）可以被用于诠释平淡化的防御功能。

下面的一个例子，是关于在一种情况下如何处理平淡化的。

案例2

Catherine 13岁，她的情况在第五章中被讨论过，她很健谈，但她讲的内容非常肤浅（例如，谈论她的狗玩的把戏、她和妈妈去逛购物中心、她在爸爸家看的电视节目）。她从未提及家里的任何困难（母亲酗酒、曾被妈妈的前男友性虐待、父母之间关于监护权的严重问题）。在评估阶段，她确实提到过她在学校遇到的问题——不喜欢任何人，因为每个人都是卑鄙和愚蠢的——但后来未再提起过。

治疗师：我看到你和你妈妈还有爸爸有很多"美好时光"。你喜欢和他们在一起，喜欢待在家里。你有时会想和朋友在一起吗？

Catherine：不，我不经常同时见到我父母。我一个星期和妈妈在一起，然后一个星期和爸爸在一起。

治疗师：我知道你喜欢回忆"美好的时刻"。在父亲或母亲那里，你是否有过感觉不好的时候？

Catherine（略带恼怒地叹了口气）：没有。

治疗师：你看起来对我的问题有点紧张和不舒服。对你来说，保持你的家庭的良好形象似乎很重要。生活在两个不同的家庭，并能与分开的父母两人保持良好的关系通常不是一件容易的事。你父母多久前离婚的？

Catherine：五年前。

治疗师：你和他们保持和谐总是那么容易吗？

Catherine：是的。

治疗师：那你父母之间也能保持良好的和谐状态吗？

Catherine：不！

治疗师：看起来要谈这些很困难……而且，我的印象是，通过提问，它迫使你给出你通常不会去想的回答。你似乎找到了一个不去想父母之间冲突的好方法——当你和他们在一起时，你就完全沉浸其中，你喜欢你们在一起做的每件事，每件事都是为了让事情处在掌控之中，每个人都很开心。你和我在一起时也有点像这种状态。你只谈论有趣的话题……而不是让我烦恼或不高兴的事。

Catherine：但我不知道该说什么。也许我什么都不应该说。

治疗师：看起来我好像因为一些糟糕的事情而在责备你。

Catherine：是的，你不希望我谈论我的狗。

治疗师：这很有趣，我是在问为什么你很难谈论你父母的冲突，我对你（和他们在一起时）让他们开心的方式印象深刻，你十分容易通过欣赏你们在一起做的每一件小事来维持和谐。但如果我指出这一点，你会认为我在责怪你。

Catherine：我并没有说我和他们在一起总是很开心。

治疗师：我再一次成为寻找过错或缺陷的法官，而你是有罪的一方，只能试图为自己辩护。你明白我的意思了吗？

Catherine：不，我不觉得我有罪。

治疗师：但是你觉得我是一个在评判你的人，一个在找你过错的人。

Catherine：是的。

选择诠释的内容

一般的规则是优先考虑那些在此时此地被表达的带有情感的内容。

管理阻抗和负性治疗反应

在TFP-A中，我们创建了一个治疗框架，在这个框架内，可以安全地重新激活潜意识的体验，并防止可能破坏沟通的强烈情感爆发。治疗协议"用于保证治疗的范围、治疗定期进行以及患者能够积极参与治疗"（Yeomans et al., 2017）。对方法进行规范，以防范那些由患者的病理问题带来的可能危害治疗的威胁。正如我们所看到的，评估阶段让治疗师了解对治疗的威胁可能是什么，而协议是最低限制的一系列必要条件，以维系一个环境，在这个环境中心理治疗能够开展下去。

对治疗的潜在威胁包括但不限于：具有自杀意图的严重自我毁灭行为和其他更间接的行为（比如，一个青少年对他的父亲或母亲非常生气，以至于他开始质疑是否要继续治疗）。阻抗可以构筑患者的行为，造成危及治疗的外部情况。

在治疗过程中，顽固的沉默可能对应于治疗之外激烈的付诸行动，治疗师可能会利用沉默来指出，这让他/她想到患者生活的其他方面正在发生什么。在治疗开始时，治疗师将收到的关于患者的所有信息都带入治疗中，给予充足的时间来倾听患者对这些信息的反应，询问患者的观点，并探索其所有含义，这是很有帮助的。在显著的偏执性移情、欺骗和长时间沉默的情况下，持续关注非语言行为可能非常有助于促进对主导的移情-反移情发展的进一步工作，首先，治疗师要诠释为什么公开讨论相应的冲突显得如此危险。通常的顺序是：显性行为/防御→这种防御的动机→需要被防御的冲动；这代表了诠释的动力性原则，补充了在治疗时间内关注主导情感内容的经济原则。

情感风暴

情感风暴的发展是青少年治疗中特别常见的并发情况和战术挑战。只要在治疗过程中没有对治疗师或办公室的物理攻击或不恰当的性行为，且患者的音量还在办公室的门及设施能容纳的范围内，青少年就应该在治疗时间内自由表达他的情感。对于治疗师来说，重要的是要用与青少年的情感激活相对应的情感措辞来回应，而不是进入与患者比拼吼叫音量的状态或进行冲动的情感表达。在相反的发展情形下，有严重的情感冻结和抑制，治疗师必须准备好慢慢地、递进地诠释该发展的移情意义。有时，严重的情感冻结是对潜在的强烈情感风暴的一种防御。

有时一项主要的战术任务是系统地分析治疗内外的付诸行动，以便将其转化为一种在认知上可被勾勒的情感体验，从而可以在治疗中被分享和共同探索。同理，将严重的躯体化表现转换为一种平等共享的、在认知上可勾勒的情感体验，可以在移情中被探索，也是对同样原则的应用。青少年的分裂过程往往以解离的形式出现，一方面是严重的付诸行动，另一方面是完全"无关"的情感反应（焦虑和抑郁）。例如，一个青少年一方面可能表现为在学校的严重不适应和对学业的严重疏忽，使其面临考试不通过的威胁，而他/她没有明显的担心和忧虑；另一方面，他/她可能存在梦魇、可怕的梦以及没有实质内容的无法解释的焦虑。在这里，主要的任务是克服付诸行动和相应情感间的相互分裂，通常与其他防御性操作联系在一起，如强烈否认付诸行动的潜在破坏性影响，以及潜意识地活现对于竞争性的、自我肯定的或性的满足的内疚。

与俄狄浦斯冲突相关的潜意识内疚感，常常与围绕受挫的依赖和抛弃的前俄狄浦斯期攻击性凝缩（condense）在一起。尽管青少年可能会向前发展并建立浪漫的爱情关系，从中获得高度满足的性体验，但在潜意识中必须付出代价，表现为在他/她生活的其他领域的失败，这在无法直接追溯到任何意识体验的情感中很明显。非常有用的做法是，对那些说感到焦虑和抑郁但又不知道为什么的青少年，总是去询问他们那些明显无关的行为的发展情况，这可能为相应的潜意识冲突提供线索。有时使用隐喻叙事（即治疗师讲述一个聚焦的故事，揭示在情感和付诸行动的分离中被解离的冲突），使青少年有可能意识到故事中的议题是什么，然后反思性地应用到自己身上。

精神病性移情

一个特别困难的情况可能会发生在那些在治疗过程中存在欺骗的青少年身上，即我们所说的"精神病性移情"，伴随着极度偏执的发展和付诸行动，在家庭成员、朋友和学校网络中传播多个秘密，而治疗师反过来接收"秘密"信息和来自家庭的强烈的忧虑。在这种情况下，重要的是要与家人保持持续的联系，并就治疗师了解到的信息与患者进行开放的沟通，同时就治疗师觉得青少年可能有所隐瞒的信息提出问题。患者可能会从治疗中跑掉、被激怒，或者父母可能会对他们的孩子或治疗师感到愤怒，这些都是保护这些"秘密"免受假想的威胁的"最后防线"。重要的是给青少年一个选择的机会，他/她是想和愤怒的父母一起参加治疗，还是更喜欢让治疗师先单独和父母见面，然后才联合会面。父母可能不那么愿意坚持要求他们的孩子参加治疗。

对于这些案例，由"第三方"——精神科社工、教师或其他家庭成员——在危急时刻进行家访可能有助于开放地沟通。有时，可能需要在诸如精神科社工的帮助下努力构建出家庭状况，从而稳定患者的情况，然后才能开展进一步的工作。重要的是要将对心理治疗起支持作用的精神科社会工作与"家庭治疗"清晰地区分开来，事实上，在对许多边缘型人格障碍青少年的工作中，家庭治疗可能是被禁忌的。在对这些青少年的工作中，要优先考虑患者的个性化和在家庭之外的功能运作能力。家庭治疗有时可能会对患者产生退行的效果并分裂移情。相比之下，在精神科社工和治疗师之间的良好协作下，复杂巧妙的精神科社会工作可能会修复或维持处在危险之中的治疗结构。

一个重要的战术问题是负性治疗反应的发展，也就是说，当患者体验到自己变得更糟了时，实际上已经取得了重要的积极进展。这种反应必须与负性移情区分开来。出现负性治疗反应的一个原因是对改善的潜意识内疚感；另一个重要的原因是对治疗师帮助患者的能力的潜意识嫉妒，这在自恋型人格患者中是很典型的。最严重的一种负性治疗反应是患者潜意识地认同了一个施虐性的、打击性的客体，尤其是在那些有严重创伤的青少年中，他们形成了一种幻想，认为只有让他们受苦的人才真正对他们感兴趣。明显的负性治疗反应也可能是患者对于那些无法忍受患者进步的父母做出的反应。

急性和慢性风险

和成年人一样，患有边缘型人格障碍的青少年可能会有严重的自杀意念和反复的自伤。因此，与青少年一起工作必然要求治疗师积极参与到对急性和慢性病情加重的风险管理中。处理急性和慢性风险可能需要不同的方法。例如，在急性风险加剧期间，医院急诊室可能提供有时限的强化支持；而对于风险增加没那么急剧的情形，同样的服务可能会促进青少年更积极地参与解决问题，而不需要提供更多的服务投入。管理急性和慢性风险的具体协定必须在治疗协议中进行商议。

对于危机，治疗师需要能够既不反应过度，也不反应不足。随着投入和参与程度的增加，存在强化行为升级的潜在危险，在表面稳定和平静的时期也存在过早撤退的风险，治疗师必须对这些保持警惕。治疗师还必须注意不要忽视风险或将风险最小化。未能对高风险行为做出适当的反应可能会导致不可忽视的行为升级。

自杀风险

在有慢性自杀行为的患者中，移情焦点治疗非常重视聚焦于患者的责任，他们有责任要么去医院，要么控制自杀行为，直到可以在接下来的治疗小节中进行讨论；父母可能会难以忍受这一事实。在这种情况下，与父母和患者一起进行会面，解释维持技术性中立的基本原理，以及解释让患者分担其保证生存和躯体完好的责任的基本原理，这可能为详尽解释治疗师的治疗方法提供空间。

在性行为与亲密的爱情关系和柔情之间发展出解离，这对一些青少年可能造成严重的问题，而性传播疾病和怀孕的危险则使问题进一步复杂化。这里的主要治疗任务是解开俄狄浦斯议题与前俄狄浦斯期的攻击性之间的凝缩（condensation），并处理患者用性（而不是温情与情欲的整合）来表达依恋需求的问题。例如，经常出现的一系列行为是，青春期的女孩通过进入一段被机械地感知和执行的性关系，来寻求与青春期男孩的依赖关系，或将其作为一种表达潜意识的内疚的方式，这种内疚是源于对被拒绝的暴怒反应。一些社交能力严重受限的女孩在青春期因为性方面的天生魅力而成为男孩的欲求对象，导致令人失望的、困惑的以及创伤性的早期性沉迷，这需要治疗性的工作来推动性行为和亲密能力（及其发展中的俄狄浦斯含义）的重新整合。

TFP-A的并发情况来自共病进食障碍、物质滥用和依赖以及酗酒，这与成人TFP的并发情况相似。进食障碍可能需要同时进行医疗的和饮食的控制及再教育；物质和酒精滥用必须与物质依赖区分开来，而物质依赖的治疗必须与TFP同时进行或在TFP之前进行。如果专长于TFP的治疗师同时也是物质和酒精依赖的治疗专家，这些治疗可以合并进行；否则，根据我们的经验，最好先对青少年患者进行有关毒品和酒精滥用的戒断和康复治疗，然后再接受TFP。对非物质依赖而是物质或酒精滥用的患者，TFP应该能够探索和诠释性地修通其物质滥用的付诸行动功能。

在有解离性反应的情况下，将重度人格障碍与创伤后应激障碍（PTSD）区分开来是很重要的。在这里，许多不必要的混淆可能来自对PTSD概念的过度扩展，理想情况下，它应该只用于发生在强烈创伤后6个月到3年内的典型综合征。躯体虐待、性虐待以及长期目睹躯体虐待或性虐待可能是发展出严重人格障碍的一个重要病因，但这种病因必须与PTSD本身明确区分开来，因为治疗方法完全不同。就PTSD而言，治疗包括在一个安全的、受控的治疗环境中反复体验创伤性情境，这使逐步的精细工作和修通成为可能，通常合并使用精神科药物（抗焦虑或抗抑郁药）治疗。相反，当严重的性虐待或躯体虐待是治疗严重人格障碍中的一个重要病因特征时，它通常反映在对受害者和施害者的潜意识双重认同中，这两种内化的、分裂的客体关系类型都需要被允许在移情中演化，以便在总体策略性的身份认同整合中逐步解决这些问题。

为了切实地保护治疗情境的边界，以及保护治疗师和患者免受未被涵容的攻击性的有害表达的影响，需要对移情中表现出的对于攻击性的严重付诸行动、施受虐移情，以及"傲慢"综合征（syndrome of "arrogance"）（傲慢、"假性愚蠢"和好奇心的结合）使用同样的技术，以充分阐述和修通负性移情。

对解离反应的治疗应遵循策略性地解决自体表征和客体表征严重分裂的总体原则。每一种解离状态都被探索为自体表征和客体表征之间的一种特定关系的激活，青少年将内化的原始理想化客体关系与迫害性客体关系分裂开来，这是一种防御性的努力，可以从这个角度来分析矛盾的解离状态之间的相互解离。患者试图将每个解离状态视为完全独立的状态，与生活中任何其他情绪状态、经历或冲突无关。当治疗师给予任何整合性的诠释时，可能会引发患者的焦虑和强烈的负面情绪。反过来，这种反应可能需要被解释为害怕把爱与恨、理想的期望和深深的受挫感及怨恨放在一起。在所有的解离状态中，尊重地将患者从本质上视为同一个人，这将非常有助于容忍和最终解决这些矛盾。

治疗师干预的最后一个重要战术是，尽可能地使用青少年自己的语言来描述他的情感体验和社会关系。青少年可能会使用一种治疗师不知道的具有隐含含义的语言，这似乎有一种防御功能，使这种语言表达的确切含义不清晰。在这种情况下，有帮助的做法是治疗师去询问患者使用这样的语言表达的是什么意思，并表示治疗师接下来愿意使用青少年的这种语言对相应的情感体验进行表达。这可能会有力地帮助青少年打开心扉，进一步探索他/她的情感体验。

患者的自体-概念和重要他人的概念的有效整合，即与正常青春期发展阶段相对应的正常的自我身份认同（ego identity）的发展，将有利于青少年恢复正常的心理成长。它还将表明，TFP-A的最优特点不是努力教育或再教育青少年，而是恢复青少年的内在能力和自由，从而在工作、爱情、友谊和社会生活中成长和发展创造性的关系。

涉及父母的具体战术

同意一项治疗，甚至是一项评估，有时是一个复杂的过程。青少年高度依赖、缺乏自主性、易受父母压力的影响，可能会使他/她处于一种不确定的状态，这取决于父母和青少年之间或父母之间的分化和冲突的程度。因此，了解父母可能给青少年施加的压力是很重要的，这些压力可能会产生一种风险，即青少年不同意进行治疗或评估。父母通过侵入甚至攻击的方式干预治疗是很常见的，这可能会使治疗师产生偏执的反应。

在其他一些情况下，父母主动地削弱治疗师，就像青少年通过缺乏意识、不敏感、自私或剥削倾向所做的一样有效。父母也可能通过误解青少年的需求、不恰当地限制他们的自由、忽视他们又要求他们照顾年幼的弟妹，或提出一些要求来剥削他们，从而主动加重了青少年的困难。

在这些父母表现出严重病理的情况下，治疗师应该评估尝试与父母一起工作是不是现实的，或者是否聚焦于帮助青少年反而会更好。必须澄清对父母的最低期望是什么。有时有必要让包括社会/儿童保护服务在内的保健网络参与进来。大多数时候，必须帮助青少年与他/她的父母"分离"，并面对父母对于无法"拯救家庭"的悲伤。

案例3

13岁的Sylvia被诊断为边缘型人格障碍，有严重的自毁行为，她开始向治疗师施压，要求住进日间医院。尽管她的症状有了明显的改善，也有了足够的治疗介入，患者还是以自我伤害来威胁治疗师。治疗师试图涵容Sylvia的投射，并帮助她观察自己的行为。在其中一次治疗中，Sylvia声称："我不想再活下去了，我厌倦了一切，我试图寻求帮助，但没有人听我的，我的老师、父母都不。"很明显，尽管患者没有提及治疗师，但这个抱怨显然是指向他的。他就是那位没有按照她所希望的那样行事的治疗师，而她对此无法容忍。患者无法控制治疗师的事实加剧了父母采取行动的压力。由于青少年有自杀性的行为，父母转向求助于他们有特权进入的私立医院。这样，他们就不必等待了。

在这种情况下，有必要与父母工作来帮助他们理解他们对无法控制孩子行为的担忧以及对他/她的威胁的担心。如果没有父母的共同努力来涵容这种情况，就不可能维持治疗，因为存在父母采取中断治疗的行动的风险。

在一个如此漫长的治疗过程中，父母常常会试图改变设置。对治疗师来说，非常重要的是向父母传达这样的信息：在面对困难做出决定之前，他们可以打电话跟治疗师谈谈。这样做可以涵容父母，帮助他们不采取行动。通过与父母的合作，治疗师可以帮助他们理解保护治疗空间的重要性。在上面的例子中，当Sylvia意识到她的父母改变了主意，不再去私人医疗中心时，她又开始暴食、呕吐，并制造了表浅的割伤。治疗师成功地恢复了与现实的接触，并注意到患者在生他的气，试图攻击他。如果治疗师没有对她父母进行干预，Sylvia可能具有的唯一选择是继续这个灾难性的计划，甚至可能会认为治疗师害怕她的父母且无法面对他们。一个更有复原力的青少年也会把这种情况理解为父母对治疗师有强大

移情焦点治疗——
青少年严重人格障碍的治疗

的控制权，所以治疗注定会失败。

保密性管理

正常情况下，治疗师会建立一个保密的和私密的设置，以提供一个治疗性空间，在这个空间里，去促进有效运用青少年对治疗师的反应中的二元的或三元的原始客体关系。这些原始客体关系是表达精神内部冲突的载体，而这些冲突又是TFP诠释过程的主体。然而，如果青少年感知到这个框架因父母的侵入或治疗师的泄密而受到了威胁，那么一定程度的怀疑就会进入青少年的头脑中并弥漫在移情中。因此，治疗师的努力旨在解析由外在现实和内在心理冲突引发的强烈负性移情。此外，青少年可能将这种威胁视为不忠和背叛的迹象，然后做出"扫除治疗师"的反应，这是一种破坏性的攻击。

面质父母的内疚

为孩子寻求咨询的父母，特别是涉及严重的关系困难和付诸行动时，通常已求助于精神健康系统相当长的时间，并经常体验到评判、不赞成和内疚。因此，他们往往有很强的防御性，有时会将攻击和贬低治疗师作为一种保护自己的方式。除非这些攻击被面质和诠释为与他们害怕再次被指责相关，否则很难与他们一起思考青少年的问题以及他们自己对这些问题的促力（contribution）。

管理对父母的反移情

当代精神分析文献认为，反移情是治疗师在所有时候对患者的一系列情绪反应（Auchincloss and Samberg, 2012）。正如我们所看到的，父母经常通过侵入或攻击的方式干预治疗，这可能导致治疗师的偏执反应。与父母和患者达成的治疗协议有助于治疗师觉察到这些反移情反应（Yeomans et al., 2015, p176），正如我们在本章所介绍的临床案例片段中看到的那样。

第三部分
过程和应用

第八章

治疗阶段

青少年移情焦点治疗（TFP-A）可被认为包含开始（准备）阶段、中期（核心）阶段和晚期（结束）阶段。虽然这三个阶段之间没有清晰的界线，而且对于一些青少年来说，完成这三个阶段可能需要或长或短的时间，但我们可以识别出每个阶段的某些特征，这些特征可被用来跟踪治疗的演变。了解每个阶段特征性的主要任务，以及区分它们的临床和技术问题，可以帮助治疗师设想在特定阶段的预期任务，并预测治疗过程中的临床发展。它也有助于识别治疗退行或停滞的时刻。

在本章中，我们将概述 TFP-A 的三个阶段，并讨论在治疗的每个阶段经常出现的临床问题。

开始阶段

成人人格障碍（PD）的治疗只有在完成评估和签订协议后才正式开始，相比之下，TFP-A 的开始阶段更关键，在某些方面也更复杂。开始阶段涉及不同的家庭成员，每个人都有不同的、（有时甚至是）矛盾的动机和影响作用，正如在评估和签订协议部分被强调的那样，但治疗师还是希望以合作的方式与他们打交道。

以下是治疗开始阶段的主要任务：

- 实施治疗框架；
- 与父母建立合作并减少干扰；
- 与青少年建立治疗联盟；
- 激发心智化，培养开放的沟通；
- 对付诸行动进行工作；
- 对治疗中的阻抗和偏执性移情进行工作；
- 处理整合在人格中的创伤；
- 识别变化的标志并过渡到中期阶段。

实施治疗框架

评估完成后，评估结果被反馈给青少年和父母/照料者，详细说明青少年、父母和治疗师的角色和责任的协议也被制定出来，在这些都完成后，TFP-A 本身才开始。重要的是要警惕任何早期的、违反基本治疗协议的行为，例如未能定期、按时参加治疗或付费。治疗师的目标是创造条件，促进父母和青少年将 TFP-A 接受为一种个体精神动力学治疗，它主要致力于帮助青少年处理导致他/她来接受治疗的问题。为了做到这一点，通常有必要与青少年和父母双方一起确定他们各自的需求，这些需求可能会干扰实现与前者建立联盟和与后者建立合作的最初目标。

在治疗的开始阶段，最大的挑战是处理父母和青少年对于治疗师会试图控制他们的恐惧。对青少年来说，控制的主题通常围绕着自主性议题，可能表现为为了促进自我控制和独立意识而需要控制他人。对父母来说，这种控制可能表现为试图让事情变得积极的愿望，这样其他人（包括学校、权威）就不会试图控制他们，就不会让他们感到自己不称职；在这样做的时候，他们可能会潜意识地抵抗那些让他们体验为治疗师试图用以控制他们的东西。有些父母可能还认为，他们必须有一定程度的控制，才能在孩子的生活中保持有意义的角色。作为一种投射，每个人都可能感觉到治疗师想控制他们，在他们对治疗师和治疗过程建立起信任感之前，他们可能会担心治疗师是在听从另一方的命令——青少年可能会担心治疗师是由父母付钱和控制的，因此治疗师仅仅是父母的延伸，因而抵制治疗师；而父母可能会担心治疗师被青少年愚弄或操纵，就像他/她操纵其他人一样。

对于治疗师来说，危险的是陷入围绕控制议题的活现中。如果没有认识到这一点，治疗师可能会感到沮丧、愤怒，以及试图通过支持性工作来减轻双方对治疗、治疗师或其他家庭成员的抱怨。因此，治疗师处于打破框架和失去技术性中立的风险中。相反，如果能够认识到围绕控制的斗争，并向双方解释，这是导致他们前来治疗的问题原因以及他们处理特定恐惧的方式的另一种表现，那么治疗师的工作就会更有成效。在做出解释之后，治疗师应尝试使框架恢复为管理问题的一种方式。对治疗师来说，警惕在这些情况下可能出现的反移情（例如，认同青少年是父母行为的受害者）是很有价值的。治疗师也可能会经历一种分裂，在这种分裂中他试图成为安抚或满足父母的好孩子，或者成为有灵活性的好父母，通过善良和关心让青少年顺从，这样他就会被喜欢。治疗师可能在不经意间被诱惑成为青少年的父母，这会导致适得其反的效果。这些角色都不是治疗性的。

一旦这些围绕着控制的问题得到解决，就有可能与父母以及青少年建立一种更合作的互动模式。Hawley 和 Weisz（2005）确定父母 - 治疗师和青少年 - 治疗师的联盟对治疗结果有不同的影响。与父母联盟可以预测治疗的参与度，而与青少年联盟能更好地预测症状的变化。因此，与父母的强大联盟对于治疗的持续很重要，与青少年的联盟对于治疗结果更为关键。这两个重要的联盟将在接下来的两部分中被讨论。

与父母建立合作并减少干扰

对于需要付出多大努力才能充分理解青少年的问题，父母之间可能有所不同。与父母建立合作可以帮助他们：①认识到问题的严重性，使他们能够从否认或拒绝问题以及模糊地断言有"行为问题"转变为现实地认识和理解问题；②远离父母和青少年都试图将问题最小化的共谋；③从"一切都会好起来"的神奇信念转变为理解为什么TFP-A被推荐用于治疗孩子的特别严重的问题，以及不寻求治疗对目前和未来可能产生的功能性影响。

有时，出于帮助孩子的热心，父母会承担问题的责任——例如，在孩子承诺"不会再犯了"的情况下，父母会代表孩子就未完成的作业与学校斡旋；或为孩子偿还信用卡债务。通过将责任从孩子身上移除，父母剥夺了孩子"解决问题的体验"，创造了一种青少年欠了父母什么的权利感，也许最重要的是，迅速消除了他们自己的焦虑和不适。当发生这种情况时，青少年不再需要感受自己的焦虑。然而，这些是应该被感受的，当青少年采取行动减少自己的焦虑时，该青少年需要发展控制感和自信。实际上，父母的这种干预保持了父母是强大的、有能力的、有控制力的他人形象，而青少年可能会体验到自己——或相信父母认为他/她——是虚弱的、不够好的，是无法照顾好自己的生活的。与此同时，通过继续这种行为模式，青少年转换了角色，成为一个强大的人，可以让父母焦虑，并让他们做一些事情来取悦他/她，这样青少年才不会对他们生气。在这些时刻，父母会感到"如履薄冰"，因为他们担心如果他们不安抚孩子就会发生什么。这不可能是有效的干预，因为为了保持强大和控制，为了维持这种客体关系来减少或管理焦虑，青少年必须继续以不恰当的方式行事，表现出糟糕的判断力。

有些父母和他们的孩子共谋，似乎一心要维持现状，同时继续互相指责，似乎这是他们维持关系的唯一方式。这种共谋会将治疗师拉入父母的轨道，从而阻止治疗师和青少年形成个体心理治疗所需的联盟。通常，关于治疗师将对青少年做什么以及为什么当前的情况会威胁到治疗，治疗师必须澄清大体框架。此外，治疗师的共情态度有助于防止父母感觉被指责，并提供了一个机会进行教育性的干预，即在发展的背景下解释情况，同时为父母提供对他们一方的替代行动的理解。

然而，如果治疗被重复变化的破坏性主题困扰，即使父母似乎试图合作，也可能有必要做这样的考虑：父母应该去见他们自己的治疗师来学习养育技巧，或者青少年、兄弟姐妹和父母应该进行与TFP-A分开的家庭治疗。在诸如离婚等特殊情况下，这种选择的可能性更大。离婚的性质，取决于它是敌对的还是合作的，会对治疗产生影响。关于监护权和医疗-法律责任的离婚协议会影响父母对治疗的参与和支持。我们的目标是试图把青少年、治疗师以及治疗一起从父母的、个人的和夫妻的动力中游离出来。

与青少年建立治疗联盟

治疗联盟在开始接触时就开始建立了。当青少年描述他对自己和他的问题的理解时，治疗师应该以一种非评判的方式去共情和理解他。通过这种方式，青少年可能会看到，在协议中呈现的他的病理并不是被强加给他的——它不是来自青春期问题的"通用清单"（universal checklist）——而是基于他向治疗师讲述的关于他自己的事情。这可以引发讨论：为什么这些行动会带来问题？为什么它们会损害他的进一步发展？这种方法可以帮助青少年确认他们的目标，这对他们来说可以增强治疗的意义。创造这样的转变是很重要的，因为边缘型人格障碍青少年通常是由第三方（例如父母、学校、社会机构）推介而来的，并且可能有不同的目标或根本没有目标。

对治疗过程和参数的认识有一个发展的过程（Russell and Shirk, 1998），治疗师必须明白青少年的因果推理能力仍在成熟中，他/她的自我中心主义才刚刚开始减弱（Elkind, 1967）。这可能会限制他/她理解特定治疗任务和后续治疗目标之间联系的能力（Shirk, 1988）。我们认识到，确定长期治疗目标，以及概念化这些宽泛且通常抽象的目标与更具体的每节治疗的任务之间的联系，这些是认知层面的复杂操作，而青少年的这些类型的推理能力仍在发展中。也许有必要接受父母和青少年有不同的目标，并帮助他们理解和接受对方的观点。这些特征还包括对未来的意识，Erikson（1968）描述的与身份认同弥散相关的时间弥散也可能与此有关。一些青少年有一种感觉：事情会"永远"持续下去，他们不能等那么久，因为他们被即刻满足的需求驱使。或者，其他青少年可能觉得他们有世界上所有的时间，所以"有什么好着急的？"父母可能会有不同的时间观念，虽然这可能是可以理解的，但对于某些改变过程来说，这可能也是不现实的。

治疗对青少年的个人意义越大，他就越不可能将治疗体验为与父母或治疗师的权力斗争的一部分。治疗目标可能包括停止自伤、建立更好的友谊，或感觉学校是一个更舒适的空间（不仅仅是获得更好的成绩）。协议的目标可能是消除危险的性行为；个人的目标可能是建立一种包括安全性行为在内的更亲密、更浪漫

移情焦点治疗——
青少年严重人格障碍的治疗

的关系。实际上，努力的方向是维持或增强青少年的自主性，但这是在责任感的背景下进行的，也就是说，认识到兴奋的激励作用，并将其与判断力结合起来，使兴奋最终成为快乐和满足的来源，而不是一种引起担忧或羞耻和担心陷入麻烦的刺激。在整合自主性和责任感方面的进步意味着自我反思能力的提高。

大多数接受心理治疗的青少年都能承认自己有问题，并能确立治疗目标（Garland et al., 2004），因此可以以青少年能够理解的方式来定义问题，这样他/她就能自己看到后果。这可以使治疗目标让人感觉是可理解的，并且不会威胁到自主性。同样地，专横地对待协议的治疗师可能会制造一种威胁感，从而激起青少年对自主性的担忧。相反，我们建议与青少年一起探索他/她对协议或其具体组成部分的反对立场的可能含义，而不是强调他/她的"违抗"或重申控制。这种探索可能会帮助他/她获得对焦虑的深刻理解，这种焦虑是由进入治疗和移情激活的体验。如果有效，这也会让青少年在早期就体验到治疗是如何工作的及其潜在的帮助。治疗师不是全能的，讨论这个现实可能是有价值的。治疗师对于自己展示出力量的担忧可能反映了反移情，这种反移情需要被识别和理解，这样青少年就不会因感到需要做出反应而经历挑战。

处于神经症性人格组织水平的年轻人在治疗关系中看起来相当舒适。对这些青少年来说，主动提出治疗请求是很常见的，他们比边缘型人格障碍患者更能自在地去寻求帮助或建议，以及谈论对自我不协调（ego-dystonic）的担忧，因此他们对于在治疗关系中体验到一定程度的依赖是感到安全的。他们的不舒服更多涉及感受到压力或涉及表达与性、攻击性/竞争或分离有关的抑制，而不是涉及治疗关系本身。

边缘型人格障碍青少年在与治疗师建立联盟方面存在相当大的困难。对于这些年轻人来说，在体验到依赖和退行的牵引力的同时感到安全、承认求助的愿望并接受别人提供的东西，都是非常困难的。由于偏执的防御风格经常是青少年在开始治疗时的特征，并且这种防御风格会持续一段时间，他们可能不信任治疗师，并且很难相信有人想要不带附加条件地帮助他们、给予他们，或者在他们通常感到不堪重负的时候能够真的帮助他们。他们可能还会担心，如果他们被认为是他人滋养（nurturance）的对象，别人会嫉妒他们，并为自己接受滋养而感到内疚。这些依赖/滋养的主题以及相关的对退行的恐惧，似乎常常使个体更频繁或更强烈地谋求全能控制的防御方式，这些青少年在这个治疗阶段经常调用这种防御。此外，他们通常部署调用（deploy）的夸大与尝试在联盟中建立的所需的互惠性是不相容的。本手册中的两个临床案例［参见第一章案例2（Chris需要将治疗师视为"砖墙"）和第四章中等水平BPO青少年的案例（通过询问诠释来源来贬低治疗师的评论）］说明了这些针对与治疗师的亲密体验的防御，这是自恋性移情的特征。这些行动需要通过诠释（向青少年表达这些防御所代表的客体关系）来被处理。不过，这些主题常常是反复出现的，并且会持续一段时间。

其他形式的早期付诸行动会考验治疗框架和协议，并阻碍建立治疗联盟的过程，这些行为包括缺席治疗、不说话，或加剧那些让父母特别不安的症状。我们强调对可能驱使这些行为的感受的诠释，并邀请他们在治疗中而不是在治疗外进行表达。这个"邀请"是一个特别重要的特征，它通过澄清、面质和诠释的使用向青少年传达：对于青少年经常感到被他人拒绝的那部分，治疗师也是欢迎的，以及治疗师知道青少年有攻击性——实际是愤怒，但这种攻击性同样也是其可被接纳的一部分。接纳被分裂和投射的一部分——关于它所进行的沟通有助于在这种设置下与治疗师建立一种安全感和信任感。

激发心智化和培养沟通

许多患有边缘型人格障碍的青少年一开始可能很难投入这种需要他们进行心智化并把自己的经历用语言表达出来的心理治疗。这可能有两个原因。与能够以连贯的叙述方式交流自己心理体验的神经症性患者相比，由于身份认同弥散，人格障碍患者在组织和心智化自己的体验方面往往面临巨大的挑战。当与青春期相结合时，心智化的挑战甚至更大，因为许多青少年还没有发展出更成熟的反思能力，所以可能很少有机会反思他们的心理体验。

对于许多前来治疗的青少年来说，这可能是他们第一次被邀请去谈论和表达他们的感受和想法，思考他们的心理体验，并与他人进行分享。特别是在治疗开始时，可能会有一个学习阶段，在这个阶段治疗师通过想象青少年的体验来帮助青少年学习这种语言，通过让自己站在青少年的角度来澄清和建立可能的理解，共享青少年可能的感受，并想知道青少年是如何体验这种情境的。青少年通常会对治疗师这种含蓄的邀请做出回应，并在某种程度上利用治疗师的这种"涂鸦语言"（squiggle）使叙述产生细微差别和更具个性。他们可能会说："不，有点像，但不完全是这样。我感觉更生气了。"

不同年轻人聚焦和反思治疗师评论的能力也有所不同。这些类型的干预，除了治疗师评论的内容（即青少年被要求反思的行为的意义）之外，都旨在引导青少年反思内在过程而不是行为（即他在想什么/感受到什么，而不仅仅是他在做什么）。虽然他们处于中性情感中时，有时能够进行反思，但边缘型人格障碍青少年具有冲动、冒险、付诸行动、追求更即刻的满足、受对同伴反应的预期影响的倾向，在他们的神经认知控制机制还没有完全成熟的情况下，所有这些表明他们从行动转向反思是很重要且很困难的。这一过程所强调的并不仅是抑制付诸行动，而是将这种行为变化视为终将促进结构变化的努力的结果。但要做到这一点，需要设定一些界限，这样讨论才能在安全的情况下进行，而不会被青少年对自己或对治疗的威胁主导。

对付诸行动进行工作

治疗师或父母设定界限的需求并不一定局限于治疗的开始阶段，但在这一阶段更有可能出现。如上所述，最初处理付诸行动的方式是回顾与青少年的协议，并试着识别他/她的行为反映了什么客体关系。因此，协议并不会消除付诸行动问题，而是提供了一种试图涵容它的方法，因为治疗师帮助青少年理解其自我挫败的冲动，并帮助他/她反思自己的行为的意义。这种方法也可能直接或间接地向青少年传达这样的信念：他/她可以在自我控制方面承担更大的责任，包括抱怨、不希望父母或其他人控制他/她，但同时又表现得好像他/她不能完全控制自己，这两者之间是矛盾的。每一次互动都有助于建立促进探索性治疗的条件。

作为一名"专家"，TFP-A治疗师可能会向青少年呈现有关其行为的不良影响的信息，例如社交隔离的影响，或缺乏睡眠和不规律的饮食习惯对情绪、注意力和记忆的影响。当然，许多青少年已经在网上找到了反驳意见。这个问题可以这样构建：青少年是会负责照顾自己的身体并变得自我滋养，还是会参与进一步的破坏活动，对其持续发展产生负面影响？在这样做的过程中，治疗师想到许多游戏和动画内容是具有攻击性的，如果没有这种逃避现实的形式，青少年将不得不面对如何处理自己的愤怒的问题，这正是游戏和动画一直在帮助他/她回避的。然后，治疗为青少年提供了处理愤怒的空间，作为他/她如何看待自己和他人的工作的一部分。这是一个重要的元素，因为如果一个人在被激怒时体验到了这样的愤怒和毁灭的冲动，他/她不太可能感到有价值，不可能接受好的东西，也不可能自我滋养。

对治疗中的阻抗和偏执性移情进行工作

青少年对于向治疗师吐露心声通常是矛盾的。他们害怕这样做会让自己处于一个妥协的位置，害怕在这种情况下治疗师会利用他们的信任以某种方式控制他们或抑制他们要变得独立、拥有自己的想法和做出自己的决定的努力。与成年人相比，这种治疗早期的沉默往往反映了青少年患者在一个充满敌意的世界中习惯性的防御操作；某种程度上，这可能是他们维护自己的权威的唯一方式。

在与青少年治疗的开始时期，尝试澄清青少年沉默的意义或功能是很重要的。通常，沉默代表一种移情阻抗，在这之中，患者直接将他/她在家里或学校的问题投射给治疗师。长时间的沉默可能代表了移情中严重的偏执性退行；在其最极端的形式中，沉默成为一种付诸行动的形式，用来防御对压倒性的负性、偏执性移情的觉察。这两种情况都必须区别于更传统的沉默，后者代表着反思、移情和阻抗，通常在强有力的联盟中可以被看到。治疗师必须利用所有可得的信息，尝试去澄清是什么促使患者保持沉默。

治疗师首先向患者指出他/她在沉默。等几分钟后，再次尝试沟通治疗师对沉默的理解，然后继续评估情况，包括现在正在发生什么。也就是说，随着沉默越来越成为该治疗小节的主要议题，治疗师在忍受沉默和诠释沉默之间交替。

治疗师必须非常努力地试着去理解到底发生了什么，同时还要忍受不确定性。治疗师忍受不确定性的能力反映在有些试探性的语气和态度上，这使青少年可能去认同治疗师的努力——治疗师并非"无所不知"，与此同时，治疗师还分享了这一点。通过描述这种不确定性，治疗师帮助青少年去包容自己：他/她不必总是有正确答案以避免看起来很愚蠢。

在客体关系理论的参考框架内，我们可以说，治疗师一方面致力于识别组织了患者沉默的偏执性客体关系，另一方面引入了一种不同的客体关系。这给青少年提供了机会去认同治疗师的一个特定表征，即在尝试理解的同时忍受无法了解一切，并让他人知道。不要一直想快速地冲破沉默。有时，在从早期偏执性移情的付诸行动到言语化之间的过渡时期，沉默可能起到一种抱持作用。因此，有时可能需要较长时间才说些什么，不是因为我们认为沉默本身有任何价值，而是因为可能需要更多时间来弄清楚发生了什么。因此，治疗师不要因为压力而打破沉默；耐心等待，直到有潜在的线索或诠释出现。

总而言之，治疗师必须把对沉默的工作视为一个互动的过程，必须逐步分析它的所有组成部分，而不是通过诸如"你为什么不跟我说话？"或"我很感兴趣"这样的评论来引诱青少年。

处理整合在人格中的创伤

事实上，许多前来接受TFP-A的青少年都有性创伤史，也有一些持久的PTSD症状，这就提出了一个问题：在TFP-A中，当创伤已经整合到患者的人格中时，如何处理创伤，而不是将PTSD作为一种孤立的综合征来治疗？我们要将整合到人格中的创伤对人格功能的影响与PTSD区分开来。

总而言之，PTSD的治疗为患者提供了一个机会，在与共情的治疗师建立了理解性的、共情的和安全的关系的情况下，去重临和再体验创伤情境及其影响。治疗师帮助患者逐渐修通创伤，同时与患者分享所有的感受，包括所涉及的焦虑、震惊、厌恶和恐惧。通过这种方法，我们把患者作为受害者来对待，并帮助受害者克服创伤，记住，创伤会唤醒各种冲突。患者可能会出现内疚感："我应该做些什么来阻止的。""我必须坦白，我当时很兴奋。"换句话说，我们要将这种反应正常化，指出对这种经历的正常反应混合了恐惧、害怕和痛苦，有时也有快乐；有时性攻击会产生一种兴奋的反应或一种特殊的感受，而患者没有理由对此感到内疚。我们还关注在信任和信赖关系中出现的攻击。

然而，当性创伤是人格障碍病因的一部分时，事情就更复杂了，因为我们看到创伤导致了人格的结构性改变，同时创伤还引入了一种对受害者和攻击者的致病性认同。因此，创伤导致了对高致病性的施虐者与受害者客体关系的内化，在边缘型人格障碍患者内部，这种客体关系必须与任何积极的关系相隔离或分裂开来，并被归入高度偏执的体验领域。

在TFP-A中，患者是潜意识地认同关系的，这意味着他/她同时认同受害者和施害者。在移情中患者重新激活了这种关系。这意味着患者不仅重新体验和活现了作为受害者的体验，而且潜意识地认同了施虐者。因此，患者不仅将治疗师视为一个新的、危险的诱惑者，而且，与此同时，自己也常常会变得具有性诱惑性。在TFP-A中，我们与患者合作，接纳这些对受害者和施害者的认同。

移情焦点治疗的特殊性在于关注移情中对自体与客体、受害者与施害者的交替认同。对于青少年，当我们看到创伤已经被整合到人格中时，我们很可能会看到它对患者性行为的影响。创伤增加了分裂的迫害性关系的力量，并强化了用性来为攻击性服务的情况。性开始被用来攻击客体或自体（自我惩罚，性羞辱）或抗议家庭。它被整合到了人格结构中。

识别变化的标志并过渡到中期阶段

在开始阶段结束时，青少年应该已经能够确定并阐明他/她自己的治疗目标。组织青少年每时每刻体验和现存问题的客体关系将被识别出来，并且青少年与治疗师对此会达成一致意见。为了保护治疗空间，父母和治疗师之间将建立合作联盟。青少年将更能够忍受"自由联想"的体验，并分享内心的想法和感受。青少年不得不信任治疗师，同时知道治疗师也会和父母进行交流，或者，青少年勉强地、不完全地暴露他们隐秘的想法、欲望或感受，冒着被羞辱的风险，实际上，与这些情况相关的负性移情已经被解决了。

中期阶段

TFP-A的中期阶段通常持续12～18个月，有时会更长，这取决于家庭或社会支持系统、病理的严重程度、为了让青少年获得对自己新能力的信心而暂时停止治疗的需要，以及青少年所获得的自主水平，这些可能会使青少年需要更长的治疗时间。这个阶段开始的标志是自杀行为和自伤的减少、治疗环境之外的冲动和不当行为的减少、在治疗过程中体验强烈情感的能力的增强，以及对内在过程的好奇心的发展。当青少年接受治疗框架、有效地限制设置、转为在治疗关系中表达情感时，以上这些就会发生。这为 TFP-A 技术的积极应用提供了条件，促进了进一步的探索工作。外部情感风暴的减少可能与治疗内强烈情感表达的增加同时发生。为了实现这一切，父母必须遵守治疗框架，这样，治疗之外最初的付诸行动就不会被维持和强化。

中期阶段的核心任务是探索和修通表明核心冲突特征的客体关系，以便整合分裂和解离的自体和他人表征。以下是治疗中期阶段的主要任务：

- 从对移情之外的材料工作到对移情工作；
- 整合分裂的客体表征和负性情感；
- 巩固人格组织的其他维度；
- 对反移情进行积极工作。

从对移情之外的材料工作到对移情工作

对于青少年，治疗首先要用 TFP-A 视角来探索移情之外的材料。这在开始时为青少年提供了一种距离感和安全感，在与治疗师一起探索自己的强烈情感时，他/她不太可能感到"被入侵"，治疗师会提供评论，并要求青少年更多地意识到他/她的想法和对他人观点的不一致和不协调，并就其进行工作。探索这些材料中的病理性客体关系，为更多地聚焦于移情关系和接洽此时此地最直接的体验铺平了道路。

在治疗较早期更为突出的自恋性移情可能成为青少年现在可以反思的一个领域。早些时候，他/她可能会拒绝治疗师试图提供的帮助，并可能经常通过立即评论治疗师的表达是错误的来拒绝（例如"不，这是不对的""是的，但是……"），但他/她后续的表述中可能又包含了某个与治疗师类似的表达。因此，他/她挣扎着承认他/她正在被给予，并且治疗师知识渊博，对他/她的改善负有一定责任。他/她需要成为那个解决问题和推动事情发展的人，否则就不会有任何进展。在接下来的阶段，青少年可以反思治疗师的说法："你有没有注意到，每当我发表评论时，你都会说我是错的？"他/她并不会被预期为此遭到责备或道歉；相反，她会变得更加开放，接受能力更强，全能控制减少。

整合分裂的客体表征和负性情感

在中期阶段，整合分裂的客体表征的尝试会受到越来越多关注。这些致病性的客体表征会再现并继续被识别。边缘型人格障碍青少年可能会继续贬低治疗师，但频率和强度会降低，他们会指出"你已经说过那个了"或"你已经告诉我了"。他可能会被问到对这一观察的看法，这个时刻也提供了一个机会来解释（及重新解释）这是在治疗过程中发生的事情，而且"可能还会再次发生"。对治疗师的贬低（暗示治疗师愚蠢或年老，不记得说过什么；或治疗师太年轻，什么都不知道）可能会发生，青少年这样做是为了抵消他继续做同样的事情（即犯同样的错误）的尴尬，以及抵消他对治疗师可能认为他不聪明或是一个糟糕的患者的担心。教育的部分让青少年看到这些问题（或它们背后的结构）在不同的情况下以不同的方式出现，这种重复可以让他在问题发生时有更好的准备去处理问题。澄清和面质会继续，引发这些客体表征再现的冲突也会被检视。这个过程和客体关系的视角可以应用于检视攻击性、性、它们的相互作用，以及其他主题。

整合的增加（分裂的减少）反映出患者的改善，这可以通过父母表征的改变来说明。例如，一个青少年经常抱怨他的父母，他只是想在治疗中不断地"发泄"，并把自己描绘成无能、冷漠的父母的受害者，父母对他的兄弟姐妹总是比对他更好。随着时间的推移，他可以承认他们是"好人"，事实上，他在价值观和目标上和他们一样。然而，向更加分离和更大自主性前进的成长压力会唤起焦虑，并使他转回去发泄，抱怨他们有多糟糕。仍然需要对积极和消极表征进行更高程度的整合，从而使他能忍受他所感受到的温暖和亲近，而他的愤怒可能被用来防止他对这种亲近的愿望感到内疚，从而防止走向更抑郁的位相。

当父母真的忽视孩子时，情况可能会有所不同。一些边缘型人格障碍青少年的父母由于自身的病理原因，不能或不愿改变，在养育和履行协议方面很挣扎。他们可能会让治疗师去改变他们的孩子，基本上只是把孩子扔到治疗室，但如果他们促使孩子定期参加治疗，那这是他们的功劳。在这种情况下，有价值的是，帮助青少年认识到父母的缺点，以及不必为保持或因希望拥有好父母的形象而维持"坏孩子"的自我形象。青少年可能会因此确定他/她对父母的爱，同时也认识到父母的忽视或憎恶。

巩固人格组织的其他维度

分析了主要的二元体之后，要对性、道德议题和自恋斗争进行探索。这是因为在青春期这个敏感时期，巩固人格组织的不同要素十分重要。这个过程包括诠释，从而促进觉察和整合。

例如，17岁的Thiffany在3次企图自杀后开始接受治疗。她还有自残行为，并且有中度进食问题，例如，她会限制食物摄入或在几天内拒绝进食。Thiffany的父母在她7岁时就分开了，他们都有酒精依赖问题，并且很不成熟，长期以来，她的父母对她情感忽视。她的母亲是一名伴游女郎，她父亲对她母亲很暴力，而且他们一直有经济问题。Thiffany在9～13岁期间被她祖母的丈夫（不是她的亲生祖父）性虐待。在治疗开始的时候，主要的技术困难是Thiffany大部分时间都是沉默的，不详细阐述任何想法，她看起来很害怕、很脆弱，好像任何东西都能把她击垮。经过一年的治疗，她自己的分裂的部分变得越来越整合，她的攻击性冲动也能被更多地忍受和接纳。她害怕信任或依赖某个人，也害怕在治疗过程中会发现什么。她把自己的愤怒隐藏在脆弱的外表下，因为她害怕自己会变得像施虐者一样有攻击性，如果发生这种情况，她会像恨施虐者一样恨自己。与此同时，她在治疗中与一种更加阻抗的客体关系二元体进行着斗争，这个二元体围绕着依赖性这个主题，并将性整合到了一个成熟的自体中。她开始把治疗师体验成一个"理想化的客体"，当Thiffany沮丧、害怕或有压力时，治疗师就应该一直在那里，否则她就会变得愤怒，想要惩罚治疗师。在更深的层面上，更多的是未被察觉和未被设想到的是，她还把治疗师体验为一个"性变态客体"，这个客体必须被引诱后才会关注她——这个方面体现在一种紊乱的、孩子气的引诱和性的表现上，比如穿着挑逗性的衣服，而她通常穿的是正常的衣服。

对反移情进行积极工作

在这一阶段，治疗师聚焦于识别主导的情感以及突出的和隐藏的二元体。随着这项工作变得越来越复杂，治疗师必须使用所有的沟通渠道，包括言语的、非语言的以及反移情。反移情使识别和阐明二元体的不同极点（如攻击者-受害者）成为可能。

总之，治疗中期的特点是更高的稳定性，诠释工作的重点是内在心理过程、关键的冲突性客体关系，以及与增强的对移情和移情外的二元体的自我反思能力相呼应的负性情感。随着将客体分裂成理想化和贬低这两个极端的情况减少，心理整合程度有所增加。其结果是用新的、更整合的方式看待自我和他人，同时，人格组织的其他方面，如性、道德体系和自恋，也更加巩固。

晚期阶段

在治疗的晚期阶段，在患者与治疗师的移情中以及患者与外在其他人的移情中被激活的主导性客体关系二元体更容易被识别和承认。必须特别注意青少年的退行态度在多大程度上发生了变化，这种变化有利于更高程度地面对现实和承担责任。通过呼吁患者表达自己的想法和对治疗师的看法，可以提供一个指标，表明年轻人能够在多大程度上改变观点，从而在整合方面迈出重要的一步。

以下是治疗晚期/结束阶段的主要任务：
- 获得对投射和对分裂、扭曲的现实的自我觉察；
- 利用新的自我反思能力的出现和发展；
- 巩固人格结构。

获得对投射和对分裂、扭曲的现实的自我觉察

青少年开始意识到，他们对人和体验的看法受到他们的情绪状态和他们将冲突性的驱力投射到他人身上的特殊方式的影响。例如，在这个阶段，青少年开始以一种更微妙的方式看待他们的父母。其结果是他们以更现实和更平衡的观点去看待人，从而改善关系功能运作及投入发展任务的能力。

利用新的自我反思能力的出现和发展

晚期阶段的特征是出现和发展一种更微妙和平衡的对自我和他人的感知，由此，青少年能够欣赏自己和他人的积极和消极品质。逐渐地，他们变得更能减少投射和分裂，并发展出一种能力，即使在他们被他人挫败时，也能感知到他人有好的品质。拥有日益平衡的自体表征，有助于打破分裂的破坏性循环和负性情感的升级，这个循环和负性情感会导致不恰当的人际行为并破坏关系。因此，青少年有机会稳定他们的关系，反过来，也会发展他们自己的稳定感。

在这个阶段，当反思能力逐渐增强时，诠释就会产生不同的效果，青少年可以更好地利用诠释来进行自我探索，以及提高识别和阻止投射的能力。

巩固人格结构

之前概述的发展和人格的整合伴随着青少年越来越觉察到对他人的攻击性和由此可能对所爱之人造成的伤害和损害。这可能会触发抑郁反应，对此进行处理是很重要的。重要的是要通过澄清来处理这种发展，并将其解释为一种走向成熟的发展，换句话说，走向抑郁位相，在这种位相中，依赖需求是被认可的，对一个所爱的依恋形象的爱的感受与负面感受也是被认可的。许多青少年会在这种情况发生之前就离开治疗，但青少年正在走向人格结构巩固的证据对青少年和治疗师来说是很重要的，这样他们能确信现在是开始考虑结束治疗的正确时机。

结束治疗

从治疗过程的一开始，我们就认识到青春期的发育特征和耐受长期治疗的要求对某些青少年来说是不适宜的。这些青少年需要即时回报，渴望展示他们的自

主性和独立于父母的感觉，这些可能会导致阻抗和促使治疗过程终止。在给他们和他们的父母提供建议时，治疗师需要评估青少年的动机，并试着区分"逃离"和"走向自主"。前者有出现持续问题的风险，后者意味着更健康以及走向积极的发展方向。

对于TFP-A治疗师，评估包含了对症状学和结构变化的分析。由于治疗过程中可能会出现阻抗，因此可能有必要在不同时间回顾治疗协议条目，从而提醒青少年或父母各方设定的目标和所做的承诺，并确保没有迷失治疗方向。这样做可以识别出已经取得的进展以及剩下的关切领域。因此，所有参与者都应该对所取得的相关进展有一定认识。

可以通过以下几种方式来判断结构性变化：

1.心智化程度的增强体现在对问题的反思能力上，并且不再以一种外化风格为特征，这种风格是聚焦于父母、同伴等有什么问题的。持续的情感成长需要青少年对自己和他人有一致的、准确的看法。

2.偏执性防御减少，反映在移情和患者报告的关系中。

3.分裂、理想化或贬低等不成熟防御的使用减少，反映出更好地整合了积极和消极属性的自体表征和他人表征。

4.工作/学习功能改善，包括业绩提高，这是基于持续努力能力的提升、拖延减少、更连续地完成任务，以及更充分地认识到自己需要帮助和愿意获得帮助。

5.与朋友的关系改善，包括建立更亲密的友谊（例如，有"最好的朋友"或男朋友/女朋友），有更现实和复杂的他人表征，较少受到他人负面倾向（包括反社会特征）的影响。

6.性/恋爱关系的发展或改善，包括从自我中心取向（例如，"这对我有什么好处？"——追求自己在人群中的地位提升、只关心个人快乐）转向更关心伴侣的感受，并有能力保持和承认对重要他人的爱或恨的感受。

来接受心理治疗的边缘型人格障碍青少年有不同的治疗史。对一些青少年来说，这可能是他们的第一次治疗经历。但另外一些青少年可能有较长的治疗史，因为边缘型人格障碍的特征可能首先出现在儿童时期，表现为冲动、对立的行为和心境及焦虑障碍。对于那些难以延长治疗的患者来说，受自杀或其他自伤行为影响的安全性问题的出现将是停止治疗的主要判断标准。但对于其他病情有所改善并希望停止治疗的患者，我们主张在全面讨论了治疗过程、停止治疗的原因以及他们对收获和尚待修通的问题的理解之后，再支持他们停止治疗。许多患有边缘型人格障碍或其他人格障碍的青少年可能在生命中的其他不同时期（包括青年时期）需要额外的心理治疗。对他们来说，有价值的是：不把心理治疗看作成年人强加给他们的"终身监禁"（他们必须持续参与其中，直到他们长大，足以挣脱束缚），而是一个有帮助的治疗空间，在这个空间中，他们可以进入和离开，并对于在将来基于内在需要和个人决定而再次进入治疗空间感到舒适。

有些患者因为某种阻抗向父母提出对继续治疗的抗议，并提出结束治疗，这种阻抗可能与他们在治疗中的位置和生活中的特殊需求有关。可以对此进行积极的讨论和诠释，从而让他们能重新评估和更好地理解他们所使用的回避。这一群体包括以下这些青少年，他们虽然期望推动自己的自主性，但对更高的独立性和迈向成年感到焦虑，并会试图维持现状。另一些青少年则可能会在更深入地探究焦虑的来源（包括他们的攻击性的基础和性的基础）时，感到更心烦意乱。

对于那些在适当的时点停止治疗的患者，可以以一种深思熟虑的方式结束治疗。可以选择一个停止的时间，治疗可以朝着这个结束日期来工作。像任何人际关系丧失中都会发生的一样，悲伤可能会出现，最初的症状可能会以减弱的形式重新出现，并作为回忆的一种形式。这一过程还包括一个承诺：将来如果有需要，青少年可以回来或见其他治疗师。在整个过程中，应该有一种真正的成就感和自豪感，并认可青少年为取得成功而付出的努力，这既包括在个体工作中的努力，还包括在以合作和相互关心为标志的关系中与他人一起工作的努力。

第九章
结语

在本书中，我们介绍了青少年移情焦点治疗（TFP-A），这是一种针对青少年人格障碍的新型治疗方法，并在客体关系和移情焦点模型中描述了其理论基础，以及治疗的基本原理和目标。我们概述了用于帮助人格障碍青少年在这一关键发展时期减少所受到的负面影响的战术、策略和技术。

总而言之，TFP-A 是一种针对边缘型人格障碍青少年的精神动力学治疗方法，最好每周治疗两次，且每周不要少于一次。TFP-A 的主要目标是获得更好的行为控制；增强情绪调节能力；与家人、同伴或亲近的朋友发展更亲密、更令人满意的关系；在参与充实生活的同时，也要投入学业和未来的目标中。通过发展整合的自体表征和他人表征、修正原始防御系统、解决导致青少年内在世界破碎（fragmentation）的身份认同弥散，以及为青少年面对正常发展挑战的每一次尝试（这样的尝试往往被青少年的病理本身混淆或控制）提供保护，这些目标可以被实现。TFP-A 包括一系列旨在实现这些目标的战术、策略和技术。

我们相信我们已经成功传达了使用 TFP-A 可以达到的效果。我们希望这可以鼓励临床医师使用本书中概述的客体关系和移情焦点的方法，来帮助有人格障碍的青少年。

回顾过去，我们的工作建立在 Paulina Kernberg 所做的临床和理论工作的基础上，她是一位真正的先驱，倡导尽早识别和治疗人格障碍。我们仍有许多工作要一如既往地去做，但我们希望能激励下一代临床医师们相信，对青少年人格障碍进行有效治疗是可能实现的。

附录
TFP-A 手册遵从性和胜任力量表（TFP-A/MACS）[1]

治疗资料

治疗师姓名：	
患者初始编号：	
治疗序号：	评估员姓名：
治疗日期：	日期：

❶ 摘自拉瓦尔大学学者撰写的未发表的文献：TFP-A手册遵从性和胜任力量表（Normandin L，Ensink K，Weiner A，et al., 2017）。

❷ 根据国际移情焦点心理治疗学会（International Society of Transference-Focused Psychotherapy, ISTFP）的TFP-A培训和教育委员会认证等级，达到C级的治疗师（即认证TFP-A治疗师）有资格参加研究试验，并进行持续的、包含遵从性和能力检验的TFP-A督导。主要研究者（PI）负责根据研究设计决定什么是充分的遵从性和胜任力水平。PI须得到ISTFP研究和出版委员会的批准。

介绍

对表现出严重人格障碍的青少年实施心理治疗，TFP-A手册提供了实践指南。通过在TFP-A治疗师培训和临床试验方案培训中强调遵从性和胜任力，TFP-A手册促进了治疗方法的标准化。TFP-A手册遵从性和胜任力量表（TFP-A Manual Adherence and Competence Scale，TFP-A/MACS）的目的是展现一些程序，这些程序用于建立和评估治疗师对TFP-A治疗手册的遵从性和实施TFP-A心理治疗的胜任力。

施测TFP-A/MACS是为了保证结局研究数据的质量而进行的一项重要工作。通过监督研究方法的实施情况，TFP-A开发者能够确保治疗的应用是符合预期的，这有助于提高青少年及其父母的照护质量，也确保治疗的实践应用是一致的，因此开发者可以跨研究地汇集数据用于联合分析。

从根本上说，TFP-A/MACS是一个保证数据质量和标准化的过程。基于遵从性和胜任力标准，通过对治疗会谈的视频进行遵从性评分，开发者旨在确保治疗过程的整体质量。

TFP-A/MACS 评估员资质

符合标准的TFP-A/MACS评估员应该是一位TFP-A认证督导员，他在开始试验❷前培训TFP-A治疗师，或者是有意愿学习TFP-A或正在受训成为认证治疗师的研究助理。以下规范是必不可少的：

- 以治疗的专业伦理为先决条件，在儿童和青少年心理治疗方面具备正式的、研究生水平的受训经历和临床技能；
- 在心理治疗方面具有直接接触患者的实践、实习经历或同等经验；
- 对反馈持开放的态度；
- 尊重视频数据的保密性；
- 完成TFP-A/MACS评估员培训。

遵从性和胜任力评分

对于所有条目，督导员或评估员必须区分TFP-A治疗师的遵从性（即使用特定TFP-A战术或策略的频率和广度）和胜任力（即实施这些策略的技能水平）。接下来的量表描述的是一个特定系统，这个系统用于编码针对遵从性和胜任力的访谈。

1. 遵从性：频率与广度

遵从性评分融合了频率［即治疗师参与（离散的）干预的次数］和广度（即治疗师进行任何既定干预的深度或细节）两个领域。这些独立但相关的维度交互式地影响每个条目的评分。换句话说，最高的分数涉及治疗师在频率和广度上都很高的行为，而中间的分数可能反映了不太经常或不太深入的行为。所有督导员或评估员使用以下定义对每个条目进行最终评分[1]。

评分		
1	完全没有	该条目从未明确出现。
2	一点点	该条目只出现过一次，没有被深入地处理。
3	极少的	该条目出现了两次，但未进行深入或详细的处理。
4	稍多的	该条目出现过一次并且相当详细；或该条目出现过三次或四次，但所有的干预都非常简短。
5	相当多的	该条目在治疗中出现不止一次，至少一次是相当详细或有深度的；或该条目出现了五六次，但所有的干预都非常简短。
6	非常多的	该条目在治疗中出现过几次，几乎总是相对深入和详细的；或该项目出现六次以上，但所有的干预都非常简短。
7	广泛的	该条目出现多次，几乎到了主导治疗的地步，并且是被深入、细致地处理的；或者该条目以如此高的频率短暂出现，以至于难以计数。

[1] 在TFP-A/MACS的后续版本中，该指南将提供展现治疗师的遵从性或胜任力的行为示例，并对每个条目进行评分。

2. 胜任力：技能水平

治疗师的胜任力或技能水平是指治疗师表现出的：①专业知识和能力；②适当时机的干预；③语言清晰；④对患者（青少年或父母）所处位置的响应能力。

评分		
1	不符合要求的	治疗师对该条目的处理比较差（例如明显缺乏专业知识、理解、能力或投入，时机不当，语言不清晰）。
2	符合要求的	治疗师以一种可接受的但低于"平均水平"的方式处理该条目。
3	好	治疗师以一个"中等的""刚刚好的"的方式处理该条目。
4	非常好	治疗师展示出了处理该条目的技能和专业知识。
5	优秀	治疗师在这方面表现得非常优秀和精通。

尽管治疗师的胜任力和（由青少年或父母的口头反应所估量的）有效性之间可能有很大的重叠，但胜任力与有效性并不相同，在这个意义上，治疗师的胜任力并不需要用患者的正性反应来证明。因此，无论患者的反应如何，治疗师都可能会在胜任力的某一特定条目上得分很高。

同样重要的是，胜任力必须与遵从性区分开来。例如，治疗师在某一特定条目的频率和广度上评分为"6"，并不一定意味着技能水平高。督导员或评估员在对胜任力进行评分时，应避免受到遵从性的影响。因此，即使督导员或评估员在频率和广度上给出的评分是"6"，给胜任力评分"3"也是完全合适的。

TFP-A 的各个阶段

TFP-A/MACS 被分为三个部分，分别对应于 TFP-A 的特定阶段：A 评估和签订协议；B 实施治疗；C 治疗中断/结束。

A 部分：治疗设置中的遵从性（评估和签订协议）和胜任力

这些要素不一定要以任何特定的顺序完成，也不可能在一节治疗中完成所有这些要素。但是，必须在实施治疗前的初始治疗小节（评估和签订协议）期间完成所有这些步骤。

序号	条目	遵从性评分*								胜任力评分**					
		N/A	1	2	3	4	5	6	7	N/A	1	2	3	4	5
1	治疗师是否展示了恰当程度的与青少年和/或父母的互动？														
2	治疗师是否探索过：														
	身份认同困惑vs.身份认同弥散□														
	自体-他人表征□														
	原始的防御□														
	攻击性□														
	性□														
	现实检验□														
	道德价值体系□														
	学习/工作□														
	心智化的水平/质量□														
3	治疗师是否对此时此地的互动给予了足够的关注？														
4	治疗师是否探索过常规的发展议题（例如身体变化、与父母分离、职业选择/未来、恋爱关系）？														
5	治疗师是否留意到青少年的行为以及与治疗师的互动？														
6	治疗师是否充分关注青少年在治疗中的目标/任务以及父母的期望/参与程度？														
7	治疗师是否能够帮助青少年认识到治疗的必要性，并帮助他/她确定治疗的优先顺序？														
8	治疗师是否评估了对治疗的特定威胁（青少年和父母）？														
9	治疗师是否向青少年和父母提供了基于潜在人格障碍的对症状和功能失调的理解？														
10	治疗师是否定义了青少年和父母的责任？														
11	治疗师是否详细说明了确保治疗展开所需的"限制性最小的"系列条件？														
12	治疗师是否建立了特定的规范来限制对治疗的威胁或继发性获益？														
13	治疗师是否面质了父母对治疗的威胁？														
14	总体而言，治疗师是否创造了可以进行心理动力性探索的条件，即让患者感觉足够舒适和安全，从而使治疗师可以保持中立和清晰地思考？														

注：N/A指不适用。

*遵从性：1=完全没有；2=一点点；3=极少的；4=稍多的；5=相当多的；6=非常多的；7=广泛的。

**胜任力：1=不符合要求的；2=符合要求的；3=好；4=非常好；5=优秀。

移情焦点治疗——
青少年严重人格障碍的治疗

对"完全没有"遵从性和"不符合要求的"胜任力的解释：

_____

_____

_____

_____

_____

_____

_____

_____

_____

_____

_____

_____

_____

_____

_____

_____

_____

_____

_____

_____

_____

B 部分：实施治疗中的遵从性和胜任力

不一定要以任何特定的顺序完成这些要素，也不可能在一节治疗中完成所有这些要素。但是，这些步骤必须在整个治疗期间完成。

序号	条目	遵从性评分*								胜任力评分**					
		N/A	1	2	3	4	5	6	7	N/A	1	2	3	4	5
1	治疗师是否表现出恰当水平的与青少年的接触？														
2	治疗师是否能够在不妨碍与青少年工作的情况下，明确定义/断言父母行为的含义？														
3	治疗师在使用战术时是否表现出灵活性？														
4	如果有相关议题或紧急优先事项，治疗师是否关注了框架/协议？														
5	治疗师是否保持了中立？														
6	治疗师是否指导青少年探索内心世界（心智化）？														
7	治疗师是否使用了澄清？														
8	治疗师是否使用了面质？														
9	治疗师是否清楚地、领悟性地诠释了青少年的：														
	付诸行动□														
	躯体化□														
	发展上的退行□														
	对移情的阻抗□														
	冲突□														
10	治疗师是否识别了以下被激活的移情？														
	偏执性移情□														
	自恋性移情□														
	精神病性移情□														
	抑郁性移情□														
11	治疗师是否充分关注了与治疗中的进展相关的外部现实中的进展，反之亦然（与外部现实中的进展相关的治疗中的进展）？														
12	治疗师是否注意到融于患者的语言和非语言交流中的活现？														
13	治疗师是否在治疗小节中让青少年觉察到一个明显的情感主导的议题？														
14	治疗师是否注意到与情感主导议题相关的主导的自体-客体二元体？														
	在移情中□														
	在移情之外□														
15	治疗师提供诠释是否旨在将分裂的移情与它们的对立面整合起来？														
16	反移情是否干扰了治疗师在治疗小节中的态度或干预措施？														
17	治疗师是否充分关注治疗目标并牢记"大局"？														
18	总的来说，治疗师是否能够创造条件，在保持父母适当合作水平的同时，保密而安全地阐释青少年的内心世界？														

注：N/A指不适用。

*遵从性：1=完全没有；2=一点点；3=极少的；4=稍多的；5=相当多的；6=非常多的；7=广泛的。

**胜任力：1=不符合要求的；2=符合要求的；3=好；4=非常好；5=优秀。

青少年对干预措施的反应

1.患者大多数时间拒绝治疗师的干预。□

2.患者大多数时间忽视治疗师的干预。□

3.患者大多数时间表面上接受治疗师的干预。□

4.患者大多数时间对治疗师的干预的反应是进行思考。□

5.患者大多数时间对治疗师的干预的反应是进行思考和进一步的探索。□

治疗师对患者反应的反应

1.治疗师大多数时间没有探索患者对干预的反应。□

2.治疗师简要记录了患者的反应，但大多数时间没有进行探索。□

3.治疗师描述了病人的反应，但大多数时间没有进行进一步的探索。□

4.治疗师描述了病人的反应，并在大部分时间里对其进行了简短的探索。□

5.治疗师描述了病人的反应，并在大部分时间里把它与主导的主题进行了深入的联系。□

治疗师对先前督导的反应

治疗师是否从先前的督导中学到了什么？是□否□

对"完全没有"遵从性和"不符合要求的"胜任力的解释：

_____

_____

_____

_____

_____

_____

_____

_____

_____

_____

_____

_____

_____

_____

_____

_____

_____

C 部分：在治疗中断 / 结束中的遵从性和胜任力

序号	条目	遵从性评分*								胜任力评分**					
		N/A	1	2	3	4	5	6	7	N/A	1	2	3	4	5
1	假如发生提前结束的情况，治疗师是否能够与青少年和父母面质？														
2	治疗师是否和患者洽谈过治疗的"暂时中断"？														
3	治疗师是否能够识别出表明青少年进步的"负性治疗反应"？														
4	治疗师是否能够识别出治疗结束前青少年的混合的或负面的情绪体验？这种体验呼应着过去的丧失和伤害，且经常伴随着主要症状和行为的重新出现。														
5	治疗师是否能够探索和分析潜在的对分离/结束的潜意识感受？														
	悲伤-感激/正常反应□														
	内疚/神经症性抑郁反应□														
	愤怒/边缘性反应□														
	冷漠/自恋性反应□														
	狂喜/精神病性反应□														
6	是否出现了这种情况，即反移情干扰治疗师对结束治疗的工作？														

注：N/A指不适用。

*遵从性：1=完全没有；2=一点点；3=极少的；4=稍多的；5=相当多的；6=非常多的；7=广泛的。

**胜任力：1=不符合要求的；2=符合要求的；3=好；4=非常好；5=优秀。

治疗结束（最后一个治疗小节）

青少年是否在以下方面显示出改善？

症状□

行为□

人际关系□

心智化□

人格组织□

父母认可青少年的变化了吗？

是□　否□　部分□

青少年（朝着正常发展方向）的发展进程恢复了吗？

是□　否□　部分□

移情焦点治疗——
青少年严重人格障碍的治疗

对"完全没有"遵从性和"不符合要求的"胜任力的解释：

_____

_____

_____

_____

_____

_____

_____

_____

_____

_____

_____

_____

_____

_____

_____

_____

_____

_____

参考文献

Achenbach TM: Applications of the Achenbach System of Empirically Based Assessment (ASEBA) to children, adolescents, and their parents, in The Clinical Assessment of Children and Adolescents: A Practitioners' Guide. Edited by Smith SR, Handler L. Mahwah, NJ, Erlbaum, 2006, pp 329–346

Afifi TO, Mather A, Boman J, et al: Childhood adversity and personality disorders: results from a nationally representative population-based study. J Psychiatr Res 45(6):814–822, 2011

Akhtar S, Samuel S: The concept of identity: developmental origins, phenomenology, clinical relevance, and measurement. Harv Rev Psychiatry 3(5):254–267, 1996

Amad A, Ramoz N, Thomas P, et al: Genetics of borderline personality disorder: systematic review and proposal of an integrative model. Neurosci Biobehav Rev 40:6–19, 2014

American Psychiatric Association: Diagnostic and Statistical Manual of Mental Disorders, 5th Edition. Arlington, VA, American Psychiatric Association, 2013

Arens EA, Stopsack M, Spitzer C, et al: Borderline personality disorder in four different age groups: a cross-sectional study of community residents in Germany. J Pers Disord 27(2):196–207, 2013

Auchincloss EL, Samberg E: Psychoanalytic Terms and Concepts, 4th Edition. Washington, DC, American Psychoanalytic Association, 2012

Barkley RA: Barkley Deficits in Executive Functioning Scale—Children and Adolescents (BDEFS-CA). New York, Guilford, 2012

Battle CL, Shea MT, Johnson DM, et al: Childhood maltreatment associated with adult personality disorders: findings from the Collaborative Longitudinal Personality Disorders Study. J Pers Disord 18(2):193–211, 2004

Beck JS, Beck AT, Jolly JB: Beck Youth Inventories, 2nd Edition. San Antonio, TX, Pearson Assessments, 2005

Becker DF, Grilo CM, Edell WS, et al: Diagnostic efficiency of borderline personality disorder criteria in hospitalized adolescents: comparison with hospitalized adults. Am J Psychiatry 159(12):2042–2047, 2002

Beebe B: Mother-infant mutual influence and precursors of self- and object representations, in Empirical Studies of Psychoanalytic Studies, Vol 2. Edited by Masling J. Hillsdale, NJ, Analytic Press, 1986, pp 27–48).

移情焦点治疗——
青少年严重人格障碍的治疗

Bégin M, Ensink K, Chabot S, et al: Childhood maltreatment, adolescent psychological difficulties and borderline personality features: a personcentered approach. Adolescent Psychiatry 7(4):330–343, 2017

Belsky DW, Caspi A, Arseneault L, et al: Etiological features of borderline personality related characteristics in a birth cohort of 12-year-old children. Dev Psychopathol 24(1):251–265, 2012

Biberdzic M, Ensink K, Normandin L, Clarkin JF: Empirical typology of adolescent personality organization. J Adolesc 66:31–48, 2018

Birkeland MS, Melkevik O, Holsen I, et al: Trajectories of global self-esteem development during adolescence. J Adolesc 35(1):43–54, 2012

Blos P: Intensive psychotherapy in relation to the various phases of the adolescent period. Am J Orthopsychiatry 32(5):901–910, 1962

Bornovalova MA, Hicks BM, Iacono WG, et al: Stability, change, and heritability of borderline personality disorder traits from adolescence to adulthood: a longitudinal twin study. Dev Psychopathol 21(4):1335–1353, 2009

Bounoua N, Felton JF, Long K, et al: Childhood emotional abuse and borderline personality features: the role of anxiety sensitivity among adolescents. Personal Ment Health 9(2):87–95, 2015

Brummelman E, Thomaes S, Nelemans SA, et al: Origins of narcissism in children. Proc Natl Acad Sci U S A 112(12):3659–3662, 2015

Caligor E, Kernberg OF, Clarkin JF: Handbook of Dynamic Psychotherapy for Higher Level Personality Pathology. Washington, DC, American Psychiatric Publishing, 2007

Caligor E, Kernberg OF, Clarkin JF, et al: Psychodynamic Therapy for Personality Pathology: Treating Self and Interpersonal Functioning. Washington, DC, American Psychiatric Association Publishing, 2018

Campbell WK, Miller JD: The Handbook of Narcissism and Narcissistic Personality Disorder: Theoretical Approaches, Empirical Findings, and Treatments. Hoboken, NJ, Wiley, 2011

Carlson EA, Egeland B, Sroufe LA: A prospective investigation of the development of borderline personality symptoms. Dev Psychopathol 21(4):1311–1334, 2009

Carriedo N, Corral A, Montoro PR, et al: The development of metaphor comprehension and its relationship with relational verbal reasoning and executive function. PLoS One 11(3):e0150289, 2016

Case R, Okamoto Y: The role of central conceptual structures in the development of children's thought. Monogr Soc Res Child Dev 61(1–2):v-265.10.2307/1166077, 1996

Casey BJ: Beyond simple models of self-control to circuit-based accounts of adolescent behavior. Annu Rev Psychol 66:295–319, 2015

Casey BJ, Jones RM: Neurobiology of the adolescent brain and behavior. J Am Acad Child Adolesc Psychiatry 49(12):1189–1285, 2010

Chabrol H, Montovany A, Chouicha K, et al: Frequency of borderline personality disorder in a sample of French high school students. Can J Psychiatry 46(9):847–849, 2001

Chanen AM, Kaess M: Developmental pathways to borderline personality disorder. Current Psychiatry Rep 14(1):45–53, 2012

Chanen AM, McCutcheon LK: Personality disorder in adolescence: the diagnosis that dare not speak its name. Personal Ment Health 2(1):35–41, 2008

Chanen AM, McCutcheon L: Prevention and early intervention for borderline personality disorder: current status and recent evidence. Br J Psychiatry 54(suppl):s24–s29, 2013

Chanen AM, Jackson HJ, McGorry PD, et al: Two-year stability of personality disorder in older adolescent outpatients. J Pers Disord 18(6):526–541, 2004

Chanen AM, Jovev M, Jackson HJ: Adaptive functioning and psychiatric symptoms in adolescents with borderline personality disorder. J Clin Psychiatry 68:297–306, 2007

Chiesa M, Fonagy P: Reflective function as a mediator between childhood adversity, personality disorder and symptom distress. Personal Ment Health 8(1):52–66, 2014

Cicchetti D, Rogosch FA: A developmental psychopathology perspective on adolescence. J Consult Clin Psychol 70(1):6–20, 2002

Cicchetti D, Toth SL: Child maltreatment and developmental psychopathology: a multilevel perspective. in Developmental Psychopathology, Vol 3: Maladaptation and Psychopathology. Edited by Cicchetti D. Hoboken, NJ, Wiley, 2016, pp 1–55

Cicchetti D, Valentino K: An ecological-transactional perspective on child maltreatment: failure of the average expectable environment and its influence on child development, in Developmental Psychopathology: Risk, Disorder, and Adaptation. Edited by Cicchetti D, Cohen DJ. Hoboken, NJ, Wiley, 2006, pp 129–201

Clarkin JF, Posner M: Defining the mechanisms of borderline personality disorder. Psychopathology 38(2):56–63, 2005

Clarkin JF, Yeomans FE, Kernberg OF: Psychotherapy for Borderline Personality: Focusing on Object Relations. Washington, DC, American Psychiatric Publishing, 2006

Clarkin JF, Levy KN, Lenzenweger MF, et al: Evaluating three treatments for borderline personality disorder: a multiwave study. Am J Psychiatry 164(4):922–928, 2007

Coghill D: Editorial: Acknowledging complexity and heterogeneity in causality—implications of recent insights into neuropsychology of childhood disorders for clinical practice. J Child Psychol Psychiatry 55(7):737–740, 2014

Cohen P, Crawford TN, Johnson JG, et al: The Children in the Community Study of developmental course of personality disorder. J Pers Disord 19(5):466–486, 2005

Cohen P, Chen H, Crawford TN, et al: Personality disorders in early adolescence and the development of later substance use disorders in the general population. Drug Alcohol Depend 88 (suppl 1):71–84, 2007

Conners KC: Conners, 3rd Edition (Conners 3). Toronto, Ontario, Canada, Multi-Health Systems, 2008

Crawford TN, Cohen P, First MB, et al: Comorbid Axis I and Axis II disorders in early adolescence: outcomes 20 years later. Arch Gen Psychiatry 65(6):641–648, 2008

移情焦点治疗——
青少年严重人格障碍的治疗

Crocetti E, Branje S, Rubini M, et al: Identity processes and parent-child and sibling relationships in adolescence: a five-wave multi-informant longitudinal study. Child Dev 88(1):210–228, 2017

Cross D, Fani N, Powers A, et al: Neurobiological development in the context of childhood trauma. Clin Psychol (New York) 24(2):111–124, 2017

Crowe ML, LoPilato AC, Campbell WK, et al: Identifying two groups of entitled individuals: cluster analysis reveals emotional stability and self-esteem distinction. J Pers Disord 30(6):762–775, 2016

Crowell SE, Beauchaine TP, Linehan MM: A biosocial developmental model of borderline personality: elaborating and extending Linehan's theory. Psychol Bull 135(3):495–510, 2009

Crowell SE, Kaufman EA, Beauchaine TP: A biosocial model of BPD: theory and empirical evidence, in Handbook of Borderline Personality Disorder in Children and Adolescents. Edited by Sharp C, Tackett JL. New York, Springer Science+Business Media, 2014, pp 143–157

Damasio AR: Brain and language: what a difference a decade makes. Curr Opin Neurology 10(3):177–178, 1994a

Damasio AR: Descartes' Error: Emotion, Reason, and the Human Brain. New York, Grosset/Putnam, 1994b

De Clercq B, Decuyper M, De Caluwé E: Developmental manifestations of borderline personality pathology from an age-specific dimensional personality disorder trait framework, in Handbook of Borderline Personality Disorder in Children and Adolescents. Edited by Sharp C, Tackett J. New York, Science+Business Media, 2014, pp 81–94

DeFife JA, Malone JC, DiLallo J, et al: Assessing adolescent personality disorders with the Shedler–Westen Assessment Procedure for Adolescents. Clin Psychol (New York) 20(4):393–407, 2013

Diamond D, Yeomans FE, Levy K: Psychodynamic psychotherapy for narcissistic personality disorder, in The Handbook of Narcissism and Narcissistic Personality Disorder: Theoretical Approaches, Empirical Findings, and Treatment. Edited by Campbell K, Miller J. New York, Wiley, 2011, pp 423–433

Dickinson KA, Pincus AL: Interpersonal analysis of grandiose and vulnerable narcissism. J Pers Disord 17(3):188–207, 2003

Distel MA, Hottenga J-J, Trull TJ, et al: Chromosome 9: linkage for borderline personality disorder features. Psychiatr Genet 18(6):302–307, 2008

Doering S, Hörz S, Rentrop M, et al: Transference-focused psychotherapy v. treatment by community psychotherapists for borderline personality disorder: randomised controlled trial. Br J Psychiatry 196(5):389–395, 2010

Elkind D: Egocentrism in adolescence. Child Dev 38(4):1025–1034, 1967

Epstein S: Integration of the cognitive and the psychodynamic unconscious. Am Psychol 49(8):709–724, 1994

Erikson EH: Childhood and Society. New York, Norton, 1950

Erikson EH: Identity: Youth and Crisis. New York, Norton, 1968

Evans JStBT: Dual-processing accounts of reasoning, judgment, and social cognition. Annu Rev Psychol 59(1):255–278, 2008

Evans JStBT, Handley SJ, Over DE, Perham N: Background beliefs in Bayesian inference. Mem Cognit 30(2):179–190, 2002

Fairbairn WRD: Psychoanalytic Studies of the Personality. London, Routledge & Kegan Paul, 1952

Feenstra DJ, Busschbach JJV, Verheul R, et al: Prevalence and comorbidity of Axis I and Axis II disorders among treatment refractory adolescents admitted for specialized psychotherapy. J Pers Disord 25(6):842–850, 2011

Fonagy P, Gergely G, Jurist EL, et al: Affect Regulation, Mentalization, and the Development of the Self. New York, Other Press, 2002

Fossati A: Borderline personality disorder in adolescence: phenomenology and construct validity, in Handbook of Borderline Personality Disorder in Children and Adolescents. Edited by Sharp C, Tackett JL. New York, Springer Science+Business Media, 2014, pp 19–34

Frankel-Waldheter M, Macfie J, Strimpfel JM, et al: Effect of maternal autonomy and relatedness and borderline personality disorder on adolescent symptomatology. Personal Disord 6(2):152–160, 2015

Freud A: Adolescence. Psychoanal Study Child 13:255–278, 1958

Fruzzetti AE, Shenk C, Hoffman PD: Family interaction and the development of borderline personality disorder: a transactional model. Dev Psychopathol 17(4):1007–1030, 2005

Galvan A: Risky behavior in adolescents: the role of the developing brain, in The Adolescent Brain: Learning, Reasoning, and Decision Making. Edited by Reyna VF, Chapman SB, Dougherty MR, Confrey J. Washington, DC, American Psychological Association, 2012

Garland AF, Lewczyk-Boxmeyer CM, Gabayan EN, et al: Multiple stakeholder agreement on desired outcomes for adolescents' mental health services. Psychiatr Serv 55(6):671–676, 2004

Garnet KE, Levy KN, Mattanah JJ, et al: Borderline personality disorder in adolescents: ubiquitous or specific? Am J Psychiatry 151(9):1380–1382, 1994

Glenn CR, Klonsky ED: Prospective prediction of nonsuicidal self-injury: a 1-year longitudinal study in young adults. Behav Ther 42(4):751–762, 2011

Glenn CR, Klonsky ED: Reliability and validity of borderline personality disorder in hospitalized adolescents. J Can Acad Child Adolesc Psychiatry 22(3):206–211, 2013

Goodman M, New A, Siever L: Trauma, genes, and the neurobiology of personality disorders. Ann NY Acad Sci 1032:104–116, 2004

Griffiths M: Validity, utility and acceptability of borderline personality disorder diagnosis in childhood and adolescence: survey of psychiatrists. The Psychiatrist 35(1):19–22, 2011

Grilo CM, Becker DF, Fehon DC, et al: Gender differences in personality disorders in psychiatrically hospitalized adolescents. Am J Psychiatry 153(8):1089–1091, 1996

Gunderson JG, Stout RL, McGlashan TH, et al: Ten-year course of borderline personality disorder: psychopathology and function from the Collaborative Longitudinal Personality Disorders Study. Arch Gen Psychiatry 68(8):827–837, 2011

Guttman HA, Laporte L: Empathy in families of women with borderline personality disorder, anorexia nervosa, and a control group. Family Process 39(3):345–358, 2000

Ha C, Balderas JC, Zanarini MC, et al: Psychiatric comorbidity in hospitalized adolescents with borderline personality disorder. J Clin Psychiatry 75(5):e457–e464, 2014

Halford GS, Andrews G: Reasoning and problem solving, in Handbook of Child Psychology: Cognition, Perception, and Language, Vol 2, 6th Edition. Edited by Kuhn D, Siegler RS, Damon W, et al. Hoboken, NJ, Wiley, 2006, pp 557–608

Hammad TA, Laughren T, Racoosin J: Suicidality in pediatric patients treated with antidepressant drugs. Arch Gen Psychiatry 63(3):332–339, 2006

Harter S: The developing self, in Child and Adolescent Development: An Advanced Course. Edited by Damon W, Learner RM. Hoboken, NJ, Wiley, 2008, pp 216–262

Harter S: Emerging self-processes during childhood and adolescence, in Handbook of Self and Identity. Edited by Leary MR, Tangney JP. New York, Guilford, 2012, pp 680–715

Hawley KM, Weisz JR: Youth versus parent working alliance in usual clinical care: distinctive associations with retention, satisfaction, and treatment outcome. J Clin Child Adolesc Psychol 34(1):117–128, 2005

Haxhe S: Parentification and related processes: distinction and implications for clinical practice. Journal of Family Psychotherapy 27(3):185–199, 2016

Hutsebaut J, Feenstra DJ, Luyten P: Personality disorders in adolescence: label or opportunity? Clin Psychol (New York) 20(4):445–451, 2013

Jacobson AM, Beardslee W, Hauser ST, et al: Evaluating ego defense mechanisms using clinical interviews: an empirical study of adolescent diabetic and psychiatric patients. J Adolesc 9(4):303–319, 1986

Jacobson E: The Self and the Object World. Madison, CT, International Universities Press, 1964

Johnson JG, First MB, Cohen P, et al: Adverse outcomes associated with personality disorder not otherwise specified in a community sample. Am J Psychiatry 162(10):1926–1932, 2005

Johnson JG, Bromley E, Bornstein RF, et al: Adolescent personality disorders, in Behavioral and Emotional Disorders in Children and Adolescents: Nature, Assessment, and Treatment. Edited by Wolfe DA, Mash EJ. New York, Guilford, 2006, pp 463–484

Johnson JG, Cohen P, Kasen S, et al: Cumulative prevalence of personality disorders between adolescence and adulthood. Acta Psychiatr Scand 118(5):410–413, 2008

Jones RA, Wells M: An empirical study of parentification and personality. American Journal of Family Therapy 24(2):145–152, 1996

Jørgensen CR: Invited essay: Identity and borderline personality disorder. J Pers Disord 24:344–364, 2010

Jovev M, McKenzie T, Whittle S, et al: Temperament and maltreatment in the emergence of borderline and antisocial personality pathology during early adolescence. J Can Acad Child Adolesc Psychiatry 22(3):220–229, 2013

Joyce PR, McKenzie JM, Luty SE, et al: Temperament, childhood environment and psychopathology as risk factors for avoidant and borderline personality disorders. Aust N Z J Psychiatry 37(6):756–764, 2003

Kaufman J, Birmaher B, Brent D, et al: Schedule for Affective Disorders and Schizophrenia for School-Age Children—Present and Lifetime version (K-SADS-PL): initial reliability and validity data. J Am Acad Child Adolesc Psychiatry 36(7):980–988, 1997

Kendall T, Pilling S, Tyrer P: Borderline and antisocial personality disorder: summary of NICE guideline. BMJ 338:b93, 2009

Kernberg OF: Severe Personality Disorders. New Haven, CT, Yale University Press, 1984

Kernberg OF: Severe Personality Disorders: Psychotherapeutic Strategies. New Haven, CT, Yale University Press, 1993

Kernberg OF: Identity: recent findings and clinical implications, in The Inseparable Nature of Love and Aggression: Clinical and Theoretical Perspectives. Washington, DC, American Psychiatric Publishing, 2012, pp 3–30

Kernberg OF: Neurobiological correlates of object relations theory: the relationship between neurobiological and psychodynamic development. International Forum of Psychoanalysis 24(1):38–46, 2015

Kernberg OF: New developments in transference focused psychotherapy. Int J Psychoanal 97(2):385–407, 2016

Kernberg PF: Psychological interventions for the suicidal adolescent. Am J Psychother 48(1):52–63, 1994

Kernberg PF: Personality disorders in childhood and adolescent: an overview, in Handbook of Child and Adolescent Psychiatry, The Grade-School Child: Development and Syndromes. Edited by Kernberg PF, Bemporad JR. New York, Wiley, 1997, pp 610–622

Kernberg PF, Clarkin AJ, Greenblatt E, et al: The Cornell Interview of Peers and Friends: development and validation. J Am Acad Child Adolesc Psychiatry 31(3):483–489, 1992

Kernberg PF, Hajal F, Normandin L: Narcissistic personality disorder in adolescent inpatients: a retrospective record review study of descriptive characteristics, in Disorders of Narcissism: Diagnostic, Clinical, and Empirical Implications. Edited by Ronningstam EF. Washington, DC, American Psychiatric Association, 1998, pp 437–456

Kernberg PF, Weiner AS, Bardenstein KK: Personality Disorders in Children and Adolescents. New York, Basic Books, 2000

Khoury JE, Pechtel P, Andersen CM, et al: Relations among maternal withdrawal in infancy, borderline features, suicidality/self-injury, and adult hippocampal volume: a 30-year longitudinal study. Behav Brain Res 374:112139, 2019

King-Casas B, Sharp C, Lomax-Bream L, et al: The rupture and repair of cooperation in borderline personality disorder. Science 321(5890):806–810, 2008

Klein M: Mourning and its relation to manic-depressive states. Int J Psychoanal 21:125–153, 1940

Koenigsberg HW, Siever LJ, Lee H, et al: Neural correlates of emotion processing in borderline personality disorder. Psychiatry Res 172(3):192–199, 2009

Kohlberg L, Kramer R: Continuities and discontinuities in childhood and adult development. Hum Dev 12(2):3–120, 1969

Kroger J, Marcia JE: The identity statuses: origins, meanings, and interpretations, in Handbook of Identity Theory and Research, Vol 1. Edited by Schwartz SJ, Luyckx K, Vignoles VL. New York, Springer, 2011, pp 31–53

Kroger J, Martinussen M, Marcia JE: Identity status change during adolescence and young adulthood: a meta-analysis. J Adolesc 33:683–698, 2010

Kuhn D, Franklin S: The second decade: what develops (and how), in Handbook of Child Psychology: Cognition, Perception, and Language, Vol 2, 6th Edition. Edited by Kuhn D, Siegler RS, Damon W, et al. Hoboken, NJ, Wiley, 2006, pp 953–993

Laurenssen EMP, Hutsebaut J, Feenstra DJ, et al: Diagnosis of personality disorders in adolescents: a study among psychologists. Child Adolesc Psychiatry Ment Health 7(1):3, 2013

Lemery-Chalfant K, Clifford S, McDonald K, et al: Arizona Twin Project: a focus on early resilience. Twin Res Hum Genet 16(1):404–411, 2013a

Lemery-Chalfant K, Kao K, Swann G, et al: Childhood temperament: passive gene-environment correlation, gene-environment interaction, and the hidden importance of the family environment. Dev Psychopathol 25(1):51–63, 2013b

Lenzenweger MF, Cicchetti D: Toward a developmental psychopathology approach to borderline personality disorder. Dev Psychopathol 17(4):893–898, 2005

Lerner JS, Keltner D: Beyond valence: toward a model of emotion-specific influences on judgement and choice. Cognition and Emotion 14(4):473–493, 2000

Levy KN: The implications of attachment theory and research for understanding borderline personality disorder. Dev Psychopathol 17(4):959–986, 2005

Levy KN, Becker DF, Grilo CM, et al: Concurrent and predictive validity of the personality disorder diagnosis in adolescent patients. Am J Psychiatry 156(10):1522–1528, 1999

Lewinsohn PM, Rohde P, Seeley JR, et al: Axis II psychopathology as a function of Axis I disorders in childhood and adolescence. J Am Acad Child Adolesc Psychiatry 36(12):1752–1759, 1997

Lieberman MD: Introversion and working memory: central executive differences. Personality and Individual Differences 28(3):479–486, 2000

Livesley WJ: Behavioral and molecular genetic contributions to a dimensional classification of personality disorder. J Pers Disord 19(2):131–155, 2005

Livson N, Peskin H: Prediction of adult psychological health in a longitudinal study. J Abnorm Psychol 72(6):509–518, 1967

Loewenstein GF, Weber EU, Hsee CK, et al: Risk as feelings. Psychol Bull 127(2):267–286, 2001

Lyons-Ruth K: The two-person unconscious: intersubjective dialogue, enactive relational representation, and the emergence of new forms of relational organization. Psychoanalytic Inquiry 19(4):576–617, 1999

Lyons-Ruth K, Holmes BM, Sasvari-Szekely M, et al: Serotonin transporter polymorphism and borderline or antisocial traits among low-income young adults. Psychiatr Genet 17(6):339–343, 2007

Lyons-Ruth K, Bureau J-F, Easterbrooks M, et al: Parsing the construct of maternal insensitivity: distinct longitudinal pathways associated with early maternal withdrawal. Attach Hum Dev 15(5–6):562–582, 2013

Mahler MS: On the first three subphases of the separation-individuation process. Int J Psychoanal 53 (Pt 3):333–338, 1972a

Mahler MS: Rapprochement subphase of the separation-individuation process. Psychoanal Q 41(4):487–506, 1972b

Marcia JE, Archer SL: The Identity Status Interview, Late Adolescent College Form, in Ego Identity: A Handbook for Psychosocial Research. Edited by Marcia JE, Waterman AS, Matteson DR, et al. New York, Springer-Verlag, 1993, pp 205–240

McManus M, Lerner HD, Robbins D, et al: Assessment of borderline symptomatology in hospitalized adolescents. J Am Acad Child Psychiatry 23(6):685–694, 1984

Meares R, Gerull F, Stevenson J, et al: Is self disturbance the core of borderline personality disorder? An outcome study of borderline personality factors. Aust N Z J Psychiatry 45(3):214–222, 2011

Mechanic KL, Barry CT: Adolescent grandiose and vulnerable narcissism: associations with perceived parenting practices. Journal of Child and Family Studies 24(5):1510–1518, 2015

Meijer M, Goedhart AW, Treffers PDA: The persistence of borderline personality disorder in adolescence. J Pers Disord 12(1):13–22, 1998

Michonski JD: The underlying factor structure of DSM criteria in youth BPD, in Handbook of Borderline Personality Disorder in Children and Adolescents. Edited by Sharp C, Tackett JL. New York, Springer Science & Business Media, 2014, pp 35–48

Michonski JD, Sharp C, Steinberg L, et al: An item response theory analysis of the DSM-IV borderline personality disorder criteria in a population-based sample of 11-to 12-year-old children. Personal Disord 4(1):15–22, 2013

Miller AL, Muehlenkamp JJ, Jacobson CM: Fact or fiction: diagnosing borderline personality disorder in adolescents. Clin Psychol Rev 28(6):969–981, 2008

Moffitt TE: Adolescence-limited and life-course-persistent antisocial behavior: a developmental taxonomy. Psychol Rev 100(4):674–701, 1993a

Moffitt TE: The neuropsychology of conduct disorder. Dev Psychopathol 5(1–2):135–151, 1993b

National Health and Medical Research Council: Clinical Practice Guideline for the Management of Borderline Personality Disorder. Melbourne, Australia, National Health and Medical Research Council, 2012

National Institute for Clinical Excellence: Borderline personality disorder: treatment and management. Clinical Guideline 78. 2009. London, National Collaborating Centre for Mental Health. Available at: www.guidance.nice.org.uk/CG78. Accessed May 27, 2020.

Oldham JM: DSM models of personality disorders. Curr Opin Psychol 2:86–88, 2018

Panksepp J, Biven L: The Norton Series on Interpersonal Neurobiology. The Archaeology of Mind: Neuroevolutionary Origins of Human Emotion. New York, WW Norton, 2012

移情焦点治疗——
青少年严重人格障碍的治疗

Paris J: Personality Disorders Over Time. Washington, DC, American Psychiatric Publishing, 2003a

Paris J: Personality disorders over time: precursors, course and outcome. J Pers Disord 17(6):479–488, 2003b

Paris J: The nature of borderline personality disorder: multiple dimensions, multiple symptoms, but one category. J Pers Disord 21(5):457–473, 2007

Paton C, Crawford MJ, Bhatti SF, et al: The use of psychotropic medication in patients with emotionally unstable personality disorder under the care of UK mental health services. J Clin Psychiatry 76(4):e512–e518, 2015

Piaget J: The Psychology of Intelligence. Totowa, NJ, Littlefield, 1972

Posner MI, Rothbart MK, Vizueta N, et al: An approach to the psychobiology of personality disorders. Dev Psychopathol 15(4):1093–1106, 2003

Powers A, Casey BJ: The adolescent brain and the emergence and peak of psychopathology. Journal of Infant, Child, and Adolescent Psychotherapy 14(1):3–15, 2015

Putnam KM, Silk KR: Emotion dysregulation and the development of borderline personality disorder. Dev Psychopathol 17(4):899–925, 2005

Reyna VF: How people make decisions that involve risk: a dual-processes approach. Current Directions in Psychological Science 13(2):60–66, 2004

Reyna VF, Farley F: Risk and rationality in adolescent decision making: implications for theory, practice, and public policy. Psychol Sci Public Interest 7(1):1–44, 2006

Rogosch FA, Cicchetti D: Child maltreatment, attention networks, and potential precursors to borderline personality disorder. Dev Psychopathol 17(4):1071–1089, 2005

Romer D, Reyna VF, Satterthwaite TD: Beyond stereotypes of adolescent risk taking: placing the adolescent brain in developmental context. Dev Cog Neurosci 27:19–34, 2017

Rudolph KD: Puberty as a developmental context of risk for psychopathology, in Handbook of Developmental Psychopathology. Edited by Lewis M, Rudolph KD. New York, Springer, 2014, pp 331–354

Russell RL, Shirk SR: Child psychotherapy process research. Advances in Clinical Child Psychology 20:93–124, 1998

Sadikaj G, Russell JJ, Moskowitz DS, et al: Affect dysregulation in individuals with borderline personality disorder: persistence and interpersonal triggers. J Pers Assess 92(6):490–500, 2010

Sansone RA, Hahn HS, Dittoe N, et al: The relationship between childhood trauma and borderline personality symptomatology in a consecutive sample of cardiac stress test patients. Int J Psychiatry Clin Pract 15(4):275–279, 2011

Schneider SL, Caffray CM: Affective motivators and experience in adolescents' development of health-related behavior patterns, in The Adolescent Brain: Learning, Reasoning, and Decision Making. Edited by Reyna VF, Chapman SB, Dougherty MR, et al. Washington, DC, American Psychological Association, 2012, pp 291–335

Schwartz SJ, Beyers W, Luyckx K, et al: Examining the light and dark sides of emerging adults' identity: a study of identity status differences in positive and negative psychosocial functioning. J Youth Adolesc 40(7):839–859, 2011

Scott LN, Levy KN, Adams RB Jr, Stevenson MT: Mental state decoding abilities in young adults with borderline personality disorder traits. Personal Disord 2(2):98–112, 2011

Segal H: Introduction to the Work of Melanie Klein. New York, Basic Books, 1964

Selzer MA, Kernberg P, Fibel B, et al: The Personality Assessment Interview: preliminary report. Psychiatry 50(2):142–153, 1987

Sharp C: Current trends in BPD research as indicative of a broader sea-change in psychiatric nosology. Personal Disord 7(4):334–343, 2016

Sharp C, Fonagy P: Practitioner review: borderline personality disorder in adolescence—recent conceptualization, intervention, and implications for clinical practice. J Child Psychol Psychiatry 56(12):1266–1288, 2015

Sharp C, Wall K: Personality pathology grows up: adolescence as a sensitive period. Curr Opin Psychol 21:111–116, 2018

Sharp C, Wright AGC, Fowler JC, et al: The structure of personality pathology: both general ('g') and specific ('s') factors? J Abnorm Psychol 124(2):387–398, 2015

Shiner RL: A developmental perspective on personality disorders: lessons from research on normal personality development in childhood and adolescence. J Pers Disord 19(2):202–210, 2005

Shiner RL: The development of personality disorders: perspectives from normal personality development in childhood and adolescence. Dev Psychopathol 21(3):715–734, 2009

Shiner RL, Allen TA: Assessing personality disorders in adolescents: seven guiding principles. Clin Psychol (New York) 20(4):361–377, 2013

Shirk SR: Causal reasoning and children's comprehension of therapeutic interpretations, in Cognitive Development and Child Psychotherapy. Edited by Shirk SR. New York, Springer, 1988, pp 53–89

Silk JS, Siegle GJ, Whalen DJ, et al: Pubertal changes in emotional information processing: pupillary, behavioral, and subjective evidence during emotional word identification. Dev Psychopathol 21(1):7–26, 2009

Skodol AE: Impact of personality pathology on psychosocial functioning. Curr Opin Psychol 21:33–38, 2018

Skodol AE, Bender DS, Oldham JM: An alternative model for personality disorders: DSM-5 section III and beyond, in The American Psychiatric Publishing Textbook of Personality Disorders, 2nd Edition. Edited by Oldham JM, Skodol AE, Bender DS. Washington, DC, American Psychiatric Publishing, 2014, pp 511–544

Speranza M, Revah-Levy A, Cortese S, et al: ADHD in adolescents with borderline personality disorder. BMC Psychiatry 11(1):158, 2011

Stanovich KE, West RF: Individual differences in reasoning: implications for the rationality debate? Behav Brain Sci 23(5):645–665, 2000

Steinberg L: A social neuroscience perspective on adolescent risk-taking. Dev Rev 28(1):78–106, 2008

Stern BL, Caligor E, Hörz-Sagstetter S, et al: An object-relations based model for the assessment of borderline psychopathology. Psychiatr Clin North Am 41:595–611, 2018

Stern DN: The Motherhood Constellation: A Unified View of Parent-Infant Psychotherapy. New York, Basic Books, 1995

Tackett JL, Balsis S, Oltmanns TF, et al: A unifying perspective on personality pathology across the life span: developmental considerations for the fifth edition of the Diagnostic and Statistical Manual of Mental Disorders. Dev Psychopathol 21(3):687–713, 2009

Terr LC, Kerrnberg PF: Resolved: borderline personality exists in children under twelve. J Am Acad Child Adolesc Psychiatry 29(3):478–483, 1990

Torgersen S, Lygren S, Øien PA, et al: A twin study of personality disorders. Compr Psychiatry 41(6):416–425, 2000

Weiner AS: Theme centered group psychotherapy with psychiatrically hospitalized preadolescent boys. Group 7(1):27–33, 1983

Weiner B: Social Motivation, Justice, and the Moral Emotions: An Attributional Approach. Mahwah, NJ, Erlbaum, 2006

Westen D, Shedler J, Durrett C, et al: Personality diagnoses in adolescence: DSM-IV Axis II diagnoses and an empirically derived alternative. Am J Psychiatry 160(5):952–966, 2003

Westen D, Betan E, DeFife JA: Identity disturbance in adolescence: associations with borderline personality disorder. Dev Psychopathol 23(1):305–313, 2011

Westen D, DeFife JA, Malone JC, et al: An empirically derived classification of adolescent personality disorders. J Am Acad Child Adolesc Psychiatry 53(5):528–549, 2014

Widom CS, Czaja SJ, Paris J: A prospective investigation of borderline personality disorder in abused and neglected children followed up into adulthood. J Pers Disord 23(5):433–446, 2009

Wilcox HC, Arria AM, Caldeira KM, et al: Longitudinal predictors of past-year non-suicidal self-injury and motives among college students. Psychol Med 42(4):717–726, 2012

Winnicott C, Shepherd R, Davis M (eds): D. W. Winnicott: Deprivation and Delinquency. London, Tavistock, 1984

Winnicott DW: The antisocial tendency (1962), in The Maturational Processes and the Facilitating Environment. London, Hogarth Press/Institute of Psycho-Analysis, 1965

Winnicott DW: Playing and Reality. New York, Basic Books, 1971

Winograd G, Cohen P, Chen H: Adolescent borderline symptoms in the community: prognosis for functioning over 20 years. J Child Psychol Psychiatry 49(9):933–941, 2008

Winsper C, Marwaha S, Lereya ST, et al: Clinical and psychosocial outcomes of borderline personality disorder in childhood and adolescence: a systematic review. Psychol Med 45(11):2237–2251, 2015

World Health Organization: Guideline Development Group. Geneva, Switzerland, WHO Press, 2009

Yen S, Weinstock LM, Andover MS, et al: Prospective predictors of adolescent suicidality: 6-month post-hospitalization follow-up. Psychol Med 43:983–993, 2013

Yeomans FE, Selzer MA, Clarkin JF: Treating the Borderline Patient: A Contract-Based Approach. New York, Basic Books, 1992

Yeomans FE, Clarkin JF, Kernberg OF: Transference-Focused Psychotherapy for Borderline Personality Disorder: A Clinical Guide. Arlington, VA, American Psychiatric Publishing, 2015

Yeomans FE, Delaney JC, Levy KN: Behavioral activation in TFP: the role of the treatment contract in transference-focused psychotherapy. Psychotherapy 54(3):260–266, 2017

Zanarini MC, Frankenburg FR: The essential nature of borderline psychopathology. J Pers Disord 21(5):518–535, 2007

Zanarini MC, Williams AA, Lewis RE, et al: Reported pathological childhood experiences associated with the development of borderline personality disorder. Am J Psychiatry 154(8):1101–1106, 1997

Zanarini MC, Frankenburg FR, Reich DB, et al: Biparental failure in the childhood experiences of borderline patients. J Pers Disord 14(3):264–273, 2000

Zanarini MC, Frankenburg FR, Khera GS, et al: Treatment histories of borderline inpatients. Compr Psychiatry 42(2):144–150, 2001

Zanarini MC, Frankenburg FR, Hennen J, et al: The McLean Study of Adult Development (MSAD): overview and implications of the first six years of prospective follow-up. J Pers Disord 19(5):505–523, 2005

Zanarini MC, Frankenburg FR, Hennen J, et al: Prediction of the 10-year course of borderline personality disorder. Am J Psychiatry 163(5):827–832, 2006

Zelkowitz P, Paris J, Guzder J, et al: Diatheses and stressors in borderline pathology of childhood: the role of neuropsychological risk and trauma. J Am Acad Child Adolesc Psychiatry 40(1):100–105, 2001

移情焦点治疗——
青少年严重人格障碍的治疗

专业名词英中文对照

acting out	付诸行动
altruism	利他
attunement	同调
borderline personality disorder，BPD	边缘型人格障碍
borderline personality organization，BPO	边缘性人格组织
conduct disorder, CD	品行障碍
containment	涵容
depressive position	抑郁位相
displacement	置换
dissociation	解离
ego ideal	自我理想
empathize	共情
externalizing	外化
ideal ego	理想自我
identity	身份认同
identity consolidation	身份认同巩固
identity diffusion	身份认同弥散
identity formation	身份认同形成
intellectualization	理智化
internal representations	内在表征
internalizing	内化
mental representation	心理表征
mentalization	心智化
narcissistic personality disorder	自恋型人格障碍
neurotic personality organization，NPO	神经症性人格组织
object	客体
object constancy	客体恒常性
object representation	客体表征
observing ego	观察性自我
oppositional defiant disorder, ODD	对立违抗性障碍
paranoid-schizoid position	偏执-分裂位相
parental investment	亲本投资
parentification	孩子的父母职能化
part-object representation	部分客体表征
part-self representation	部分自体表征
Personality Assessment Inventory, PAI	人格评估量表
personality pathology	人格病理
projective identification	投射性认同
projection	投射
psychodynamic therapy	精神动力性治疗
relatedness	联结性
resilience	复原力
self	自体
self representation	自体表征
separation-individuation	分离-个性化
splitting/split off	分裂
Structural Interview, SI	结构式访谈
suppression	压抑
Transference-Focused Psychotherapy for Adolescents，TFP-A	青少年移情焦点治疗
turning against the self	攻击转向自身